Dominik Groß

Curriculum Ethik und Geschichte der Zahnheilkunde

unter Einbezug der Medizin

Curriculum

Ethik und Geschichte der Zahnheilkunde

unter Einbezug der Medizin

- Herausbildung der Fachdisziplin
- Entwicklung des Zahnarztberufs
- „Frauenstudium“ und Genderaspekte
- „Auffächerung“ und Spezialisierung
- Zahnärzte im Nationalsozialismus
- Grundlagen der Ethik
- Zahnarzt-Patient-Beziehung
- Vulnerable Patientengruppen
- Ethik und Ökonomie
- Umgang mit Fehlern und Fehlverhalten
- Klinisch-ethische Fallanalysen

Dominik Groß

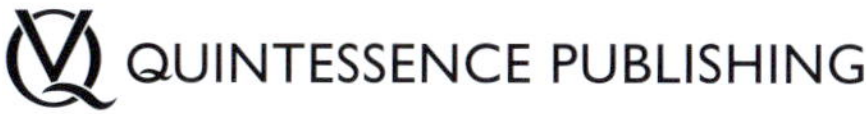

Berlin | Chicago | Tokio
Barcelona | London | Mailand | Mexiko Stadt | Paris | Prag | Seoul | Warschau
Istanbul | Peking | Sao Paulo | Zagreb

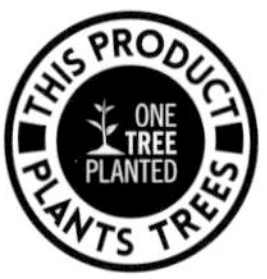

Ein Buch – ein Baum: Für jedes verkaufte Buch pflanzt Quintessenz gemeinsam mit der Organisation „One Tree Planted" einen Baum, um damit die weltweite Wiederaufforstung zu unterstützen (https://onetreeplanted.org/).

Bibliografische Informationen der Deutschen Nationalbibliothek
Die Deutsche Nationalbibliothek verzeichnet diese Publikation in der Deutschen Nationalbibliografie; detaillierte bibliografische Daten sind im Internet über <https://dnb.ddb.de> abrufbar.

QUINTESSENCE PUBLISHING
DEUTSCHLAND

Postfach 42 04 52; D–12064 Berlin
Ifenpfad 2–4, D–12107 Berlin

Lektorat: Viola Lewandowski, Quintessenz Verlags-GmbH, Berlin
Layout, Herstellung und Reproduktionen: Quintessenz Verlags-GmbH, Berlin
Covermotiv: Nina Küchler; unter Verwendung der Darstellung des Zahnwurms, Südfrankreich, 17. Jh., Elfenbeinschnitzerei, © Deutsches Medizinhistorisches Museum Ingolstadt sowie von © akr11_ss | Shutterstock.com

ISBN: 978-3-86867-621-1
Printed in Croatia by GZH

Vorwort

Die neue „Approbationsordnung für Zahnärzte und Zahnärztinnen" (8. Juli 2019, geändert am 22. September 2021) weist erstmals in der Geschichte der zahnärztlichen Ausbildung das Unterrichtsfach „Ethik und Geschichte der Medizin und der Zahnmedizin" aus. Letzteres stellt nicht nur eine Pflichtlehrveranstaltung dar, sondern ist zudem Bestandteil des schriftlichen Teils des Dritten Prüfungsabschnitts[1].

Rund zwei Jahrzehnte nach der Einführung des Querschnittsbereichs „Geschichte, Theorie und Ethik der Medizin" im Rahmen der ärztlichen Approbationsordnung gehört diese Fachdisziplin damit auch bei den angehenden Zahnärztinnen und Zahnärzten zum Ausbildungsinhalt. Dies ist eine erfreuliche Neuerung und außerdem ein wichtiges Signal – denn es demonstriert, dass die Erörterung normativer Fragen und die Beschäftigung mit der eigenen Berufsgeschichte nun auch in der zahnärztlichen Ausbildung als unverzichtbar angesehen werden. Damit erfolgt eine weitere Angleichung an die Standards des Medizinstudiums; zugleich korrespondiert das neue Lehrfach mit der Sichtweise der organisierten Zahnärzteschaft, wonach die Zahnheilkunde nicht *neben* der Medizin steht, sondern integrativer Bestandteil derselben ist („Von der Zahnmedizin zur ‚ZahnMedizin'"[2]).

Tatsächlich spielen ethische Fragen im zahnärztlichen Alltag eine ähnlich bedeutende Rolle wie im ärztlichen Handeln – auch wenn die Problemlagen nicht gleich sind (→ Kapitel 8). Ähnliches gilt für die Relevanz der Berufsgeschichte. So zeigen etwa die jüngst veröffentlichten Ergebnisse des nationalen Aufarbeitungsprojekts „Zahnärzte und Zahnheilkunde im ‚Dritten Reich' und nach 1945" (2017–2019), dass sich die Zahnärzteschaft dem NS-Regime ebenso andiente wie die Ärzteschaft – in einigen Bereichen war ihre Affinität zu NS-Organisationen und -Gliederungen sogar höher. Gerade vor diesem Hintergrund erscheint es wichtig, um die Geschichte der eigenen Profession zu wissen – getreu dem vielzitierten Satz „Wer die Vergangenheit nicht kennt, kann die Gegenwart nicht verstehen und die Zukunft nicht gestalten". Wer um die beruflichen Kontinuitäten und Brüche weiß, verfügt über wertvolle Informationen für künftige Weichenstellungen der Profession – und wer sie *ver*kennt, dem fehlt ein wesentlicher Kompass.

Das vorliegende Kompendium verfolgt das doppelte Ziel, zum einen die zentralen historischen Dimensionen und Determinanten des Zahnarztberufs aufzuzeigen und zum anderen in die „Ethik der Zahnheilkunde" einzuführen. Es ist – trotz des aktuellen Bezugs zur neuen Approbationsordnung – das Ergebnis einer mehr als zehnjährigen „Vorlaufzeit". In dieser Zeit wurden Rahmenbedingungen geschaffen und Vorhaben durchgeführt, die dieses Kurzlehrbuch ermöglicht haben:

- 2010 konnten wir den „Arbeitskreis Ethik" der „Deutschen Gesellschaft für Zahn-, Mund- und Kieferheilkunde" (DGZMK) ins Leben rufen. Er beschäftigt sich seit jenem Zeitpunkt mit Fragen der zahnärztlichen Lehre. In diesem Kontext entstand 2012 mit „Ethik in der Zahnmedizin" das erste diesbezügliche

---

1 Allein aus Gründen des Leseflusses wird das generische Maskulinum verwendet; es sind jedoch stets beide Geschlechter gemeint. Bei den zahlreichen Beispielen im Ethik-Teil dieses Buches (z. B. Kapitel 10 und 14) ist demgegenüber mehrheitlich von Zahnärztinnen und Patientinnen die Rede.

2 Groß D, Schäfer G: Geschichte der DGZMK 1859–2009. Berlin 2009, 245–247.

Lehrbuch in deutscher Sprache[3]; es widmet sich auf rund 450 Seiten ethischen Fragen in der Zahnheilkunde. Der zweite Teil dieses Kompendiums fußt in zentralen Teilen auf ebendiesem Lehrbuch, beschränkt sich hierbei aber bewusst auf die Vermittlung eines Basiswissens und setzt z. T. neue Schwerpunkte.

- Ebenfalls seit 2010 läuft an der RWTH Aachen das Pilotprojekt „Dental Ethics"[4]. Hierbei handelt es sich um ein obligates Lehrmodul, das vom „Institut für Geschichte, Theorie und Ethik der Medizin" gemeinsam mit der „Klinik für Zahnärztliche Prothetik und Biomaterialien" veranstaltet wird und an den Klinischen Kurs Prothetik I angegliedert ist; es fand im Wintersemester 2021/22 bereits im zwölften Jahr statt und wurde im Laufe der Zeit mehrfach überarbeitet und sukzessive an den studentischen Bedarf angepasst. Auch diese Lehrerfahrungen sind in das vorliegende Kompendium eingeflossen.
- Anfang der 2010er Jahre fand sich zudem im Rahmen des „Nationalen Kompetenzbasierten Lernzielkatalogs Zahnmedizin" (NKLZ) eine Arbeitsgruppe zusammen, die mit der Ausarbeitung der Lernziele für das Kapitel „Z 18. Geschichte, Ethik, Recht und Berufskunde" betraut wurde. Jene Ziele konnten wir 2015 vorlegen[5]. Sie werden derzeit final abgestimmt und bilden ebenfalls einen Bezugspunkt für das vorliegende Kurzlehrbuch[6].
- Darüber hinaus lieferte auch das vorgenannte Forschungsprojekt zur Zahnärzteschaft im ‚Dritten Reich' eine wichtige Grundlage für dieses Kompendium. Wir konnten zeigen, dass Zahnärzte in unterschiedlichste NS-Verbrechenskomplexe verstrickt waren; nicht weniger erschütternd waren die Untersuchungsergebnisse zu den verfolgten Berufsvertretern. Die Relevanz dieses dunklen Kapitels für die heutige Zahnärzteschaft zeigt sich u.a. in der anhaltenden Diskussion über die Umbenennung von Einrichtungen, Plätzen, Straßen und Auszeichnungen entstanden ist, bei denen Zahnärzte mit NS-Vergangenheit namensgebend waren[7].
- Besagtes NS-Projekt war wiederum 2019 Anlass für eine Monografie über die Geschichte des Zahnarztberufs in Deutschland[8]; auch sie bildete eine zentrale textliche Grundlage für dieses Kompendium.

Das vorliegende Buch ist in zwei gleichrangige Teile untergliedert, deren Abfolge sich am formalen Kriterium der Chronologie orientiert: Teil I widmet sich demnach dem Teilgebiet Geschichte, Teil II dann der – auch als Lehrfach wesentlich jüngeren – Ethik. In beiden Teilen liegt der Schwerpunkt der Ausführungen auf der Zahnheilkunde und ihren Fachvertretern. Gleichwohl werden fortgesetzt Bezüge

---

3 Groß D: Ethik in der Zahnmedizin. Ein praxisorientiertes Lehrbuch mit 20 kommentierten klinischen Fällen. Berlin 2012.

4 Groß D, Wolfart S, Schilling B, Schäfer G: Ethik in der zahnärztlichen Ausbildung – Ergebnisse des deutschen Pilotprojekts „Dental Ethics". Dtsch Zahnärztl Z 68, 8, 483–489 (2013).

5 Vgl. Nationaler Kompetenzbasierter Lernzielkatalog Zahnmedizin 2015, Version zur Abstimmung auf der Mitgliederversammlung des 76. Ordentlichen Medizinischen Fakultätentages am 04.06.2015 in Kiel. Stand 11.05.2015, 212–218, https://www.gmds.de/fileadmin/user_upload/Publikationen/Empfehlungen_Veroeffentlichungen/150604_Lernzielkatalog_Zahnmedizin.pdf.

6 Allerdings ist die Berufskunde in diesem Kompendium ausgeklammert; sie bildet in der neuen Zahnärztlichen Approbationsordnung ein eigenes Fach („Berufskunde und Praxisführung").

7 Groß D: Vom Einzelfall zum Kollektiv. Abschließende Zahlen und Einordnungen zur Täterforschung im Nationalsozialismus. Zahnärztl Mitt 110, 23–24, 2316–2322 (2019); Kluckhuhn C, Groß D: Otto Walkhoff – Koryphäe und Nationalsozialist. Der Walkhoff-Preis wird umbenannt. Zahnärztl Mitt 111, 18, Titelblatt, 1704–1706 (2020). Vgl. hierzu auch Kapitel 7 dieses Kompendiums.

8 Groß D: Die Geschichte des Zahnarztberufs in Deutschland. Einflussfaktoren – Begleitumstände – Aktuelle Entwicklungen. Berlin 2019.

zur Medizin – genauer: zur Medizingeschichte bzw. zur Medizinethik – hergestellt und Vergleiche zur Ärzteschaft gezogen, so wie es die neue zahnärztliche Approbationsordnung für dieses Lehrfach vorsieht („Ethik und Geschichte *der Medizin und der Zahnmedizin*"). Aus diesem Grund fokussieren die einleitenden Kapitel in beiden Buchteilen zunächst auf das Gebiet der *Medizin* (Kapitel 1 sowie 8 und 9), bevor die nachfolgenden Kapitel den Blick auf die *Zahnheilkunde* verengen. Desungeachtet finden sich in nahezu allen Textabschnitten Verweise auf die Medizin bzw. die Ärzteschaft; diese dienen meist der Kontextualisierung, d. h. der Einbettung der geschilderten Ereignisse und Phänomene in das übergeordnete medizingeschichtliche bzw. -ethische Umfeld.

Das vorliegende Buch versucht die Lerninhalte in kurzgefasster Form abzuhandeln. Wer Weiterführendes zu den einzelnen Themen erfahren will oder sich für biografische Hintergründe zu einzelnen erwähnten Zahnärzten und Kieferchirurgen interessiert, sei auf die bislang verfügbare Spezialliteratur verwiesen[9].

Beide Teile dieses Buches bestehen aus jeweils sieben Kapiteln, und jedes Kapitel bietet am Ende eine Rubrik mit fünf Merksätzen, die den Inhalt des Kapitels auf einen Blick „schlaglichtartig" zusammenfassen.

Der historisch ausgerichtete Teil I zeichnet zunächst in groben Konturen die Geschichte der Medizin nach (Kapitel 1). Kapitel 2 beschäftigt sich demgegenüber mit den ersten zahnheilkundlichen Zeugnissen, mit den Vorgängern der zahnärztlichen Berufsgruppe – den „Zahnbrechern" und „Zahnreißern" – sowie mit den Gründen, welche die Ärzteschaft von Zahnbehandlungen abhielten. Textabschnitt 3 bietet sodann eine historische Darstellung des zahnärztlichen Ringens

---

9 Wie erwähnt, fußen die Teile I und II in zentralen Bereichen auf den Lehrbüchern: Groß D: Die Geschichte des Zahnarztberufs in Deutschland. Einflussfaktoren – Begleitumstände – Aktuelle Entwicklungen. Berlin 2019 (Teil I) sowie Groß D: Ethik in der Zahnmedizin. Ein praxisorientiertes Lehrbuch mit 20 kommentierten klinischen Fällen. Berlin 2012 (Teil II). Die letztgenannten Werke gehen aufgrund ihres größeren Umfangs in manchen Aspekten über die im vorliegenden Kompendium versammelten Inhalte hinaus bzw. setzen z. T. andere Akzente und eignen sich daher zu einer Vertiefung und Erweiterung des Wissens. Eine gewisse Ausnahme bietet Kapitel 8 dieses Lehrbuchs. Hier wurde zuvorderst auf drei andere Publikationen rekurriert, namentlich auf Schott H: Die Chronik der Medizin. Dortmund 1993 (*für die Ausführungen zur Vor- und Frühgeschichte*), auf Groß D, Winckelmann H-J (Hrsg.): Medizin im 20. Jahrhundert. Fortschritte und Grenzen der Heilkunde. München 2008 (*für die Ausführungen zum 20. Jahrhundert*) sowie v. a. auf Eckart WU: Geschichte, Theorie und Ethik der Medizin. 7. Aufl. Berlin 2013 (*für alle übrigen Epochen*).

Weiterführende Erörterungen zum Themenfeld dieses Lehrbuchs finden sich auch in der Aufsatzsammlung: Groß D: Beiträge zur Geschichte und Ethik der Zahnheilkunde. Würzburg 2006.

Eine eher positivistische, aber durchaus detailreiche Darstellung der zahnärztlichen Standesgeschichte bieten Maretzky K, Venter R: Geschichte des deutschen Zahnärzte-Standes. Köln 1974. Wer mehr über spezifische Entwicklungen und Entdeckungen auf dem Gebiet der Zahnheilkunde und MKG-Chirurgie erfahren will, sei an folgende kenntnisreiche Darstellungen verwiesen: Hoffmann-Axthelm W: Lexikon der Zahnmedizin. 2. Aufl. Berlin 1974; Hoffmann-Axthelm W: Die Geschichte der Zahnheilkunde. 2. Aufl. Berlin 1985; Hoffmann-Axthelm W: Die Geschichte der Mund-, Kiefer- und Gesichtschirurgie. Berlin 1995.

Wer sich für speziell Zahnärzte und Kieferchirurgen im „Dritten Reich" und nach 1945 interessiert, findet hier auf insgesamt mehr als 2.000 Buchseiten nähere Informationen: Groß D: Lexikon der Zahnärzte und Kieferchirurgen im „Dritten Reich" und im Nachkriegsdeutschland. Bd. 1 und 2. Berlin 2022.

Für englischsprachige Fachliteratur zur Geschichte der Zahnheilkunde und ihrer Fachvertreter sei auf folgende Monografien verwiesen: Hoffmann-Axthelm W: History of Dentistry. Chicago 1981; Ring ME: Dentistry: An Illustrated History. New York u. a. 1985, Repr. 1992. Das Themenfeld Dental Ethics behandeln: Ozar DT, Sokol DJ, Patthoff DE: Dental Ethics at Chairside. Professional Obligations and Practical Applications. 3rd ed. Washington 2018; Rule JT, Veatch RM: Ethical Questions in Dentistry. 2nd ed. Chicago 2004; Stucki-McCormick SU (Hrsg.): Ethical Decision Making in Dentistry. Shelton 2014; FDI World Dental (Hrsg.): Dental Ethics Manual 2. An Overview of Ethical Issues in Dentistry. Berlin 2018.

um Akademisierung und um eine Monopolstellung auf dem Gebiet der Zahnheilkunde; besagtes Kapitel thematisiert demgemäß auch den Konkurrenzkampf zwischen Zahnärzten und Dentisten, der erst in der Mitte des 20. Jahrhunderts beendet werden konnte. Der 4. Textabschnitt widmet sich dem späten Eintritt der Frauen in den Zahnarztberuf und ihrem Einfluss auf das zahnärztliche Berufsbild. Die Auffächerung der Zahnheilkunde in Einzeldisziplinen und deren weitere Entwicklung thematisiert dann das mit „Einheit in der Vielfalt" übertitelte Kapitel 5; hier finden sich auch Hinweise auf Innovationen und Entdeckungen in den einzelnen Teildisziplinen des Fachs. Textabschnitt 6 zeigt demgegenüber auf, wie nachhaltig das Fach Zahnheilkunde von allgemeinen medizinischen Erfindungen und Entdeckungen profitierte – v. a. am Beispiel der Anästhesiologie, der Asepsis und Antisepsis, der Bakteriologie und antibakteriellen Therapie und der bildgebenden Medizin. Das letzte und zugleich ausführlichste Kapitel widmet sich sodann der Rolle der Zahnärzte im „Dritten Reich" und den Hintergründen für die späte Aufarbeitung derselben; auch hier werden mehrfach Vergleiche zur Medizin und zur Rolle der Ärzteschaft gezogen.

Teil I des Kompendiums schließt mit einer Zeitleiste, in der zentrale Wegmarken der Geschichte der Zahnheilkunde verzeichnet sind.

Der mit Ethik-Themen befasste Teil II des Kurzlehrbuchs umfasst ebenfalls sieben Gliederungspunkte. Am Anfang steht eine Einführung in die Ethik der Medizin und der Zahnheilkunde; sie stellt zentrale Begriffe vor, erläutert sie an Beispielen und grenzt sie gegeneinander ab. Das neunte Kapitel erörtert dann verschiedene Ethiktheorien und liefert somit die „Grundlagen medizinethischen Handelns". Demgegenüber fokussiert Kapitel 10 auf spezifische ethische Herausforderungen für den Zahnarzt und die Zahnarzt-Patient-Beziehung. Das elfte Kapitel richtet den Blick auf zahnärztliche Patienten mit besonderen Bedürfnissen – und damit zugleich auf klinisch-ethische Fragen, die sich im Kontext der zahnärztlichen Behandlung stellen. Kapitel 12 beschäftigt sich mit finanziellen und wirtschaftlichen Fragen, die das Gesundheitssystem als Ganzes, aber auch den „Leistungserbringer" Zahnarzt im Speziellen betreffen. Damit verbunden ist die Frage, wie eine zukunftsfähige, „gerechte" solidarische Finanzierung unseres Gesundheitswesens im Bereich Zahnheilkunde aussehen könnte. Hierbei gilt es auch zu erörtern, ob sich Zahnärzte auch künftig zuvorderst als Heilpersonen verstehen oder dem Trend zur „wunscherfüllenden Medizin" nachgeben sollten und inwieweit diese Entscheidung auf das zahnärztliche Fremdbild und den privilegierten Status eines freien heilkundlichen Berufs zurückwirkt. Um gänzlich andere Fragestellungen geht es in Kapitel 13: Es behandelt die Themen Forschungsethik und Fehlerkultur – auch hier mit spezifischem Blick auf die Rahmenbedingungen in der Zahnheilkunde. Den Schlusspunkt setzt Kapitel 14: Dort werden beispielhafte ethisch dilemmatische Fälle aus der klinischen Zahnmedizin vorgestellt und kommentiert; damit wird zugleich der Transfer der theoretischen Wissensermittlung in die praktische – d. h. fallbezogene – Klinische Ethik vollzogen.

Am Ende des Buches besteht die Möglichkeit zu einer Selbstlernkontrolle. Zu diesem Zweck finden sich dort 50 – mit einem Lösungsschlüssel versehene – Multiple-Choice-Fragen zu den Lerninhalten des Buches. Hierbei beziehen sich jeweils 25 Fragen auf die Geschichte bzw. auf die Ethik der Zahnheilkunde.

Kein Buch entsteht ohne das Zutun Dritter, und so ist auch das vorliegende Kompendium das Produkt eines fruchtbaren kollegialen Austausches. Besonders verbunden bin ich hierbei dem Aachener Team, das mich einmal mehr tatkräftig und professionell unterstützt hat – allen voran unserer Bibliothekarin Michaela

Thal sowie unseren studentischen Hilfskräften, die mir bei der Literaturbeschaffung und technisch-formalen Fragen maßgeblich unter die Arme gegriffen haben. Danken möchte ich auch meinen langjährigen Vorstandskollegen vom AK Ethik der DGZMK – Ina Nitschke, Dirk Leisenberg und Hans-Jürgen Gahlen – für ihre stete Ermutigung. Ein besonderer Dank geht an Josh Alders, Nico Biermanns, Gero Kroth und Hendrik Uhlendahl, die für dieses Buch als Korrekturleser fungierten und mir wertvolle Rückmeldungen gaben. Sehr verbunden bin ich auch Stefan Wolfart, mit dem ich das Aachener Pilotprojekt „Dental Ethics" schon zu einem Zeitpunkt implementieren konnte, als die Verabschiedung der zahnärztlichen Approbationsordnung noch nicht in Sicht war. Ebenso dankbar bin ich allen Kollegen, die am Arbeitspaket Z 18 des NKLZ mitgewirkt haben – insbesondere Dietmar Oesterreich, der den Teilbereich Geschichte und Ethik seitens der Berufskunde tatkräftig unterstützt hat, so wie wir in unserem Teilbereich die Berufskunde bei unseren Lernzielen „mitdachten". Des Weiteren danke ich Jens Westmeier und Mathias Schmidt für die gemeinsame Arbeit im NS-Aufarbeitungsprojekt – auch diese Zusammenarbeit war eine wesentliche Motivationsquelle für den historischen Teil des Buchs. Nicht unerwähnt lassen möchte ich Werner Geurtsen (Deutsche Zahnärztliche Zeitschrift) sowie Uwe A. Richter bzw. Sascha Rudat und Gabriele Prchala (jeweils Zahnärztliche Mitteilungen), in deren Fachorganen ich einige Einzelarbeiten publizieren durfte, die in unterschiedlicher Form in das vorliegende Lehrbuch eingeflossen sind.

Last not least danke ich Quintessence Publishing – namentlich Anita Hattenbach, Viola Lewandowski, aber auch Alexander Ammann und Christian W. Haase – für das Interesse, dieses Lehrbuch zu verlegen und (wie stets) professionell zu begleiten.

Der Autor

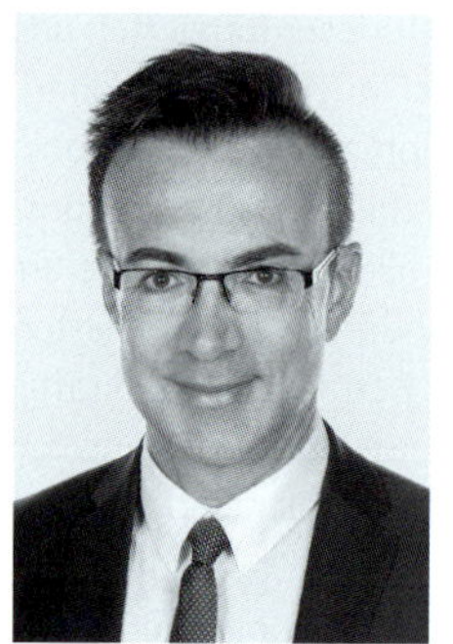

Dominik Groß ist promovierter Zahnarzt, Arzt und Geisteswissenschaftler. Er ist seit 2005 Professor für Geschichte, Theorie und Ethik der Medizin und Inhaber des gleichnamigen Lehrstuhls an der RWTH Aachen.

Groß befasst sich seit vielen Jahren in Lehre und Forschung mit dem Themenfeld „Geschichte und Ethik der Zahnmedizin". Daneben leitet er den „Arbeitskreis Ethik" der DGZMK, ist Sachverständiger für den 3. Abschnitt der Zahnärztlichen Prüfung beim IMPP und Reviewer beim "Nationalen Kompetenzbasierten Lernzielkatalog Zahnmedizin" (NKLZ).

Inhaltsverzeichnis

I Teilbereich Geschichte

1 Die Geschichte der Medizin – ein kurzgefasster Abriss

Auch wenn sich dieser erste Teil des Lehrbuchs schwerpunktmäßig der Geschichte der *Zahnheilkunde* und ihrer Fachvertreter widmet, scheint es hilfreich, zunächst einen skizzenartigen allgemeinen Überblick über die Geschichte der *Medizin* zu geben[1-5,9,11,12,14-18]. So fällt es in den nachfolgenden Abschnitten leichter, die Verbindungslinien zwischen Medizin und Zahnheilkunde (→ v. a. Kapitel 4, 6 und 7), aber auch die beträchtlichen Unterschiede in der historischen Entwicklung beider Fachdisziplinen und ihrer Berufsvertreter nachzuvollziehen (→ Kapitel 2 bis 5).

1.1 Medizin in der Vor- und Frühgeschichte

Als früheste Zeugnisse für operative Eingriffe am Menschen gelten Trepanationen des Schädels; sie sind ab der Jungsteinzeit bezeugt, die ca. 9500 v. Chr. begann und ca. 1900 v. Chr. endete[1,16,18].

Zu den ältesten schriftlichen Quellen medizinischer Art zählen Texte aus dem Alten Ägypten, die auf Papyrus verfasst wurden. Besondere Bekanntheit erlangte hierbei der Edwin Smith-Papyrus, eine Textsammlung über Chirurgie. Er ist auf 1700 v. Chr. zu datieren, dürfte aber im Original bereits 1000 Jahre früher entstanden sein. Dort sind z. B. der Gebrauch von dünnen Kupfernadeln zum Vernähen von Wunden und die Desinfektion mit Honig beschrieben. Auch Abführmittel (z. B. Feigen, Datteln und Rizinusöl) und Wundmittel (z. B. Tannin aus Akazien) kamen in der altägyptischen Medizin zum Einsatz. Daneben wurden kleinere Eingriffe wie Schädeltrepanationen und Beschneidungen durchgeführt. Die Ärzte im Alten Ägypten waren zugleich Priester (**Priesterarzt**). Sie behandelten Kranke häufig in Tempelanlagen (**Tempelmedizin**). Eine besondere Verehrung wurde hierbei Imhotep entgegengebracht – einem um 2600 v. Chr. lebenden Arzt und Universalgelehrten, der spätestens um 600 v. Chr. zum **Heilgott** erhoben wurde (**Imhotep-Heilkult**). Einen hohen Stellenwert hatte im Alten Ägypten auch die Praxis der (**Mumifizierung** genannten) Leichenkonservierung; sie wurde allerdings entgegen der gängigen Annahme nicht von Ärzten, sondern von speziellen Einbalsamierern vorgenommen.

In Mesopotamien – aufgrund der geografischen Lage zwischen den Flüssen Euphrat und Tigris auch Zweistromland genannt – wurden die ältesten medizinischen Texte in Keilschrift auf Tontafeln verfasst; sie sind um 2100 v. Chr. entstanden. Ebenfalls überliefert sind Tonmodelle der Leber, die man für den Sitz der Seele hielt. Als älteste Rechtsquelle mit Bezug zur Medizin gilt wiederum der **Codex Hammurabi**. Jene in Keilschrift verfasste Sammlung von Rechtssprüchen dürfte um 1700 v. Chr. unter der Regentschaft des babylonischen Königs Hammurabi erstellt worden sein.

Gerade für Mesopotamien lässt sich nachweisen, dass Magie und Medizin eng verwoben waren. Krankhafte Veränderungen des Körpers ohne äußerlich erkennbare Ursache wurden vielfach auf übernatürliche Ursachen, auf böse Geister (**Dämonen**), zurückgeführt und als Bestrafung gedeutet. Dieses **Dämonologische Konzept** gilt als das älteste Erklärungsmodell für Ursachen und Symptome von Krankheiten. Dabei wurden bestimmten Krankheitserscheinungen bestimmte

Geister zugeordnet. So brachte man etwa die Dämonin Lamaštu mit dem Auftreten des Kindbettfiebers in Verbindung; zum Schutz trug man ein spezifisches Amulett. Weitere „magische" Maßnahmen waren Reinigungszeremonien, Austreibungsrituale und Beschwörungen. Auch die Leberschau spielte bei den Babyloniern eine Rolle: Hierfür wurde ein besonderes Opfertier (z. B. Schaf) geschlachtet und dann das Aussehen der Leber gedeutet. Doch für das Zweistromland sind auch bereits rational erscheinende Behandlungsmaßnahmen belegt, etwa Inhalationen und Dampfbäder, das Anlegen von Verbänden, die Anwendung von Salben oder die Verabreichung von Pillen, Zäpfchen oder Klistieren.

1.2 Antike Medizin (7. Jh. v. Chr. – 4. Jh. n. Chr.)

Die **Antike Medizin** brachte eine Reihe von Neuerungen hervor[4,15,16]. Zu ihren frühen Kennzeichen gehört das **Theurgische Krankheitskonzept**, das sich im 6. Jahrhundert v. Chr. durchsetzte: Es ging von der Annahme aus, dass Gesundheit und Krankheit göttlichem Einfluss unterlägen (theourgía = Gotteswerk). Behandlungen erfolgten demgemäß durch Priesterärzte in entsprechenden Tempelanlagen. Im Mittelpunkt dieser Zeremonien stand der griechische Heilgott Asklepios (**Asklepios-Heilkult**). Letzterer weist somit deutliche Parallelen zum erwähnten Imhotep-Kult der Ägypter auf (Heilgott, Priesterärzte, Tempelmedizin). Die griechischen Priesterärzte erhoben zunächst eine Krankenanamnese. Zu den therapeutischen Maßnahmen gehörte der sogenannte Tempelschlaf, den Patienten in besonderen Liegehallen vollzogen (**Inkubation**; lat. incubare = auf etwas liegen). Jenem Schlaf wurde heilende Wirkung nachgesagt; zudem interpretierten die Priesterärzte die Träume der Patienten (**Traumorakel**) und leiteten hieraus Behandlungsmaßnahmen ab. Neben Gebeten, Opfergaben und Bädern wurden in jener Zeitphase auch bereits Medikamente verabreicht, Blutegel gesetzt und Wunden behandelt.

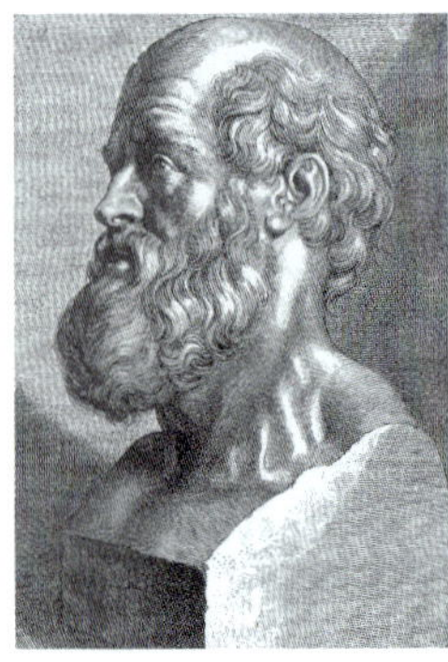

Abb. 1 Hippokrates von Kos

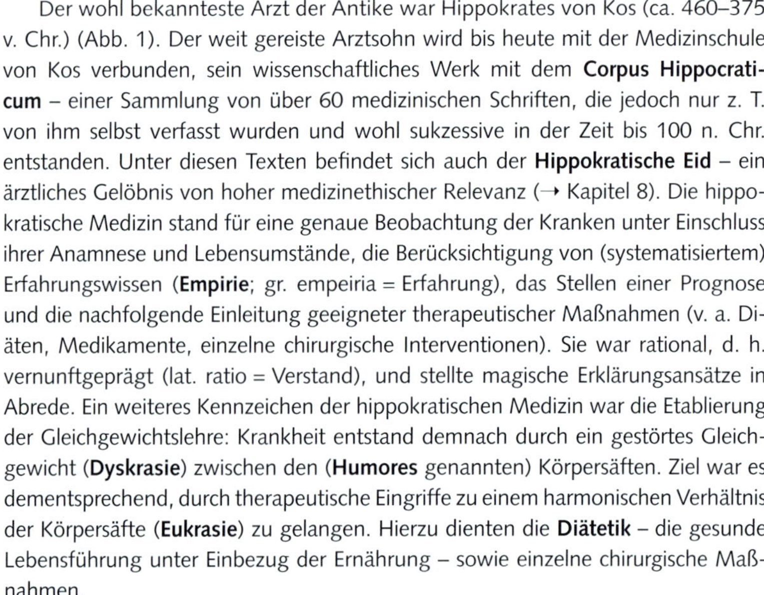

Der wohl bekannteste Arzt der Antike war Hippokrates von Kos (ca. 460–375 v. Chr.) (Abb. 1). Der weit gereiste Arztsohn wird bis heute mit der Medizinschule von Kos verbunden, sein wissenschaftliches Werk mit dem **Corpus Hippocraticum** – einer Sammlung von über 60 medizinischen Schriften, die jedoch nur z. T. von ihm selbst verfasst wurden und wohl sukzessive in der Zeit bis 100 n. Chr. entstanden. Unter diesen Texten befindet sich auch der **Hippokratische Eid** – ein ärztliches Gelöbnis von hoher medizinethischer Relevanz (→ Kapitel 8). Die hippokratische Medizin stand für eine genaue Beobachtung der Kranken unter Einschluss ihrer Anamnese und Lebensumstände, die Berücksichtigung von (systematisiertem) Erfahrungswissen (**Empirie**; gr. empeiria = Erfahrung), das Stellen einer Prognose und die nachfolgende Einleitung geeigneter therapeutischer Maßnahmen (v. a. Diäten, Medikamente, einzelne chirurgische Interventionen). Sie war rational, d. h. vernunftgeprägt (lat. ratio = Verstand), und stellte magische Erklärungsansätze in Abrede. Ein weiteres Kennzeichen der hippokratischen Medizin war die Etablierung der Gleichgewichtslehre: Krankheit entstand demnach durch ein gestörtes Gleichgewicht (**Dyskrasie**) zwischen den (**Humores** genannten) Körpersäften. Ziel war es dementsprechend, durch therapeutische Eingriffe zu einem harmonischen Verhältnis der Körpersäfte (**Eukrasie**) zu gelangen. Hierzu dienten die **Diätetik** – die gesunde Lebensführung unter Einbezug der Ernährung – sowie einzelne chirurgische Maßnahmen.

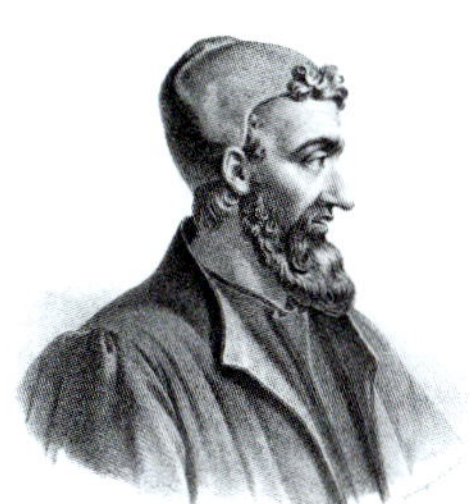

Abb. 2 Galenos von Pergamon

Dieses Konzept der Säftelehre (**Humoralpathologie**) wurde v. a. durch den griechischen Arzt Galenos von Pergamon (130–200) weiterentwickelt (Abb. 2).

Er ging davon aus, dass ein gestörtes Mischungsverhältnis der vier **Kardinalsäfte** – Blut, Schleim, gelbe und schwarze Galle – die Ursache aller Krankheiten darstelle (daher auch „Viersäftelehre") und dass diese Dyskrasie durch entleerende Maßnahmen zu behandeln sei – v. a. durch **Aderlass** (Zur-Ader-Lassen) und **Schröpfen** (lokales Blutsaugen mittels Unterdruck), aber auch durch Brech- und Abführmittel, Förderung der Ausscheidung von Harn und Schweiß und Nießenlassen (**Evakuierende Maßnahmen**). Diese wurden bei Bedarf von diätetischen und medikamentösen Interventionen flankiert. Galen steht sowohl für die griechische als auch für die römische Medizin, denn er verbrachte die zweite Hälfte seines Lebens in Rom, wo er u. a. als kaiserlicher Leibarzt tätig war. Er gilt neben Hippokrates als wirkmächtigster Mediziner der Antike und hinterließ ein gewaltiges Werk, wobei viele seiner Schriften das Corpus Hippocraticum ergänzten und kommentierten.

Das Krankheitskonzept der Humoralpathologie dominierte bis in die Frühe Neuzeit, wurde jedoch kontinuierlich weiterentwickelt. So hatte sich spätestens im Mittelalter für die Diagnosestellung die Inspektion des Harns (**Uroskopie** oder Harnschau) etabliert. Zudem wurde in späterer Zeit aus den vier Säften eine **Temperamentenlehre** abgeleitet, die sich v. a. im Volksglauben verbreitete und noch heute ansatzweise in unserer Sprache zu finden ist. Demnach war der lebhaft-erregte Charakter des **Sanguinikers** einer besonderen Blutfülle (lat. sanguis = Blut) und das zögerlich-langsame Wesen des **Phlegmatikers** einer Dominanz des Schleims (gr. phlégma = Schleim) geschuldet. Der aufbrausende Charakter des **Cholerikers** wurde durch ein Übergewicht an gelber Galle (gr. cholé = Galle) erklärt, die Traurigkeit und Verstimmung des **Melancholikers** durch eine Dominanz der schwarzen Galle (gr. mélas = schwarz, cholé = Galle).

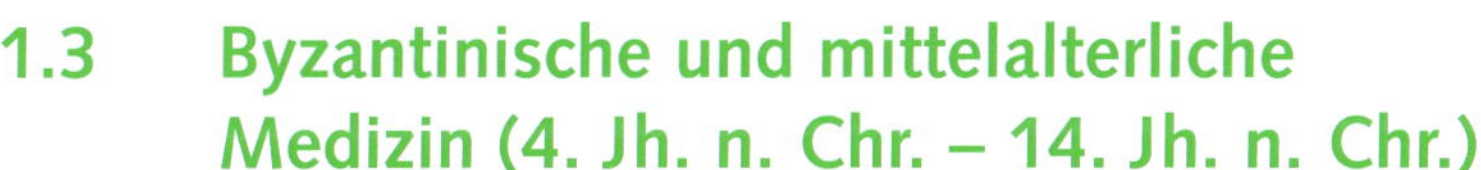

1.3 Byzantinische und mittelalterliche Medizin (4. Jh. n. Chr. – 14. Jh. n. Chr.)

Die erste Phase der nachfolgenden **Byzantinischen Medizin** – sie datiert von der Teilung des Römischen Reiches in Westrom und das namensgebende Byzanz (395) bis zur Eroberung Alexandrias (642) – brachte wenig neue Impulse[4]: Die Schriften der antiken Autoren wurden gesammelt, neu zusammengestellt und vervielfältigt. Erst ab dem 7. Jahrhundert kam es zu einer gewissen Wissenserweiterung, die sich Einflüssen der arabischen, persischen und indischen Heilkunde verdankte. In jener Zeit erfolgte auch ein Transfer des antiken medizinischen Wissens in den arabisch-islamischen Raum. So entstanden etwa im persischen Gondishapur Medizin- und Übersetzerschulen, welche die antiken Schriften in die Sprachen des islamischen Raums übertrugen.

Die **Mittelalterliche Medizin** lässt sich ihrerseits in drei Zeitphasen einteilen, die sich teilweise überschneiden: in die Epoche der Vormachtstellung der arabisch-islamischen Medizin (7. bis 13. Jahrhundert), die Phase der Klostermedizin (5. bis 12. Jahrhundert) und die Zeit der Scholastischen Medizin (12. bis 16. Jahrhundert)[4,11,12,14-18].

Die Phase der arabisch-islamischen Medizin war zunächst v. a. durch die Sichtung und Zusammenstellung der antiken medizinischen Literatur charakterisiert. Ab der Wende zum 10. Jahrhundert lassen sich dann mehr direkte Einflüsse der arabischen Heilkunde nachweisen. Besondere Bedeutung erlangten hierbei der

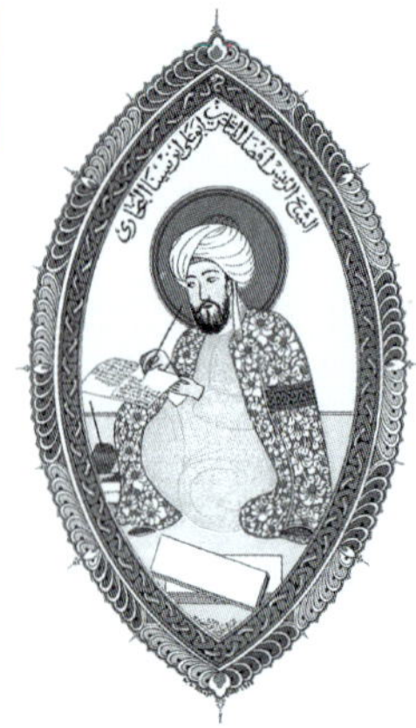

Abb. 3 Avicenna

persische Arzt Rhazes (850–923), der u. a. Autor eines umfassenden Werkes zur klinischen Medizin war, und der persische Universalgelehrte Avicenna (auch: Ibn Sina) (980–1037), der als bekanntester Arzt des Mittelalters gilt und dessen fünfbändiger „Canon medicinae" als mustergültiges Fachbuch (**Kanon**; lat. canon = Richtschnur) jener Epoche galt (Abb. 3). Hinzu kam der andalusische Arzt und Wissenschaftler Abulkasis (936–1013), dessen wichtigstes Werk „at-Tasrif" („Die Verordnung") bis in die Frühe Neuzeit rezipiert wurde.

Mit dem Niedergang des arabisch-islamischen Reiches (u. a. Mongolensturm gegen Bagdad im Jahr 1258) verlor auch die orientalische Medizin an Bedeutung. Ihr bleibender Verdienst besteht darin, die antiken Klassiker der Medizin tradiert, kompiliert und angereichert zu haben.

In der westlichen Welt hatte sich im Frühmittelalter die Klostermedizin (**Monastische Medizin**; gr. monastikós = mönchisch) ausgebildet. Namensgebend war hierbei der Umstand, dass die in griechischer Sprache überlieferten medizinischen Texte in christlichen Klöstern gesammelt und z. T. ins Lateinische übertragen wurden. Jene Monasterien wirkten somit als „Übersetzungszentren", wobei die italienische Abtei Montecassino – das Mutterkloster des Benediktinerordens – besondere Bedeutung erlangte. Im Raum des heutigen Deutschlands traten die Äbte Hrabanus Maurus (780–856) im Kloster Fulda und Walahfrid Strabo (808–849) im Kloster Reichenau als Übersetzer und Textbearbeiter hervor. Da die Klöster für die Gesunderhaltung ihrer Bewohner verantwortlich waren, wurde dort zudem Krankenpflege betrieben. Zu diesem Zweck verfügten die Klosteranlagen über eigene Pflegestätten (**Infirmarien**; lat. infirmus = krank, schwach), über Räumlichkeiten für medizinische Bäder und den Aderlass und über Klostergärten, in denen Heilkräuter angebaut wurden. Die wohl bekannteste Klostermedizinerin in unseren Breiten war Hildegard von Bingen (1098–1179): Die Äbtissin und Gründerin des Klosters Rupertsberg an der Nahe kombinierte antikes Wissen mit volkskundlichen Ideen und Praktiken und erzielte eine Bekanntheit, die bis heute nachwirkt. Doch spätestens mit ihrem Tod endete die Hochphase der Monastischen Medizin. Bereits im Konzil von Clermont (lat. concilium = Zusammenkunft) (1130) hatte die Kirche für den Bereich der Heilkunde ein Praxisverbot und im Konzil von Tours (1163) sodann ein Ausbildungsverbot für Kleriker festgelegt. Das IV. Laterankonzil (1215) untersagte dann medizinisch ausgebildeten Geistlichen explizit die Ausübung der Chirurgie. Es setzte nicht nur einen Schlussstrich unter die chirurgische Betätigung der Mönche, sondern leitete auch eine folgenreiche Trennung von (akademischer) Medizin und (handwerklicher) Chirurgie ein. Die Chirurgie wurde fortan im Wesentlichen von unterschiedlich qualifizierten Wundärzten[7] betrieben, die aufgrund ihrer nichtakademischen Ausbildung gelegentlich auch unter dem Oberbegriff **Handwerkschirurgen**[13] zusammengefasst werden. Diese Trennung beider Disziplinen wurde erst in der Neuzeit überwunden.

Während die Monastische Medizin im 12. und 13. Jahrhundert ihren Stellenwert weitgehend einbüßte, gewann die **Scholastische Medizin** – die frühe Form der Schulmedizin (lat. schola = Lehrstätte) – in jener Zeit sukzessive an Bedeutung[1,4,16]. Den Anfang machte die Medizinschule von Salerno, die bereits im 10. Jahrhundert entstand und im 12. Jahrhundert zum führenden akademischen Ausbildungszentrum der westlichen Welt avancierte. Sie zeichnete sich sowohl durch Übersetzungs- als auch durch Lehrtätigkeiten aus. Unter dem Einfluss Salernos erließ Roger II. (1095–1154), König von Sizilien, erstmals im Abendland Rechtsnormen für die ärztliche Ausbildung und für die Organisation des Ärztewesens. Demnach hatte jeder Arzt vor seiner Niederlassung eine Prüfung vor einer königlichen Kommission nachzuweisen; Zuwiderhandlungen sollten mit Geldstrafen und Kerkerhaft geahndet werden. Der Stauferkaiser Friedrich II. (1194–1250) erließ dann eine Verordnung, die den Inhalt und Ablauf der Ausbildung präzisierte und neben Vorstudien in Logik ein mindestens fünfjähriges Studium der Medizin festschrieb. Zu diesem Zeitpunkt hatte Salerno sein Alleinstellungsmerkmal bereits eingebüßt: Im 12. Jahrhundert waren weitere bedeutende Medizinschulen gegründet worden – v. a. in Toledo und Montpellier. Außerdem entstanden nun erste Unterrichtsstätten, die als **Universitäten** (lat. universitas magistrorum et scholarium = Gemeinschaft von Lehrenden und Lernenden) in Erscheinung traten. Sie begannen meist mit juristischen und theologischen Fakultäten, nahmen jedoch später auch die Medizin in ihren Fächerkanon auf. Vor allem die Universitäten Paris, Bologna und Padua traten bald als Ausbildungsstätten für Ärzte hervor. Sie orientierten sich jedoch stark an den Schriften der antiken Autoritäten (**Autoritätsgläubigkeit**); diese Einstellung ließ wenig Raum für wissenschaftlichen Zweifel und Erkenntniszuwachs. Dementsprechend wurde auch das seit der Antike vorherrschende Krankheitskonzept – die Humoralpathologie – kaum kritisch hinterfragt.

Doch das Mittelalter gilt auch als das Zeitalter der Seuchen. Infektionskrankheiten wie Lepra, Pocken, Tuberkulose und v. a. die **Pest** – das Urbild aller Seuchen (lat. pestis = Seuche) – kosteten Millionen von Menschen das Leben. Gerade die unter Kaiser Justinian (527–565) ausgebrochene Justinianische Pest (ca. 531–580) und die u. a. aufgrund der auftretenden dunklen Nekrosen als **Schwarzer Tod** bezeichnete spätmittelalterliche Pestpandemie (seit ca. 1330 in Asien, 1337–1352 in Europa, ca. 25 Millionen Tote) zeigten die Ohnmacht der zeitgenössischen Mediziner, die weder wussten, dass es sich hierbei um eine Infektionskrankheit handelte, noch effektive Behandlungsmaßnahmen bereithielten. Erst 1894 wurde der Erreger der Pest – das Bakterium Yersinia pestis – entdeckt und erst im 20. Jahrhundert wurden wirksame Antibiotika entwickelt.

Das **Hospital** (lat. hospes = Gast) oder Spital reicht seinerseits bis in das frühe Mittelalter zurück. Es entwickelte sich seit dem 9. Jahrhundert als christliche Herberge aus der klösterlichen Armen- und Wohlfahrtspflege und nahm bis zum 12. Jahrhundert an Bedeutung zu. In jener Zeitphase kamen dann bruderschaftlich organisierte Spitäler auf. Sie wurden teilweise von speziellen Hospitalorden (z. B. Johanniter und Deutschorden), teilweise aber auch von Laienbrüdern (laikale Spitalbruderschaften) geleitet. Für das 14. Jahrhundert lässt sich dann eine weitreichende „Verbürgerlichung" des Spitals nachweisen: Vielerorts entstanden nun kommunale und städtische Hospitäler. Hinzu kamen spezifische Einrichtungen wie Armen- und Seelhäuser für sozial Bedürftige oder für Pest- oder Leprakranke errichtete Stätten (**Pesthaus**, **Leprosenspital**). Ärzte gehörten allerdings nicht zum Bild der Hospitäler, denn diese waren (noch) keine Heilstätten, sondern Orte der Zuflucht und Pflege bedürftiger und gesellschaftlich marginalisierter Menschen.

1.4 Medizin der Renaissance (14.–16. Jh.)

Im Zeitalter der **Renaissance** (fr. renaissance = Wiedergeburt) – auch Frühe Neuzeit genannt – kam es zu einer Wiederentdeckung der antiken Medizin[4,15,16] und zu einer ausgeprägten Bildungsbewegung (**Humanismus**) (lat. humanitas = Menschlichkeit, Bildung). Man wandte sich gezielt den antiken Quellen zu, setzte sich mit den betreffenden Autoritäten aber durchaus kritisch auseinander. Am besten lässt sich dies am Beispiel der Anatomie zeigen, die bis dahin sehr stark von den (z. T.

inkorrekt überlieferten) Lehren Galens geprägt war: Der flämische Arzt Andreas Vesalius (1514–1564) kam an der Universität in Padua den Fehlern und Inkongruenzen der Anatomie Galens auf die Spur, indem er die tradierten Schriften mit den Befunden seiner zahlreichen eigenen Sektionen verglich. So entstand 1543 Vesals epochales Werk „De humani corporis fabrica libri septem" (Sieben Bücher über den Aufbau des menschlichen Körpers), das neue Maßstäbe setzte und zudem, dank kunstvoller anatomischer Illustrationen, einen Höhepunkt der Buchkunst darstellte.

Ähnlich bedeutend war das Wirken des Wundarztes Ambroise Paré (1510–1590) auf dem Gebiet der Chirurgie. Paré führte eine schonendere und wirksamere Wundvesorgung ein. Statt des schädlichen Wundöls empfahl er kühlende Umschläge und adstringierende Medikamente, verpönte das komplikationsbehaftete Ausbrennen der Wunden mit dem Glüheisen und propagierte das Abbinden von Gefäßen (**Gefäßligatur**). Amputationen nahm er nicht in der Nähe der Verletzung vor, sondern im Gesunden, und erzielte so weitaus bessere Ergebnisse.

Besonders weitsichtig war aus heutiger Sicht die **Kontagienlehre** (lat. contagio = Ansteckung) des italienischen Arztes und Universalgelehrten Girolamo Fracastoro (1478–1553). Er vertrat die Ansicht, dass bei den gefürchteten epidemischen Krankheiten – wie z. B. der Pest oder der Syphilis – eine Ansteckung durch spezifische Partikel, durch direkten Kontakt oder durch die Luft erfolge. Dies war eine erstaunlich innovative These – v. a. wenn man bedenkt, dass man den Infektionskrankheiten und ihrer Auslösung durch Mikroben erst Ende des 19. Jahrhunderts auf die Spur kam. Fracastoros Lehre fand allerdings nur begrenzt Beachtung. Nicht wenige Ärzte blieben weiterhin der **Miasmalehre** (gr. Míasma = Besudelung) treu: demnach wurden jene Krankheiten auf Ausdünstungen des Bodens oder faulige Prozesse in Luft und Wasser zurückgeführt.

Die Humoralpathologie war auch in der Frühen Neuzeit noch weit verbreitet, erfuhr jedoch u. a. von Theoprast von Hohenheim (1493/94–1541) deutliche Kritik: Jener (zumeist Paracelsus genannte) Arzt steht nicht nur für ein Aufbegehren gegen die universitäre Schulmedizin, sondern auch für eine Frühform der Chemie **(Alchimie)**, d. h. der Nutzung chemisch-mineralischer Stoffe. Paracelsus vertrat die Hypothese, dass alle Lebensvorgänge chemischer Natur seien. Besondere Bedeutung maß er den Grundstoffen Schwefel, Salz und Quecksilber bei. Jene chemischen Stoffe seien im kranken Körper gestört und müssten demzufolge ins Gleichgewicht gebracht werden.

Insgesamt blieb die universitäre Medizin im frühneuzeitlichen Deutschland stark traditionsverhaftet – man berief sich weiterhin auf Hippokrates und Galen, allerdings auf die Originalquellen und nicht auf die mittelalterlichen, z. T. veränderten und verfälschten Versionen. Doch es gab auch neue Entwicklungen: Viele Städte erließen nun **Medizinalordnungen**, d. h. Regelwerke, in denen die Kompetenzen und Aufgaben der unterschiedlichen Gesundheitsberufe – und damit auch die Führungsrolle der akademischen Ärzte – festgeschrieben wurden.

1.5 Medizin im Zeitalter des Barock (17. und beginnendes 18. Jh.)

Im 17. Jahrhundert wurden die Grundlagen der modernen Naturwissenschaften gelegt[1,4,16]. Der englische Francis Bacon (1561–1626) gilt als Wegbereiter einer Forschung, bei der wissenschaftliche Erkenntnisse durch (Natur)Beobachtung und Experimente erzielt werden (**Empirie**), und sein französischer Kollege René Descartes (1596–1650) vertrat den methodischen Zweifel. Demnach sei alles in Frage zu stellen, was in irgendeiner Form dem Irrtum unterliegen könnte. Außerdem ging Descartes davon aus, dass sich die Vorgänge im menschlichen Körper im Wesentlichen durch physikalische und mechanische Prinzipien erklären ließen (**Kartesianische Lebensmechanik**).

Dank derartiger Impulse hielt das naturwissenschaftliche Denken nun auch in die Medizin Einzug. Besonders gut lässt sich dies am Beispiel des englischen Physiologen William Harvey (1578–1657) zeigen: Durch genaue Beobachtung der Blutzirkulation, durch Berechnungen der Blutmenge und der Strömungsgeschwindigkeit und durch konkrete Experimente (u. a. Gefäßunterbindungen) kam Harvey zu dem Schluss, dass das Blut im Körper „im Kreis“ fließen musste. So entdeckte er den großen Blutkreislauf und die Rolle des Herzens als „Antriebspumpe“. Hierbei handelte es sich um eine geradezu revolutionäre Behauptung, denn bis dahin war man im Wesentlichen der Lehre Galens gefolgt, der die Leber als den Ort kontinuierlicher Blutproduktion angesehen hatte. Zudem lieferte Harvey wichtige Beiträge zur Embryologie. Hierbei gelangte er nach ausführlichen Beobachtungen und Experimenten zu der Erkenntnis, dass sich alles Leben aus dem Ei entwickle („Omne vivum ex ovo“).

Weitreichende therapeutische Verbesserungen konnten jedoch im 17. Jahrhundert noch nicht erzielt werden. Zwar versuchte man sich z. B. in Anbetracht der Erkenntnisse Harveys in der zweiten Jahrhunderthälfte an Bluttransfusionen, doch diese mussten schon deshalb scheitern, weil man weder um die Existenz unterschiedlicher Blutgruppen noch um den Rhesusfaktor wusste. Auch bedeutete die Entdeckung der Zirkulation des Blutes noch keineswegs die Abkehr von der traditionellen Humoralpathologie; so wurde etwa der Aderlass gerade im 17. und 18. Jahrhundert regelmäßig praktiziert. Als nachteilig für die Weiterentwicklung der praktischen Medizin erwiesen sich auch die widrigen politischen Umstände: Der Dreißigjährige Krieg (1618–1648) zog nicht nur einen allgemeinen wirtschaftlichen und sozialen Niedergang nach sich, sondern hatte auch negative Auswirkungen auf die Qualität und Kontinuität des Unterrichts an den medizinischen Fakultäten und die Zahl der Absolventen.

Dennoch kam es im 17. Jahrhundert zur Ausprägung neuer Konzepte – namentlich der **Iatrochemie** und der **Iatrophysik** bzw. **Iatromechanik**: Die Iatrochemie ging davon aus, dass alle Lebensvorgänge chemisch bestimmt sind; dementsprechend lassen sich Krankheitserscheinungen durch chemische Maßnahmen (z. B. die Gabe chemischer Substanzen) beeinflussen – eine Theorie, die von Paracelsus bekannt gemacht und nunmehr weiterentwickelt wurde. In Analogie hierzu besagten Iatrophysik und Iatromechanik, dass die Vorgänge des Lebens auf physikalischen bzw. mechanischen Gesetzmäßigkeiten beruhen – sie fußten u. a. auf den Überlegungen Descartes'.

1.6 Medizin im Zeitalter der Aufklärung (18. Jh.)

In der **Aufklärung** wurde die menschliche Vernunft zur maßgeblichen Entscheidungsinstanz erklärt: „Sapere aude" („Wage es, Dich Deines Verstandes zu bedienen") war der Wahlspruch der Aufklärer. Diese rational geprägte Haltung führte zu einem weiteren Aufschwung der experimentellen Naturwissenschaften – und hiervon profitierte auch die Medizin[4,15,16].

Neben das humoralpathologische Modell trat nun die **Solidarpathologie**, die vor allem von dem italienischen Anatom Giovanni Battista Morgagni (1682–1771) vorbereitet worden war: Demnach resultierte Krankheit nicht etwa aus einem gestörten Verhältnis der vier Körpersäfte, sondern aus Veränderungen an den Organen – den festen Bestandteilen (lat. solidus = fest) des Körpers. Hierdurch nahm das Interesse an der Organmorphologie und -pathologie merklich zu, jedoch ohne dass dies konkrete therapeutische Veränderungen nach sich zog. Popularität erlangte auch das Konzept des **Vitalismus**, der Krankheit als Störung einer spezifischen Lebenskraft (Vitalkraft) interpretierte. Erwähnung verdient des Weiteren der **Brownianismus**: Bei diesem vom schottischen Arzt John Brown (1735–1788) entwickelten Modell verdankt sich das Leben inneren und äußeren Reizen; demnach entstehen Krankheiten durch Reizmangel oder Reizüberflutung. Therapeutische Ziele der beiden Konzepte waren die Regulierung der Lebenskraft (Vitalismus) bzw. der Erregung (Brownianismus).

Auch in der klinischen Ausbildung kam es zu deutlichen Veränderungen: Der Leidener Medizinprofessor Herman Boerhaave (1668–1738) propagierte den studentischen Unterricht am Krankenbett und führte die Leidener Medizinische Fakultät insgesamt zu hohem Ansehen. Ähnliches gelang seinen Schülern dann mit den Fakultäten in Wien und Edinburgh. Die Chirurgie erzielte im 18. Jahrhundert ebenso einen Bedeutungszuwachs: Vielerorts wurden **Chirurgische Akademien** gegründet – Lehrstätten, die höher qualifizierte Wundärzte hervorbrachten und so die Kluft zwischen den universitär ausgebildeten Ärzten und den Chirurgen zumindest verkleinerten.

Der sukzessive Ersatz des Hospitals durch das ärztlich geführte, meist weltliche Krankenhaus (1724 Charité, 1725 London, 1784 Wien) und die Einführung einer öffentlichen Gesundheitspflege (**Medizinische Policey**) fielen gleichfalls ins 18. Jahrhundert. Zur öffentlichen Prävention gehörte auch die Impfung gegen Pocken, die Ende des 18. Jahrhunderts durch den englischen Landarzt Edward Jenner (1749–1823) entwickelt und nachfolgend vielerorts (z. T. verpflichtend) eingeführt wurde.

Die genannten Entwicklungen führten zu einer deutlichen **Medikalisierung** der Bevölkerung, d. h. zu einem Prozess, bei dem die Medizin und ihre Fachvertreter zunehmenden Einfluss auf das alltägliche Leben der Bürger nahmen und so die „Deutungshoheit" über Gesundheit und Krankheit erlangten. Auf diese Weise gewann die Medizin als Disziplin an gesellschaftlicher Bedeutung, wurde aber zugleich „Dienerin des Staates", da der Staat die Rahmenbedingungen der öffentlichen Gesundheitspflege festlegte.

1.7 Medizin im Zeitalter der Industriellen Revolution (19. Jh.)

Die mit der Industrialisierung einhergehende Technisierung der Gesellschaft (**Industrielle Revolution**) konnte die Heilkunde nicht unberührt lassen[4,15,16]: Die Arbeitsplätze verlagerten sich vom Land in die Stadt. Landflucht und Urbanisierung brachten ihrerseits gewaltige Herausforderungen mit sich. Das rasche Bevölkerungswachstum führte in manchen Stadtteilen zu Verelendungsphänomenen (Wohnraummangel, hygienische Missstände) und begünstigte das Auftreten von Epidemien (z. B. Cholera). Auch die neuen Arbeits- und Produktionsprozesse und das Überangebot an Arbeitswilligen hatten soziale und gesundheitliche Implikationen (Hungerlöhne, Arbeitslosigkeit, Kinderarbeit, Schlafstörungen infolge von Nachtarbeit etc.). Der Staat reagierte mit gezielten Interventionen – namentlich mit einer Hygienegesetzgebung und einem **Sozialversicherungssystem** (1883 Krankenversicherung, 1884 Unfallversicherung, 1889 Alters- und Invalidenversicherung) (→ Kapitel 12). Jene Versicherungen waren Ausdruck einer modernen staatlichen Gesundheitsfürsorge und trieben zugleich den Prozess der Medikalisierung weiter voran, denn Grundlage des Sozialversicherungssystems war der regelmäßige Kontakt zwischen Arzt und Patient – etwa für die ärztliche Beurteilung der Arbeits(un)fähigkeit oder Invalidität eines Arbeiters.

Das Bild der Medizin des 19. Jahrhunderts wurde mehr und mehr durch das Krankenhaus geprägt. Gleichzeitig etablierte sich der moderne Beruf der Krankenschwester, welche zahlenmäßig gegenüber dem männlichen Krankenpfleger klar dominierte[17]. Unter den klinischen Schulen ragten in Europa Paris, London und Dublin hervor; im deutschen Sprachraum kam Wien eine Vorrangstellung zu. Die Patienten wurden in diesen Krankenhäusern in zunehmendem Maße physikalisch und chemisch untersucht (Labormedizin, Erfassung der Körpertemperatur, Anwendung von Perkussion und Auskultation). Durch diese weitreichende „Vermessung" der Kranken wurde die medizinische Diagnostik auf eine naturwissenschaftliche Grundlage gestellt.

Auch die Einführung einer routinemäßigen postmortalen Sektion verstorbener Patienten diente dem Erkenntnisgewinn. Hier kam dem Wiener Pathologen Carl von Rokitansky (1804–1878) eine Vorreiterrolle zu; er führte zeitlebens über 60.000 Autopsien durch. Doch der zunehmende Stellenwert der Pathologie verdankte sich auch den Erkenntnissen des deutschen Fachvertreters Rudolf Virchow (1821–1902) (Abb. 4). Virchow entwickelte die **Zellularpathologie**, die besagt, dass alle krankhaften Erscheinungen auf Veränderungen auf der Zellebene zurückzuführen sind. Zudem erklärte er die Zelle zum Ausgangspunkt allen Lebens (omnis cellula a cellula = jede Zelle entsteht aus einer Zelle). Jene Krankheitslehre machte Virchow zu einem der bekanntesten Fachvertreter der Medizingeschichte und drängte die Humoralpathologie endgültig in den Hintergrund; die Zellularpathologie bewirkte zugleich eine Aufwertung der Mikroskopie.

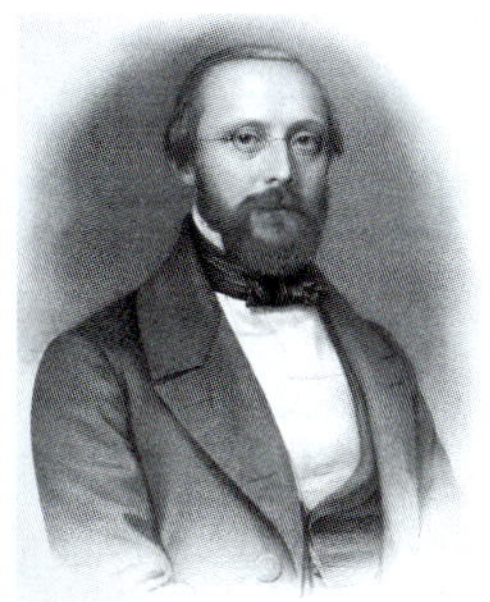

Abb. 4 Rudolf Virchow

Doch zur eigentlichen Leitwissenschaft des (späten) 19. Jahrhunderts wurde die Bakteriologie. Ihre wichtigsten Repräsentanten waren der französische Chemiker Louis Pasteur (1822–1895) und der deutsche Arzt Robert Koch (1843–1910). Endlich konnten viele Krankheiten auf eine infektiöse Ursache zurückgeführt und die jeweiligen Erreger bestimmt werden (u. a. 1880 Lepra, 1882 Tuberkulose, 1883 Cholera, 1884 Diphtherie und Tetanus, 1894 Pest). Koch stellte zudem die sogenannten **Erregerpostulate** auf. Demnach sollte der Erreger mikroskopisch identifizierbar sein sowie isoliert und gezüchtet werden können; er sollte ferner bei einer Überimpfung die gleichen Krankheitszeichen erzeugen und im überimpften Lebewesen erneut nachweisbar sein. Die Erkenntnisse der Bakteriologie flossen auch in die staatliche Gesetzgebung ein – etwa in Form eines Reichsimpfgesetzes (1874) und eines Nahrungsmittelgesetzes (1879), das von nun an bakteriologische Kontrollen vorschrieb.

Auch die nunmehr stark naturwissenschaftlich-experimentell geprägte Physiologie nahm eine erhebliche Aufwärtsentwicklung: Hier kam es in allen zentralen Bereichen zu wissenschaftlichem Erkenntnisgewinn. Einen ähnlichen Bedeutungszuwachs erfuhr die wissenschaftliche Pharmakologie, die eine Reihe moderner Wirkstoffe (u. a. Alkaloide, Chloroform, Barbitursäure) und neue klinische Prüfmethoden hervorbrachte. Gleiches traf für die wissenschaftliche Hygiene zu. Initiiert wurde die „Hygienebewegung" in der ersten Jahrhunderthälfte in England (**Sanitary movement**). In Deutschland war sie vor allem mit den Initiativen des bayerischen Arztes Max von Pettenkofer (1818–1901) verbunden; er machte sich unermüdlich für eine Verbesserung der hygienischen Rahmenbedingungen im öffentlichen und privaten Raum stark.

Auch die Psychiatrie wurde im 19. Jahrhundert auf eine neue Grundlage gestellt. Über Jahrhunderte waren „Irre" in den psychiatrischen Anstalten „verwahrt" und teilweise sogar – wie Kriminelle – „in Ketten gelegt" worden. Dank Philippe Pinel (1745–1826) und anderer patientenfreundlicher Psychiater verbesserten sich nun die Zustände in den Einrichtungen (**Entkriminalisierung**). Gleichzeitig wuchs die Einsicht, dass „Geisteskrankheiten" auf Gehirnveränderungen fußten – eine zentrale Voraussetzung für die Etablierung einer somatisch orientierten Psychiatrie und eine stärkere gesellschaftliche Akzeptanz der betroffenen Patienten.

Die Entwicklung zuverlässiger Narkosen, die Etablierung der Keimfreiheit aller Gegenstände mit potenziellem Wundkontakt (**Asepsis**) sowie die Vernichtung von Keimen mit chemischen Mitteln (**Antisepsis**) eröffneten gerade der Chirurgie seit der Mitte des 19. Jahrhunderts neue, stark erweiterte therapeutische Optionen; hiervon profitierten auch viele andere medizinische Fachdisziplinen (→ Kapitel 6).

Insgesamt ist festzustellen, dass der Arzt im 19. Jahrhundert „zum professionellen Experten" avancierte[10]: Die Medizin feierte nun, wie skizziert, beachtliche diagnostische und therapeutische Erfolge. Sie erlebte eine Auffächerung in immer mehr ärztliche Fachgebiete, die sich ihrerseits weiter differenzierten, verselbstständigten und neue Bedeutung erlangten. Diese Entwicklungen steigerten und festigten das Ansehen und die Akzeptanz des Arztberufs. Begünstigt wurde dieser Aufstieg auch durch die Bildung des **Ärztlichen Einheitsstandes**: In Preußen (1852) und späterhin im Deutschen Kaiserreich (1871) wurde die Zulassung als Chirurg nun von einem universitären Medizinstudium abhängig gemacht[6-8]. Damit wurden die traditionell handwerklich ausgebildeten Chirurgen endlich zu Ärzten – die alte Trennung war überwunden. Der vereinten ärztlichen Berufsgruppe gelang es 1872 überdies, mit dem „Deutschen Ärztevereinsbund" eine nationale Standesorganisation zu etablieren. An der Wende zum 20. Jahrhundert kam es in Deutschland schließlich zur Zulassung von Frauen zum Studium der Medizin und der Zahnheilkunde. Zuvor mussten studierwillige Frauen ihre Ausbildung im Ausland absolvieren; dort war das **Frauenstudium** z. T. deutlich früher eingeführt worden (z. B. ab 1850 USA, 1863 Frankreich, 1864 Schweiz) (→ Kapitel 4).

Obwohl die Schulmedizin im 19. Jahrhundert eine Art Siegeszug antrat, kam es in jener Zeit auch zu gegenläufigen bzw. alternativen Strömungen: So begründete der deutsche Arzt Samuel Hahnemann (1755–1843) in jener Zeit die Homöopathie. Bei ihr kamen bzw. kommen sehr niedrigdosierte Wirkstoffe zum Einsatz, die in höherer Konzentration an Gesunden ähnliche Symptome hervorrufen wie die Krankheit, die behandelt werden soll (**Similia similibus**). Dieses Vorgehen sollte die Abwehrkraft des Patienten stärken. Es stand in deutlichem Kontrast zur Schulmedizin, in der bei Krankheiten gezielt Gegenmittel eingesetzt werden – z. B. fiebersenkende Mittel bei erhöhter Körpertemperatur (**Contraria contrariis**). Auch die Naturheilkunde gewann im 19. Jahrhundert an Bedeutung – in Form von Natur- und Wasserheilanstalten, aber auch im Rahmen der **Lebensreformbewegung**, die verschiedene sozial- und medizinkritische Reformansätze versammelte (u. a. Freikörperkultur [FKK], Impfgegnertum, Vegetarismus). Auch die somatische Psychiatrie führte nun zu Gegenbewegungen – etwa in Form von Hypnose-Therapien und der v. a. von Siegmund Freud (1856–1939) etablierten Psychoanalyse (1894).

Außerhalb der Medizin gehörte der von Charles Darwin (1809–1882) und Alfred Russel Wallace (1823–1913) grundgelegte **Darwinismus** zu den wichtigsten Einflüssen des Jahrhunderts: Er erklärte die Artentransformation (**Evolution**) mit der „natürlichen Auslese" (**Selektionsprinzip**). Letztere bewirke, dass nur die am besten angepassten Lebewesen den „Überlebenskampf" bestünden (**Survival of the fittest**). Andere übertrugen diese biologische Theorie auf menschliche Gesellschaften (**Sozialdarwinismus**) und postulierten im Analogieschluss eine Ungleichheit der Menschen bzw. menschlicher Rassen (gutes vs. schlechtes „Erbmaterial"). Diese Ungleichheit führe auch in menschlichen Gesellschaften zu einem Überlebenskampf und einer nachfolgenden „natürlichen Auslese". Die sozialdarwinistische These der „natürlichen" Ungleichheit der Menschen bildete einen wichtigen Bezugspunkt für rassistische Ideen und Konzepte, so auch für die spätere nationalsozialistische **„Rassenhygiene"**.

1.8 Medizin im 20. Jahrhundert

Im 20. Jahrhundert setzte sich die Ausdifferenzierung der Medizin weiter fort[2,9]. Die Heilkunde wurde dank einer wachsenden Zahl von Spezialfächern so vielschichtig und vielgestaltig wie nie zuvor; dies ging – und geht – mit einer exponentiellen Zunahme medizinisch-wissenschaftlicher Erkenntnisse einher. Aufgrund dieser Vielfalt lässt sich die Medizin des vergangenen Jahrhunderts an dieser Stelle lediglich schlaglichtartig fassen[9]:

Die Mikrobiologie gehörte fraglos zu den bedeutendsten Disziplinen und erfuhr in jener Zeitphase maßgebliche Erweiterungen: Neben die „klassische" Bakteriologie traten die Parasitologie, die Tropenmedizin, die Virologie, die Prionenforschung und die Immunologie. Als besonders segensreich erwies sich die Entwicklung wirksamer Antibiotika (1939 Sulfonamide, 1945 Penicillin, 1952 Streptomycin). Letztere wiesen nicht nur den Weg zur erfolgreichen Bekämpfung zahlreicher bakterieller Infektionskrankheiten, sondern führten auch zu einer deutlich höheren mittleren Lebenserwartung.

Einen regelrechten Siegeszug traten im 20. Jahrhundert die bildgebenden Verfahren (Bildgebende Medizin) an: Den Anfang machte Wilhelm Conrad Röntgen (1845–1923) noch am Ende des 19. Jahrhunderts mit den nach ihm benannten X-Strahlen (Röntgenstrahlen, 1895). In den folgenden Jahrzehnten wurde die Röntgentechnik sukzessive verbessert und die Strahlenbelastung reduziert. In den 1970er Jahren kamen die Röntgen-Computertomografie (CT) und die Magnetresonanztomografie (MRT) dazu. Das Repertoire der bildgebenden Verfahren wurde ergänzt durch die **Sonografie**, die auf der Anwendung von Ultraschall basiert und 1942 erstmals medizinisch angewendet wurde. Die genannten Verfahren führten in vielen Fachgebieten zu einer weitreichenden Verbesserung der Diagnostik (→ Kapitel 6).

Eine ähnlich herausragende Bedeutung kam der Humangenetik zu (Chromosomen- und Gentheorie, Erforschung der DNA, moderne Gentechnik, Humangenomprojekt); auch die interdisziplinär ausgerichtete Reproduktionsmedizin profitierte in ihren Anwendungsgebieten (Fertilisationstechniken, Pränatal- und Präimplantationsdiagnostik, therapeutisches Klonen) von diesen Erkenntnissen.

Die operative Heilkunde konnte sich im letzten Jahrhundert ebenfalls erheblich weiterentwickeln: Es kam nicht nur zu einer weiteren Ausdifferenzierung chirurgischer Spezialfächer (z. B. Herzchirurgie, Gefäßchirurgie, Kinderchirurgie, Mund-Kiefer-Gesichtschirurgie), sondern auch zu neuen technisch-apparativen Entwicklungen (u. a. Unterdruckkammer, Herz-Lunge-Maschine, Mikrochirurgie, Minimalinvasive Chirurgie, Laserchirurgie, Robotergestützte Operationstechnik) und Anwendungsgebieten (z. B. Organtransplantationen).

Innerhalb der Inneren Medizin bildeten sich nach und nach acht Subspezialisierungen heraus (Kardiologie, Gastroenterologie, Pneumologie, Hämatologie/Onkologie, Nephrologie, Endokrinologie, Rheumatologie und Angiologie), die jeweils eigene fachliche Profile entwickelten und diagnostisch-therapeutische Erfolge erzielten, wie das Beispiel Kardiologie zeigt (z. B. Elektrokardiografie, Herzmassage, Herzkatheter und kathetergestützte Interventionen, Koronarangiografie, Herzschrittmacher). Große Erfolge auf dem Gebiet der Pharmakologie begünstigten die starke Aufwärtsentwicklung der Inneren Medizin. Allerdings betraf die Arzneimittelentwicklung nicht nur die internistischen Fächer, sondern nahezu alle Bereiche der Medizin. So führte die „Rote Liste" des Jahres 1989 bereits 87 Arzneimittelgruppen auf – von A wie Analgetika bis Z wie Zytostatika.

Auch in der Neurologie und Neurochirurgie kam es in jener Zeitphase zu neuen Behandlungskonzepten (z. B. Stroke units, interventionelle Neuroradiologie), aber auch zu beträchtlichen technisch-interventionellen Innovationen (z. B. Elektroenzephalografie, stereotaktische Operationen, Neuroimaging, tiefe Hirnstimulation). Ähnliches gilt für viel andere, hier ungenannte Fachrichtungen. Die Bundesärztekammer listete 2018 in ihrer Weiterbildungsordnung 34 ärztliche Fachgebiete für Ärzte und Ärztinnen auf. Manche davon sind nochmals in Unterbereiche untergliedert, wie etwa die Chirurgie, die Innere Medizin oder die Pädiatrie.

Nicht nur die Heilkunde selbst, sondern auch der gesellschaftliche Blick auf den menschlichen Körper veränderte sich – z. B. durch die weltweite Ausstellung von plastinierten Leichen („Körperwelten"), durch die digitale Erfassung und Visualisierung des Körperinnern aufgrund von Querschnitten kompletter Körper („Visible Human Project"), die virtuelle Autopsie mittels bildgebender Verfahren („Virtopsy") und das zunehmend im Internet abrufbare medizinische Wissen.

Doch die Mediziner des 20. Jahrhunderts schrieben nicht nur Erfolgsgeschichten, sondern begingen auch folgenschwere Verfehlungen. Ein augenfälliges Beispiel hierfür bietet das „Dritte Reich", in dem sich die Ärzteschaft dem nationalsozialistischen Regime und seiner menschenverachtenden Ideologie in vielfacher Weise andienten – etwa durch hohe Mitgliedsraten und Funktionen in NS-Organisationen, durch die Beförderung und Umsetzung der Idee der Rassenhygiene, durch die Beteiligung an der erzwungenen Sterilisierung von Mitbürgern (**Zwangssterilisation**), durch Krankenmorde (**„Euthanasie"**), sowie durch Menschenversuche und todbringende „Selektionen" in den Konzentrationslagern (**NS-Medizin**). Bis weit in die zweite Hälfte des 20. Jahrhunderts ließen die ärztlichen – wie auch die zahnärztlichen – Standesorganisationen dabei die Bereitschaft zur Aufarbeitung jener Verbrechen vermissen (→ Kapitel 7).

Merke

- Die antike Heilkunde war vernunftgeprägt und stand für eine genaue Beobachtung der Kranken; zum vorherrschenden Krankheitskonzept wurde die Humoralpathologie.
- Für das Mittelalter lässt sich eine Vormachtstellung der arabisch-islamischen Medizin feststellen; im Abendland folgte in jener Epoche auf die frühmittelalterliche Klostermedizin die Phase der universitären, scholastischen Medizin.
- In der Renaissance kam es zu einer Wiederentdeckung der antiken Medizin, aber auch zu einer kritischen – und z. T. sehr fruchtbaren – Auseinandersetzung mit den alten Autoritäten.
- Seit dem 17. Jahrhundert hielten naturwissenschaftliche Methoden Einzug in die Medizin, doch erst im 19. Jahrhundert vollzog sich der Aufstieg der Ärzte zum professionellen Experten und erfolgreichen Spezialisten; an die Stelle der Humoralpathologie trat nun die Zellularpathologie.
- Die Ausdifferenzierung der Medizin in Spezialfächer setzte sich im 20. Jahrhundert fort. Neben den Erkenntnissen der Mikrobiologie und der Humangenetik erlangten hierbei v. a. die bildgebenden Verfahren und technisch-interventionelle Neuerungen große Bedeutung. In derselben Zeitphase kam es jedoch auch zu folgenschweren ärztlichen Verfehlungen (z. B. NS-Medizin).

Literatur

1. Ackerknecht EH: Geschichte der Medizin. 7. überarb. und erg. Aufl. von Axel Hinrich Murken. Stuttgart 1992
2. Bynum W, Porter R (Hrsg.): Companion encyclopedia of the history of medicine. Bd. 1-2. London (u.a.) 1993
3. Cooter R, Pickstone J (Hrsg.): Companion to medicine in the twentieth century. London 2003 [e-book 2016]
4. Eckart WU: Geschichte, Theorie und Ethik der Medizin. 7. Aufl. Berlin 2013
5. Goerke H: Arzt und Heilkunde. Vom Asklepios-Priester zum Klinikarzt. 3000 Jahre Medizin. 2. Aufl. München 1987
6. Groß D: Der Aufstieg vom Wundarzt zum akademischen Chirurgen: Mythos oder historische Tatsache? Zentralbl Chir 2000;125(8):691–697
7. Groß D: Die Aufhebung des Wundarztberufs: Ursachen, Begleitumstände und Auswirkungen am Beispiel des Königreichs Württemberg (1806–1918) (= Sudhoffs Archiv, Beiheft 41). Stuttgart 1999
8. Groß D: Die Verdrängung der Wundärzte aus der Heilkunde in Deutschland (1871/72). Fortschr Med 1996;114(9):33–36
9. Groß D, Winckelmann H-J (Hrsg.): Medizin im 20. Jahrhundert. Fortschritte und Grenzen der Heilkunde. München 2008, 281–293
10. Huerkamp C: Der Aufstieg der Ärzte im 19. Jahrhundert. Vom gelehrten Stand zum professionellen Experten: Das Beispiel Preußens (= Kritische Studien zur Geschichtswissenschaft, 68). Göttingen 1985
11. Koelbing H: Die ärztliche Therapie. Grundzüge ihrer Geschichte. Darmstadt 1985
12. Porter R: Kunst des Heilens. Heidelberg 2000

13. Sander S: Handwerkschirurgen: Sozialgeschichte einer verdrängten Berufsgruppe (= Kritische Studien zur Geschichtswissenschaft, 83). Göttingen 1989
14. Schneck P: Geschichte der Medizin systematisch. Bremen 1997
15. Schott H: Die Chronik der Medizin. Dortmund 1993
16. Schott H: Meilensteine der Medizin. Dortmund 1996
17. Seidler E, Leven KH: Geschichte der Medizin und der Krankenpflege. 7. Aufl. Stuttgart 2003
18. Sournia JC, Poulet J, Martiny M (Hrsg.): Illustrierte Geschichte der Medizin. Dt. Ausg. Toellner R (Hrsg.). Bd. 1–9. Salzburg 1980–1984 [mittlerweile digitale Edition]

2 Zahntrepanationen, Zahnwürmer, „Zahnreißer“: Wie alles begann

Wie aber fügt sich nun die Dentalhistorie in die eingangs grob skizzierte Geschichte der Medizin ein? Für welchen Zeitraum finden wir erste genuin „zahnheilkundliche“ Zeugnisse und wie lassen sich diese bewerten?

2.1 Frühe Zeugnisse und fachliche Theorien

Tatsächlich reichen die ersten Hinweise auf Karies (lat. caries = Fäulnis) und Zahnbehandlungen bis in die jüngere Steinzeit zurück[3,18,23]. Sie fanden sich bei konservierten Leichen, die beispielsweise in Norditalien (Riparo Villabruna, etwa 14.000 v. Chr.) und in Pakistan (Mehrgarh, etwa 7.000 v. Chr.) entdeckt wurden. Eine frühe Zahnfüllung aus Bienenwachs ist für den slowenischen Raum nachweislich; auch sie dürfte etwa 6.500 Jahre alt sein. Die ersten **Zahntrepanationen** (Aufbohrungen) fanden vor mindestens 5.000 Jahren statt, wie Ausgrabungen in der Region des heutigen Dänemark belegen. In allen genannten Fällen handelt es sich jedoch um Einzelfunde, die nicht den Schluss zulassen, dass es in jener frühen Zeit systematische oder gar standardisierte Zahnbehandlungen gegeben hat.

Sehr früh entwickelte sich auch der bis in die Neuzeit weit verbreitete Glaube an den **Zahnwurm** als Verursacher der „Zahnfäule“. Hier herrscht allerdings Unklarheit in Bezug auf die ältesten Zeugnisse: Wahrscheinlich liefert eine Tafel aus der sumerischen Stadt Nippur (um 1.800 v. Chr.) den ersten Beleg für die Beschreibung des Zahnwurms; manche gehen von noch älteren Quellen aus[19]. Die „Therapie“ gegen den Zahnwurm war ausgesprochen vielgestaltig – rituelle Beschwörungen kamen im Verlaufe der Jahrhunderte ebenso zum Einsatz wie Räucherungen mit Bilsenkraut, Einlagen aus Tabak, pulverisierte Knochen, Opium oder Myrrhe. Zudem kamen (vermeintlich) schmerzlindernde „Mischungen“ mit kurios anmutenden Inhaltsstoffen zum Einsatz (u. a. Bier, Sesamöl oder Malz) (vgl. Abb. 5).

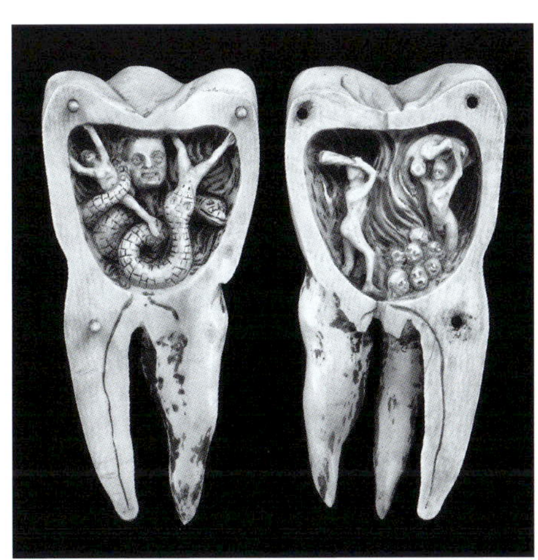

Abb. 5 Darstellung des Zahnwurms, Südfrankreich, 17. Jh., Elfenbeinschnitzerei. © Deutsches Medizinhistorisches Museum Ingolstadt (Replik)

Des Weiteren wissen wir, dass viele Menschen im Alten Ägypten – wohl u.a. aufgrund von Steinabrieb in der Nahrung, der beim Mahlen von Getreide auftrat – an Zahnabrasionen litten. Auch finden sich in dieser frühen Hochkultur bereits einzelne (Zahn-)Prothesen, die mit Goldbändern befestigt wurden, aber funktional unzureichend waren.

Den antiken Völkern der Etrusker und Phönizier konnten ebenfalls vereinzelt zahntechnisch-prothetische Arbeiten zugeordnet werden; sie lebten im ersten vorchristlichen Jahrtausend im Mittelmeerraum[3,18,23].

2.2 Fehlende Standards in Behandlung und Ausbildung

Trotz dieser frühen Hinweise und punktuellen Funde gab es bis zur Moderne weder systematische Zahnbehandlungen noch einen einheitlichen Berufsstand, der eindeutig als Vorläufer der heutigen Zahnärzte anzusprechen wäre. Allerdings gab es Personen, die ihren Lebensunterhalt teilweise oder vornehmlich mit „Zahnbehandlungen" verdienten. Diese vormodernen Behandler beschränkten sich in der Regel auf das Entfernen bzw. „Reißen" von Zähnen; sie wurden dementsprechend in unseren Breiten häufig als **Zahnreißer** oder **Zahnbrecher** bezeichnet (vgl. Abb. 6)[7,11,14,21,24]. Mit der heutigen zahnärztlichen Tätigkeit hatte dieses Zähnebrechen wenig zu tun. Ohnehin machten die Ärzte und die besser ausgebildeten handwerklichen Chirurgen um Zahnbehandlungen einen weiten Bogen. Doch wie erklärt sich das geringe Interesse an der Zahnheilkunde?

Im Wesentlichen waren hierfür drei Gründe maßgeblich: (1) das geringe soziale Ansehen dieser Tätigkeit, (2) begrenzte Therapiemöglichkeiten und (3) eine unattraktiv geringe Honorierung.

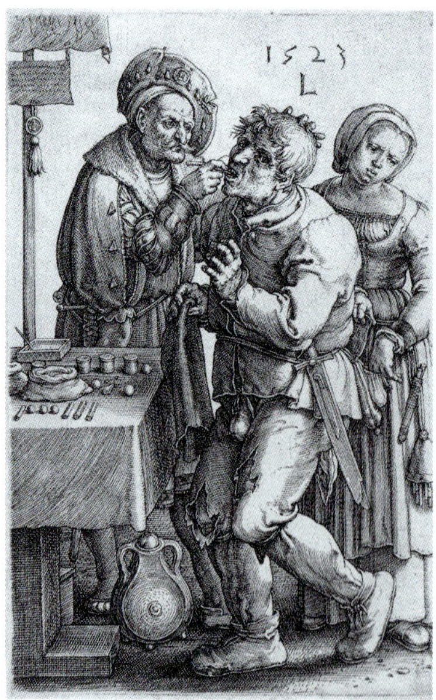

Abb. 6 Der Zahnreißer, Kupferstich von Lucas van Leyden, 1523

2.2.1 Geringes Ansehen der Zahnreißer

Zum Ersten besaßen Zahnbehandler bis in das 19. Jahrhundert hinein eine geringe Reputation. Sie befanden sich am Ende der „Heilerhierarchie". An der Spitze der Gesundheitsberufe standen die Ärzte. Letztere betrachteten sich als Vertreter des Gelehrtenstandes und betrieben im Wesentlichen Innere Medizin. Das „blutige Handwerk" überließen sie den nichtakademischen Chirurgen (gr. cheirurgía = Handarbeit) (→ Kapitel 1). Doch auch innerhalb der Handwerkschirurgen oder Wundärzten bildete sich eine Hierarchie aus: Während sich die „höheren Wundärzte" in der Regel größeren bzw. komplexeren Operationen mit dem Messer widmeten, beschäftigten sich die „niederen Wundärzte" – die häufig auch als **Bader** oder **Barbiere**[5,6] bezeichnet wurden – mit einfachen „Badergeschäften": Hierzu gehörte neben dem Aderlass, Schröpfen, Blutegelsetzen und Rasieren (spätlat. barbarius = Bartscherer) auch das Zähneziehen[5,6,16]. Schon Guy de Chauliac (etwa 1300–1368), der wohl bedeutendste chirurgische Fachautor des 14. Jahrhunderts, beklagte in seinem wegweisenden Werk „Chirurgia magna", dass die qualifizierten Heilpersonen die Zahnoperationen üblicherweise den Barbieren und den Zahnbrechern („barbitonsoribus et dentatoribus") überließen – mit verheerenden Folgen für die Patienten, denn nicht selten wurden nur die Zahnkronen abgebrochen, während die entzündeten Wurzeln (teilweise) im Kiefer verblieben. Ebendiese fragwürdigen Praktiken waren wohl auch ein Grund für die Ausprägung des Begriffs „Zahn*brecher*"[11].

Bei den meisten Zahnbrechern handelte es sich um „fahrende Operateure" (**Wanderheiler**). Sie waren im Spätmittelalter und der Frühen Neuzeit weit verbreitet[2,22]. Wanderheiler hatten zumeist keine (regelhafte) Ausbildung durchlaufen; zu ihnen zählten neben den Zahnbrechern oder -reißern auch die Starstecher und die Bruch- und Steinschneider als Vorgänger der heutigen Augenärzte bzw. Chirurgen. Ihre „Behandlungen" fanden meist in der Öffentlichkeit – z. B. auf Marktplätzen – statt, aber auch in Gasthöfen oder Privathäusern[11]; die heutigen (zahn) ärztlichen Praxen setzten sich erst in der Neuzeit durch.

Der erste namentlich überlieferte deutsche Zahnbehandler war in der ersten Hälfte des 15. Jahrhunderts ein gewisser Ottinger; er extrahierte Zähne und empfahl einen Wangenumschlag aus in Essig gesottenem Hanf als Mittel gegen Zahnschmerzen[26]. Auch von dem deutlich bekannteren Wanderheiler Johann Andreas Eisenbarth (1663–1727) wissen wir, dass er sich u. a. auch als „Zahnreißer" betätigte[27].

Der schlechte Ruf der fahrenden „Zahnbrecher" hielt also ambitionierte Heilpersonen lange Zeit von Zahnbehandlungen ab. So lässt sich etwa für die Stadt Frankfurt am Main vom Ende des 15. bis zum Anfang des 18. Jahrhunderts kein einziger ortsständiger Zahnbehandler nachweisen[6,11]. Dazu passt, dass ein preußisches Medizinaledikt die Zahnbehandler noch 1725 ausdrücklich zu den Gewerbetreibenden und fahrenden Heilern zählte[25].

Erste staatliche Versuche, die Qualifikation der „Zahnreißer" zu verbessern, erfolgten im 17. Jahrhundert. So erließ Kurfürst Friedrich Wilhelm von Brandenburg (1620–1688) 1685 ein Medizinaledikt, das die Tätigkeit als Zahnbehandler von einer staatlichen Prüfung abhängig machte. Umsetzung und Kontrolle gestalteten sich allerdings schwierig: Auch nach 1685 blieb letztlich die große Mehrheit der preußischen „Zahnheilkundigen" ungeprüft[11,25].

In Paris war die Zulassung als Zahnbehandler dagegen seit 1699 tatsächlich an einen Eignungstest gebunden – hier finden wir somit frühe Hinweise auf einen „aufkeimenden" Zahnarztberuf[25].

2.2.2 Begrenztes Tätigkeitsspektrum

Zudem war das Arbeitsfeld der Zahnbehandler bis in die Neuzeit hinein sehr begrenzt. Das Zähneziehen blieb die wesentliche Verrichtung. Auch diejenigen Behandler, die über das „Zähnereißen" hinausgingen, praktizierten noch keine „Zahn*heil*kunde" im heutigen Sinne[15]. Vielmehr verkauften sie Zahnreinigungsmittel oder „Wundertinkturen", die Zahnschmerzen beseitigen oder das Ausfallen des Zahnes beschleunigen sollten, oder sie rieten zum Ausbrennen eines schmerzhaften Zahns.

Zahnerhaltende oder funktionelle prothetische Maßnahmen blieben bis ins 19. Jahrhundert hinein Ausnahmen. Ohnehin war das zahnheilkundliche Wissen lange Zeit sehr begrenzt. Dass die Karies unter Beteiligung von Mikroorganismen entsteht und von einer durch Säureeinwirkung „entkalkten" Zahnoberfläche ausgeht, ist eine neuzeitliche Erkenntnis. Über Jahrhunderte dominierte der Glaube an den Zahnwurm. Letzteren versuchte man mit den erwähnten Wundertinkturen oder mit einem Ausräuchern bzw. Ausbrennen der Kavität zu bekämpfen – natürlich mit mangelhaftem Erfolg und mit teils starken Nebenwirkungen. Auch die technischen und apparativen Möglichkeiten waren in der vormodernen Zeit stark eingeschränkt: Die Lokalanästhesie war ebensowenig „erfunden" wie die Vollnarkose, die Prinzipien von Desinfektion und Sterilisation oder die Fußtretbohrmaschine – all diese Entwicklungen erfolgten erst im mittleren und späten 19. Jahrhundert (→ Kapitel 6).

So war der Gang zum Zahnbehandler bis zur Moderne zumeist eine **Ultima ratio** – der letzte Ausweg, bei dem schmerzhafte Zähne oftmals „gerissen" wurden.

2.2.3 Schlechte Honorierung

Im Übrigen wurde das „Zähnebrechen" – aber auch das Ausbrennen von Zähnen – sehr schlecht entlohnt: noch in den württembergischen Medizinaltaxen der 1820er Jahre war die Extraktion eines Zahnes z. B. lediglich mit 24 Kreuzern veranschlagt. 60 Kreutzer entsprachen einem Gulden, und ein Gulden hatte etwa im Jahr 1850 dieselbe Kaufkraft wie 13,40 Euro im Jahr 2019. Andere „niedere" chirurgische Tätigkeiten waren etwas besser honoriert: So wurde ein Aderlass mit bis zu einem Gulden veranschlagt. Selbst das Schröpfen – das wie der Aderlass zu den üblichen Tätigkeiten eines Baders gehörte – wurde noch besser bezahlt als die Extraktion, ganz zu schweigen von der Behandlung von Knochenbrüchen, die mit bis zu 12 Gulden entlohnt wurden[6]. Auch diese finanziellen Aspekte hielten selbst manchen „niederen" Wundarzt davon ab, sich auf das Gebiet der Zahnbehandlungen zu verlegen.

2.3 Zahnextraktion im Wandel der Zeit

Doch wie muss man sich das Zähnereißen in der Zeit vor der Herausbildung des Zahnarztberufs vorstellen? Auf welche Instrumente griff man zurück und worin sah man Alternativen zur mechanischen Zahnextraktion[1,12,17,18,20]?

Wie erwähnt, stellte die *vollständige* Entfernung des Zahns einschließlich seiner Wurzeln noch keinen Behandlungsstandard dar. Zwar hatten sich bereits in der Antike erste Autoren für die Extraktion des ganzen Zahnes ausgesprochen, doch blieben die Wanderheiler vielfach hinter dem Stand dieser schriftlichen Quellen zurück – sei es, dass sie diese nicht kannten bzw. nicht lesen konnten oder sei es, dass sie das Wissen nicht adäquat umzusetzen wussten.

Tatsächlich wird schon in den seit dem 6. vorchristlichen Jahrhundert zusammengetragenen hippokratischen Schriften die Extraktion *lockerer* Zähne zur Beseitigung von Zahnschmerzen beschrieben. Aristoteles (384–322 v. Chr.) erwähnte um 330 bereits eine *eiserne* Zahnzange („odontagra“) zur Extraktion. Unter Ausnutzung der Hebelwirkung sei der Zahn leichter zu bewegen als mit den bloßen Fingern – wobei Letzteres vermuten lässt, dass er von *gelockerten* Zähnen sprach, denn ansonsten wäre eine Extraktion mit den Fingern wohl kaum in Betracht gekommen[12].

Auch im antiken Rom waren eiserne und bronzene Zahnzangen bekannt. Der römische Schriftsteller Aulus Cornelius Celsus (ca. 25 v. Chr. – ca. 50 n. Chr.) beschrieb neben der eigentlichen Zahnzange noch eine Zange zur Entfernung von Wurzelresten, die er „rizagra“ nannte. Galen von Pergamon warnte allerdings vor dem Gebrauch einer Zahnzange, da der Zahn hierbei brechen könne. Er empfahl vielmehr eine *medikamentöse* Lockerung des Zahns mittels Ätzmitteln; anschließend könne der Zahn mit den bloßen Fingern extrahiert werden[12].

Die mittelalterlichen Autoren sprachen sich mehrheitlich für eine medikamentöse Therapie der Zahnschmerzen aus. Doch gab es Ausnahmen: Der eingangs erwähnte arabische Arzt Abulkasis riet in schwierigen Fällen zur Zange – zuvor sollte der Zahn mit einem messerartigen Instrument gelockert werden. Auch betonte er, dass der kranke Zahn *vollständig* zu entfernen sei[12,15].

Die oben angesprochene, im 12. Jahrhundert tonangebende Medizinschule von Salerno empfahl Zahnextraktionen nur für den Fall des Scheiterns medikamentöser Behandlungsversuche, welche z. B. in Einreibungen des Zahns mit Hefe, Wolfsmilch oder Froschfett bestanden. In dieser Epoche wird bisweilen auch Arsen zur Bekämpfung von Zahnschmerzen eingesetzt.

Ins 13. Jahrhundert fällt das älteste bekannte Zeugnis für die Heilige Apollonia (Apollonia von Alexandria, † 249) – die Patronin der Zahnkranken. Apollonia war eine verfolgte christliche Märtyrerin: Man schlug ihr die Zähne aus und drohte, sie lebendig zu verbrennen, falls sie ihren Glauben nicht verleugne. Daraufhin sprang sie der Überlieferung zufolge in einen von ihr selbst aufgeschichteten und entzündeten Scheiterhaufen. Sie wurde zur Personifikation des **Apollonia-Kults**, der bis in die Neuzeit anhielt; zu ihren Attributen wurden Zahn und Zange[8,15].

Der bereits erwähnte Guy de Chauliac sprach sich im 14. Jahrhundert wohl als Erster für den Einsatz eines Pelikans aus: Der geschädigte Zahn sollte mit dem schnabel- bzw. klauenartigen Haken dieses Instruments gefasst und dann mittels Rotation herausgehebelt werden. Der Pelikan war bis zum 18. Jahrhundert weit verbreitet[11,12].

Der berühmte französische Wundarzt Ambroise Paré (1510–1590) forderte 200 Jahre später, dass der erkrankte Zahn zunächst gelockert und dann mit einem kleinen Stoßeisen, einem Pelikan oder einer Zange extrahiert werden müsse. Nach dem Eingriff sollten ein Aderlass durchgeführt, das Alveolarfach mit den Fingern komprimiert und der Mund mit Essigwasser gespült werden[12].

Eine differenzierte Darstellung der verfügbaren Extraktionsinstrumente findet sich erstmals bei Pierre Fauchard (1678–1761)[9]. In jener Zeit waren die verschiedensten Geräte (u. a. Zahnzange, Pelikan, Zahnschlüssel und Geißfuß) in Gebrauch, ohne dass sich ein Goldstandard ausgeprägt hätte (Abb. 7). Dieses unsystematische „Nebeneinander“ verschiedener Verfahren oder – wie hier – In-

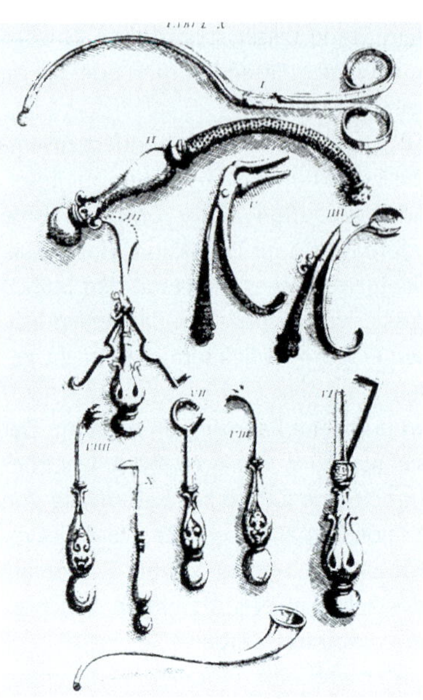

Abb. 7 Extraktionsinstrumente (Scultetus, Armamentarium chirurgicum, 1655)

strumente nennt man auch **Polypragmasie**. Hinzu kam nach 1803 noch die pyramidenartige Wurzelschraube nach Jacob Joseph Serre (1759–1830). Erst 1841 stellte der Engländer John Tomes (1815–1895) ein verbessertes und differenziert ausgestaltetes Set anatomisch geformter Zangen vor und begründete damit den Siegeszug der Zangenextraktion. Für die Wurzelentfernung empfahl Tomes den Einsatz eines Hebels (1859) – ebenfalls mit nachhaltigem Erfolg[12].

Auch wenn das Instrumentarium und die Methodik der Zahnentfernung über die Jahrhunderte hinweg verbessert wurden, blieben Zahnextraktionen für viele eine traumatisierende Erfahrung bzw. eine furchterregende Vorstellung. Dies zeigt sich auch in der Tatsache, dass das Thema in der Belletristik immer wieder verarbeitet wurde – etwa in Giovanni Boccaccios (1313–1375) „Decamerone", bei William Shakespeare (1564–1616) (z. B. „Viel Lärm um Nichts", „Was ihr wollt"), in Jonathan Swifts (1667–1745) „Gullivers Reisen" oder bei Thomas Mann (1875–1955) (z. B. „Buddenbrooks")[13].

2.4 Das Ende der Zahnbrecher und das Medizinalreglement von 1825

In der Mitte des 19. Jahrhunderts praktizierten in Deutschland die ersten Zahnärzte moderner Prägung. Den Anstoß hierzu gaben das preußische Medizinalreglement von 1825 und eine spätere ergänzende „Instruktion" (1835/36)[10]: In jenem Reglement wurden die Zahnärzte unter den Heilpersonen erstmals als eigenständige Gruppe genannt. Zudem wurden konkrete Anforderungen an den zahnärztlichen Beruf festgelegt. Daher kann das Jahr 1825 gewissermaßen als „Geburtsjahr" des Zahnarztberufs in Deutschland gelten, zumal die meisten übrigen Staaten des Deutschen Bundes nach dem Vorbild Preußens bald ähnliche Bestimmungen erließen[4,9].

Der vormoderne „Zahnbrecher" hatte ausgedient: Die „modernen" Zahnbehandler waren geprüft und ortsansässig – sie hatten sich „niedergelassen". Doch von einer beruflichen Konsolidierung oder gar einer arztgleichen Stellung war die deutsche Zahnärzteschaft noch immer weit entfernt[3] (→ Kapitel 3).

Merke

- Die ersten zahnheilkundlichen Zeugnisse reichen bis in die Steinzeit zurück. Hierbei handelt es sich jedoch um Einzelfunde, die nicht auf systematische Zahnbehandlungen schließen lassen.
- Zahnbehandler wurden in der Vormoderne zumeist „Zahnreißer" oder „Zahnbrecher" genannt; sie praktizierten noch keine Zahn*heil*kunde nach heutigem Verständnis, sondern beschränkten sich v. a. auf Zahnextraktionen, das Ausbrennen von Zähnen und den Verkauf von Tinkturen.
- Höher qualifizierte Heilpersonen (Ärzte, führende Wundärzte) boten i.d.R. keine Zahnbehandlungen an; Gründe waren das geringe soziale Ansehen der Tätigkeit als Zahnbehandler, begrenzte Therapiemöglichkeiten und eine sehr niedrige Honorierung.
- Noch zu Beginn des 19. Jahrhunderts waren die verschiedensten Extraktionsinstrumente (u. a. Zahnzange, Pelikan, Schlüssel und Geißfuß) in Gebrauch, ohne dass sich ein bestimmtes Instrumentarium durchgesetzt hätte („Polypragmasie").
- Im preußischen Medizinalreglement von 1825 wurden erstmals konkrete (wenngleich niedrige) Anforderungen an den zahnärztlichen Beruf festgelegt – 1825 gilt daher als „Geburtsjahr" des Zahnarztberufs in Deutschland.

Literatur

1. Czech D: Die geschichtliche Entwicklung der Zahnextraktion vom 16. Jahrhundert bis zu John Tomes. Diss. med. Erlangen 1946
2. Drees A: Die ‚Operateure'. Stein- und Bruchschneider. Starstecher und Zahnreißer. In: Blutiges Handwerk – Klinische Chirurgie. Zur Entwicklung der Chirurgie 1750–1929. Münster 1989, 22–27
3. Geist-Jacobi J-P: Geschichte der Zahnheilkunde vom Jahre 3700 v. Chr. bis zur Gegenwart. Tübingen 1896
4. Groß D: Die schwierige Professionalisierung der deutschen Zahnärzteschaft (1867–1919) (= Europäische Hochschulschriften, Reihe 3, 609). Frankfurt a. M. 1994
5. Groß D: Die Aufhebung des Wundarztberufs: Ursachen, Begleitumstände und Auswirkungen am Beispiel des Königreichs Württemberg (1806–1918) (= Sudhoffs Archiv, Beiheft 41). Stuttgart 1999
6. Groß D: Die Handwerkschirurgen als Gründer des Zahnarztberufs: Legendenbildung oder historische Realität? Würzb Medizinhist Mitt 1999;18:359–374
7. Groß D: Wandernde Dentatoren bei der Arbeit: Zahnheilkunde zwischen Aberglauben und Empirie. In: Jeismann M (Hrsg.): Das 16. Jahrhundert. Freiheit und Glauben. München 2000, 49–55
8. Groß D: Apollonia. In: Gerabek WE, Haage BD, Keil G, Wegner W (Hrsg.): Enzyklopädie Medizingeschichte. Berlin, New York 2005, 76f.
9. Groß D: Pierre Fauchard. In: Gerabek WE, Haage BD, Keil G, Wegner W (Hrsg.): Enzyklopädie Medizingeschichte. Berlin, New York 2005, 392f.
10. Groß D: Zahnarzt. In: Gerabek WE, Haage BD, Keil G, Wegner W (Hrsg.): Enzyklopädie Medizingeschichte. Berlin, New York 2005, 1515
11. Groß D: Zahnbrecher. In: Gerabek WE, Haage BD, Keil G, Wegner W (Hrsg.): Enzyklopädie Medizingeschichte. Berlin, New York 2005, 1515f.

12. Groß D, Zahnextraktion. In: Gerabek WE, Haage BD, Keil G, Wegner W (Hrsg.): Enzyklopädie Medizingeschichte. Berlin, New York 2005, 1516f.
13. Groß D: Zwischen Liebespfand und Höllenqual: Zähne und Zahnschmerzen im Spiegel der Literatur. Jb Lit Med 2007;3:31–49
14. Groß D: Die Geschichte des Zahnarztberufs in Deutschland. Einflussfaktoren – Begleitumstände – Aktuelle Entwicklungen. Berlin 2019
15. Groß D, Keil G: Zahnheilkunde. In: Lexikon des Mittelalters. Bd. 9. München 1998, 465
16. Groß D, Steinmetzer J: Zahn/Zahnarzt/Zahnschmerz. In: von Jagow B, Steger F (Hrsg.): Literatur und Medizin. Ein Lexikon. Göttingen 2005, 860–868
17. Hansen C-H: Zur geschichtlichen Entwicklung der zahnärztlichen Extraktionstechnik. Diss. med. Düsseldorf 1955
18. Hoffmann-Axthelm W: Die Geschichte der Zahnheilkunde. 2. Aufl. Berlin 1985
19. Hubmann A: Der Zahnwurm. Die Geschichte eines volksheilkundlichen Glaubens. Diss. med. Regensburg 2008
20. Kortenkamp W: Die Verfahren der Zahnentfernung im Wandel der Zeiten. Diss. med. Köln 1955
21. Nowak I: Untersuchungen über den sogenannten Zahnbrecher an Hand von Medizinalverordnungen des 16.–18. Jahrhunderts. Diss. med. Dresden 1966
22. Probst C: Fahrende Heiler und Heilmittelhändler: Medizin von Marktplatz und Landstraße. Rosenheim 1992
23. Ring ME: Geschichte der Zahnmedizin. Köln 1997
24. Schlosser H: Vom Zahnreißer zum eidgenössisch diplomierten Zahnarzt. Aus Basels zahnärztlicher Entwicklungsgeschichte im 19. Jahrhundert. Zürich 1936
25. Strübig W: Geschichte der Zahnheilkunde. Eine Einführung für Studenten und Zahnärzte. Köln 1989
26. Wegner W: Ottingen (Ottinger). In: Gerabek WE, Haage BD, Keil G, Wegner W (Hrsg.): Enzyklopädie Medizingeschichte. Berlin, New York 2005, 1085
27. Winckler J: Des verwegenen Chirurgus weltberühmt Johann Andreas Eisenbart Zahnbrechers, Bänkelsängers, Okulisten, Steinschneiders Tugenden und Laster auf Reisen und Jahrmärkten. Reprint. Emsdetten 1984

3 Vom Beruf zur Profession: Das Ringen der Zahnärzte um Akademisierung und fachliche Alleinstellung

Zahnärzte zählen sich heute mit großer Selbstverständlichkeit zu den akademischen Professionen und viele vermuten dahinter – ähnlich wie bei den Ärzten – eine lange bildungsbürgerliche Tradition. Tatsächlich konnte die **Akademisierung**, d. h. die Einführung des Abiturs als Studienvoraussetzung und ein nachfolgendes primärqualifizierendes universitäres Studium, erst im 20. Jahrhundert erreicht werden. Gleiches gilt für die **Professionalisierung** – die Entwicklung des Zahnarztberufs zu einer modernen Profession. Beide Entwicklungen waren das Resultat fortgesetzter berufspolitischer Kämpfe, bei denen die Zahnärzteschaft wiederholt Rückschläge erlitt[11,12,15,23,32,34,35,40].

3.1 Ein Start mit Minimalanforderungen

Die Ausgangslage war wenig vielversprechend: Anders als für den Arztberuf existierten für den Zahnarztberuf bis ins 19. Jahrhundert hinein keine Ausbildungsstandards (→ Kapitel 2). Erst 1825 wurde in Preußen ein Medizinalreglement erlassen, das auf Zahnärzte Bezug nahm. Nach § 49 des preußischen Reglements oblag den Medizinalkollegien der preußischen Provinzen die Prüfung der Personen, „welche die Approbation [...] als Zahnärzte erlangen wollen"[1,11]. Am 29. April 1835 wurde dann ein „Zirkularreskript" erlassen, das die erforderlichen Vorkenntnisse näher beschrieb[11,32]. Danach musste jeder Prüfling Zeugnisse über verschiedene Veranstaltungen vorlegen, die im Rahmen einer zweijährigen Ausbildung zu belegen waren. Die erforderlichen Nachweise entsprachen lediglich denen eines Wundarztes zweiter Klasse – also eines handwerklich ausgebildeten Chirurgen der zweiten Qualifikationsstufe. Entsprechend niedrig waren auch die schulischen Voraussetzungen: Angehende Zahnärzte mussten als Schulabschluss lediglich die Tertiareife vorweisen; die Eingangsvoraussetzung lag damit noch unter der heutigen „Mittleren Reife". Von der für angehende Ärzte vorgeschriebenen Hochschulreife waren die zeitgenössischen Zahnärzte folglich weit entfernt.

3.2 Der „Central-Verein" als Verfechter der Akademisierung

Die meisten Staaten des Deutschen Bundes orientierten sich an den erwähnten Bestimmungen Preußens und erließen in der Folgezeit ähnliche Regelungen. Der 1859 gegründete „Central-Verein deutscher Zahnärzte" (CVdZ) – die Vorgängerinstitution der heutigen „Deutschen Gesellschaft für Zahn-, Mund- und Kieferheilkunde" (DGZMK) – forderte jedoch schon in den ersten Jahren seines Bestehens eine Verbesserung der Ausbildungsstandards[11] (vgl. Abb. 8).

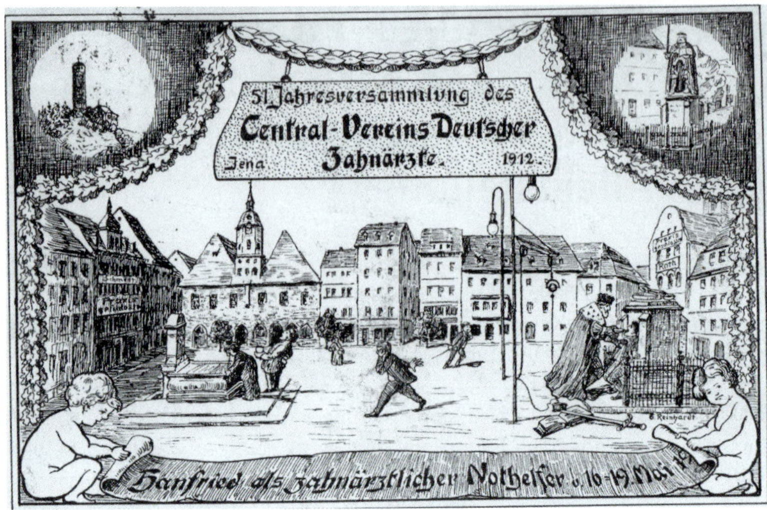

Abb. 8 Postkarte aus Anlass der 51. Jahresversammlung des Central-Vereins Deutscher Zahnärzte, 1912

Die ersten Initiativen galten der Etablierung geeigneter Ausbildungsstätten und praxisbezogener Examensprüfungen. So stellte der Zahnarzt Adolf zur Nedden (1831–1872) 1861 in der Vereinszeitschrift in Bezug auf die Staaten und freien Städte des Deutschen Bundes fest[48]: „In keiner derselben finden wir auf die Nothwendigkeit einer medizinisch-chirurgischen Durchbildung für den rationellen Zahnarzt Rücksicht genommen; in keiner ist für die vollständige Befähigung des Zahnarztes Sorge getragen."

Zu jener Zeit bereitete Sachsen eine neue Ausbildungs- und Prüfungsordnung für Zahnärzte vor, die den preußischen Bestimmungen in etwa gleichkam, jedoch statt der Tertiareife als schulische Voraussetzung zumindest die Sekundareife vorsah. Der Vorsitzende des CVdZ, der Wiener Moritz Heider (1816–1866), zeigte sich allerdings 1862 mit dem Gesetzesentwurf unzufrieden. Er sprach sich für eine Akademisierung des Zahnarztberufs aus. Dabei forderte er für alle künftigen Zahnärzte ein ärztliches Vollstudium mit einer nachfolgenden Spezialisierung auf die Zahnheilkunde. Heider selbst hatte tatsächlich ein vollständiges Medizinstudium absolviert; er stand damit allerdings im Gegensatz zur breiten Mehrheit der Mitglieder des CVdZ[14].

3.3 Angehende Zahnärzte als Studierende zweiter Klasse

1869 wurde dann in Preußen eine neue zahnärztliche Prüfungsordnung erlassen[12,41]. Sie band die Zulassung zur zahnärztlichen Prüfung zwar weiterhin nicht an das Abitur, aber immerhin an den Nachweis der Primareife eines Gymnasiums. Dies entsprach der Versetzung von der Obersekunda in die Unterprima und ist heute am ehesten mit der Fachhochschulreife zu vergleichen. Weitere Voraussetzungen waren ein zweijähriger Universitätsbesuch und der Nachweis praktischer Übungen. Diese Prüfungsordnung wurde nach 1871 in allen Staaten des neu gegründeten Deutschen Reiches rechtswirksam. Zudem eröffnete ein Erlass aus dem Jahr 1873 den angehenden Zahnärzten die Möglichkeit, Lehrveranstaltungen an deutschen Universitäten zu besuchen.

Als **Immature** – das heißt als Studierende ohne Abitur („Matura"; lat. maturitas = die Reife) – durften sie sich jedoch nicht an der Medizinischen, sondern lediglich an der Philosophischen Fakultät einschreiben[37]. Doch nicht nur in diesem Punkt unterschieden sich die angehenden Zahnärzte weiterhin von den „maturen" Medizinstudierenden: Auch der erhoffte Erwerb eines facheigenen Doktortitels blieb ihnen verwehrt. Zahnmediziner hatten lediglich die Möglichkeit, unter erheblichen Auflagen den fachfremden „Dr. phil. [nat.]" zu erlangen. Hierzu mussten sie allerdings ein naturwissenschaftliches Begleitstudium absolvieren. Diesen beschwerlichen Weg beschritten jedoch nur wenige zeitgenössische Zahnmediziner, zumal der Dr. phil. zu jener Zeit in geringerem Ansehen stand als der damalige medizinische Doktorgrad oder als der heutige Doctor philosphiae. Im Übrigen gab es in Deutschland zunächst kaum universitäre Dozenten für das Fach Zahnheilkunde; die meisten Lehrinitiativen verdankten sich in dieser Zeit noch engagierten Einzelpersonen. Folglich fristeten die „immaturen" Studenten der Zahnheilkunde an den deutschen Hochschulen ein Schattendasein. Robert Baume (1848–1907), Schriftleiter der Fachzeitschrift des CVdZ, zog dementsprechend im Jahr 1874 ein kritisches Zwischenfazit[3]:

> „Bei uns in Deutschland wird die Zahnheilkunde mit geringem Erfolg auf der Universität gelehrt, nicht weil sie auf der Universität gelehrt wird, sondern trotzdem sie dort gelehrt wird [...]. Wir deutschen Zahnärzte dürfen mit Recht behaupten, daß wir unseren Lehrern in der Zahnheilkunde wenig verdanken."

3.4 Die Entstehung eines konkurrierenden Dentistenstandes

Doch das Jahr 1869 hatte nicht nur eine umstrittene zahnärztliche Prüfungsordnung erbracht, sondern wurde auch zum Geburtsjahr einer zweiten zahnbehandelnden Berufsgruppe – der Dentisten. Ausgangspunkt war hierbei die politische Entscheidung, die Heilkunde freizugeben. Dementsprechend wurde 1869 im Norddeutschen Bund und 1872 im neu gegründeten Deutschen Reich die sogenannte **Kurierfreiheit** eingeführt. Fortan war es auch Laien freigestellt zu „kurieren", d. h. medizinische Behandlungen vorzunehmen (**Laienbehandler**)[11,13]; allein die Führung der Berufsbezeichnungen „Arzt" und „Zahnarzt" blieb den approbierten Heilpersonen vorbehalten.

Eine maßgebliche Rolle bei diesem aus heutiger Sicht kaum verständlichen politischen Entschluss spielte ausgerechnet eine *ärztliche* Bittschrift – nämlich die Petition der liberalen „Berliner Medizinischen Gesellschaft" (BMG) an den Reichstag. Die häufigen Vergehen nicht-approbierter, unkundiger Behandler – vielfach auch **Kurpfuscher** genannt – hätten deutlich gezeigt, so die Berliner Ärzte, dass das geltende Verbot der Behandlung durch ungeprüfte Personen de facto wirkungslos sei. Derartige „Stümper" würden am Ende entweder freigesprochen oder durch eine Bestrafung gar noch zu Märtyrern gemacht. Daher sei die Freigabe der Heilkunde die bessere Alternative zum Verbot der Kurpfuscherei. Der Patient könne selbst entscheiden, wem er sich anvertrauen wolle. Unterzeichnet war die Petition unter anderen von dem renommierten Pathologen – und Politiker – Rudolf Virchow. Dem Gesuch schlossen sich im Jahr 1869 mehrere weitere Ärztevereine an[11]. Bezeichnenderweise trat die zahlenmäßig kleine zahnärztliche Berufsgruppe in dieser Diskussion *überhaupt nicht* in Erscheinung[11]. Zwar war es ihr 1859 gelungen, den „Central-Verein" ins Leben zu rufen, doch blieb dieser zunächst ohne Schlagkraft[15].

In Wirklichkeit hatte die kleine, noch kaum konsolidierte Berufsgruppe der Zahnärzte dem Zustrom von Laienbehandlern wenig entgegenzusetzen[11,13]. Und so überstieg die Zahl der nichtapprobierten Zahnbehandler schon wenige Jahre nach der Freigabe der Heilkunde diejenige der Zahnärzte[11,13]. Damit hatte sich in der Zahnheilkunde ein sogenannter **Dualismus** etabliert, d. h. eine Konkurrenz zwischen zwei zahnbehandelnden Gruppierungen. Da den Nichtapprobierten die Bezeichnung „Zahnarzt" untersagt war – ein Verstoß gegen eine solche Titelanmaßung war nach § 147 der Gewerbeordnung unter Strafe gestellt –, entschieden sich viele für den Begriff **Zahnkünstler**. Sie fanden sich 1880 im „Verein deutscher Zahnkünstler" (VdZ) zusammen. Doch manche Zahnkünstler gingen bald dazu über, zahnarzt*ähnliche* Berufsbezeichnungen zu führen. Die Begriffspalette reichte hierbei von „Zahnoperateur" bis „Zahnartist". Bisweilen wurden z. B. die letzten Buchstaben der Berufsbezeichnung „Zahn*artist*" auf dem Praxisschild so verschlängelt und verschoben dargestellt, dass aus der Distanz der optische Eindruck entstand, als stünde dort „Zahn*arzt*"[11,13]. Die zahnärztlichen Organisationen brachten derartige Titelanmaßungen zur Anzeige – oft ohne Erfolg. Die lasche Rechtsprechung begünstigte die Zunahme an Betrügereien. Zahlreiche Gerichtsurteile dieser Zeit belegen, dass die geringe Qualifikation so manchem Laienbehandler letztlich als *schuldmindernd* angerechnet wurde. Ebenso vergeblich waren zahnärztliche Petitionen mit dem Ziel, eine Einschränkung der Kurierfreiheit zu erwirken[11,13].

Der VdZ richtete seinerseits eine „ständige Deputation" ein – eine Art „Task force" mit dem Ziel, den zahnärztlichen Vorwürfen und Initiativen effektiv entgegenzutreten und eigene berufspolitische Akzente zu setzen[11,13]. 1900 konnten die Zahnkünstler in Berlin zudem das erste „Zahntechnische Lehrinstitut" errichten; weitere folgten. Wichtigste Aufgabe dieser Ausbildungsstätten war die Durchführung von Abschlussprüfungen für Zahnkünstler. 1903 wurde zudem eine eigene Prüfungsordnung verabschiedet. Derartige Initiativen sollten signalisieren, dass auch die Ausbildung zum Zahnkünstler zwischenzeitlich festen Standards unterlag[11,13,24].

In Wirklichkeit stellten die Zahnkünstler zu Beginn des 20. Jahrhunderts noch eine sehr heterogene Gruppierung dar. Einer 1909 veröffentlichten Statistik zufolge hatten lediglich 31,4 % von 1.060 überprüften Nichtapprobierten eine gewisse (allerdings sehr heterogene) Ausbildung durchlaufen. 58,4 % hatten zuvor als Barbier bzw. Friseur gearbeitet, weitere 10,2 % hatten keinerlei fachliche Vorbildung. Ohnehin waren viele der gemachten Angaben nicht zu überprüfen[11,13].

Zusätzliche Brisanz erhielt der Konkurrenzkampf beider Berufsgruppen durch das Aufkommen unseriöser US-amerikanischer Institute, die deutschen Zahnbehandlern ohne Aufenthalt in den USA den Doktorgrad (DDS) verkauften. Viele Zahnkünstler, aber auch einige Zahnärzte erlagen der Verlockung, ein solches „Schwindeldiplom" zu erwerben. Erst 1897 erging in Preußen eine Verordnung, wonach künftig sämtliche ausländische Doktortitel genehmigungspflichtig waren[11,13].

3.5 Weitere Anläufe für eine Akademisierung des Zahnarztberufs

Neben der Lösung der „Dentistenfrage" bemühten sich die zahnärztlichen Standespolitiker weiterhin um die Akademisierung des Zahnarztberufs. Auch der 1891 gegründete „Vereinsbund Deutscher Zahnärzte" verfolgte dieses Ziel. Julius Parreidt (1849–1933) hatte bereits auf der CVdZ-Jahrestagung 1886 von der Politik konkrete Nachbesserungen gefordert. Dabei hielt er eine Verlängerung der Ausbildung von zwei auf drei Jahre für noch dringlicher als die Einführung des Abiturs als Studienvoraussetzung[31]. Auch die Jahrestagung in München (1888) stand ganz im Zeichen der Ausbildungsfrage. Nun forderte man in einer Resolution die Einführung des Abiturs und ein vierjähriges Universitätsstudium[11,43].

Die Resolution wurde jedoch vorerst nicht an die zuständigen Instanzen weitergeleitet, weil die besagte Tagung nur von einem kleinen Teil der Mitglieder besucht worden war. Deshalb versandte der „Zahnärztliche Verein für Niedersachsen" in Absprache mit dem Central-Verein entsprechende Fragebögen an Zahnärzte. Unter den Zahnärzten, die den Fragebogen ausfüllten, überwogen die Stimmen, die das Abitur als Vorbedingung für das zahnärztliche Studium ansahen – allerdings hatte die Mehrheit der Befragten nicht geantwortet[11,32]. Somit blieb offen, ob dieses Ergebnis repräsentativ war. Also erörterte man noch im April 1889 auf der Jahrestagung in Hamburg erneut die Frage, „ob der Maturus und [ein] verlängertes Universitätsstudium von den künftigen Zahnärzten gefordert werden sollte"[31]. Doch die Gesetzesberatungen waren läng st in die entscheidende Phase getreten. So erließ der Bundesrat am 5. Juli 1889 eine neue Prüfungsordnung[37]. Sie war letztlich ohne Einflussnahme der zögerlichen Zahnärzteschaft zustande gekommen und hielt an der Primareife als schulische Vorbildung fest. Immerhin mussten Prüflinge fortan neben der zweijährigen Studienzeit eine einjährige praktische Tätigkeit an einem Institut oder bei einem approbierten Zahnarzt nachweisen. Die Ausbildungszeit wurde somit von zwei auf drei Jahre verlängert[11,37].

Während die Zahnärzte noch über die Schwächen der neuen Prüfungsordnung klagten, schlug 1890 eine in Berlin zusammenberufene Schulreformkommission völlig unerwartet eine neuerliche Herabsetzung der Studienvoraussetzungen vor[19]:

> „Das von einer sechsklassigen höheren (das heißt lateinlosen Oberreal-)Schule ausgestellte Reifezeugnis berechtigt zum Eintritt in den gesamten Subalternendienst, sowie zur Zulassung zu den Prüfungen für den Dienst der Landmesser, Markscheider, Zahnärzte und Thierärzte [...]."

Entsprechend betroffen zeigte sich der CVdZ 1891 auf seiner Jahresversammlung[19]:

> „Geht dieser Antrag durch, dann sind unsere Hoffnungen und Wünsche für alle Zukunft begraben, [...] und das [...] Streben deutscher Zahnärzte nach Hebung unseres Standes ist vernichtet in dem Augenblicke, wo wir aus der Reihe der nach heutigen Begriffen gebildeten Menschen gestrichen werden."

Schließlich sandte der CVdZ ein Gesuch an den Bundesrat, das gegen den Antrag der Schulreformkommission gerichtet war[4]; außerdem forderte man ein achtsemestriges Studium, das vollständig an der Universität zu absolvieren sei[11].

Doch zunächst folgten weitere standespolitische Niederlagen: 1907 wurde bekannt, dass in Paris ein Stomatologenkongress geplant war, zu dem allen Zahnärzten, die nicht zugleich ein vollständiges Medizinstudium nachweisen konnten, der Zutritt versagt wurde[31]. Mit anderen Worten: Kaum ein deutscher Zahnarzt war zugelassen. Auch beim „Internationalen Medizinischen Kongreß" 1909 in Budapest sollten zur Sektion Stomatologie nur die wenigen deutschen Zahnärzte teilnehmen dürfen, die zugleich Ärzte waren. Der CVdZ zeigte sich gekränkt. Er reagierte mit einer Protestnote[8] und bat die „Fédération Dentaire Internationale" (FDI), beim zuständigen Exekutivkomitee gegen die betreffende Ausgrenzung vorzugehen[9].

Doch mittlerweile überschlugen sich die Ereignisse: 1909 wurde im Deutschen Reich eine neue Prüfungsordnung eingeführt. Erstmals sollte die Zulassung zum Studium der Zahnheilkunde an das Abitur geknüpft werden. Die ersehnte Akademisierung war erreicht. Damit verbunden war die Übernahme der Studierenden der Zahnmedizin von den philosophischen an die medizinischen Fakultäten – im Status „maturer", also regulärer Studierender. Die Regelstudienzeit wurde auf sieben Semester festgelegt, die Vorprüfung sollte regulär nach drei Semestern stattfinden[28].

3.6 Vom Zahnkünstler zum Dentisten

Derweil hatte sich die „Dentistenfrage" zugespitzt. In der Zwischenzeit waren nämlich etliche Zahnkünstler dazu übergegangen, sich **Dentist** zu nennen und der „Verein deutscher Zahnkünstler" fasste 1908 den Beschluss, sich offiziell in „Verein der Dentisten im Deutschen Reich" (VDDR) umzubenennen. Die Zahnärzte verwiesen empört auf den romanischen und angelsächsischen Sprachgebrauch, wo die Begriffe „dentiste" bzw. „dentist" einen approbierten Zahnarzt bezeichneten, und traten entsprechend vehement gegen die in ihren Augen unerlaubte Führung dieser zahnarztgleichen Berufsbezeichnung ein – umsonst. In der Folgezeit fand der Begriff „Dentist" sukzessive Eingang in den allgemeinen Sprachgebrauch und in die Behördensprache. Somit hatten die Zahnärzte eine weitere herbe Niederlage erlitten[11,13,21,24].

Auch in quantitativer Hinsicht waren die Dentisten längst unübersehbar geworden: Zwischen 1878 und 1908 war ihre Zahl von 735 auf 5.000 gewachsen; demgegenüber lag die Zahl der Zahnärzte 1905 lediglich bei 2.192[11,25] (vgl. Tabelle 1). Vor allem die ländlichen Regionen waren fest in den Händen der Dentisten. Doch selbst in den Großstädten reichten die Zahnärzte oft quantitativ nicht an die Nichtapprobierten heran[5,13].

Tabelle 1 Zahlenmäßige Entwicklung der Zahnärzte und Dentisten[13,15]

Jahr	Anzahl der Zahnärzte
1876	498
1885	470
1895	1.071
1905	2.192
1914	4.000
1926	8.300
1937	16.319
1949	11.921
1952	16.342
1958	31.285

Jahr	Anzahl der Zahnkünstler/ Dentisten
1878	735
1890	2.100
1895	3.500
1908	5.000
1914	8.500
1926	14.500
1937	20.000
1949	12.050
1952	14.595
1958	75

Ein Vergleich der zahnärztlichen Versorgung in verschiedenen Staaten um 1919/20 verdeutlicht den außergewöhnlich hohen Anteil der Dentisten in Deutschland[15]: Hier kamen im Durchschnitt lediglich 6.327 Einwohner auf einen Nichtapprobierten. In den Niederlanden lag das Verhältnis zwischen nichtapprobierten Zahnbehandlern und Einwohnern dagegen bei 1 zu 20.299. In Spanien kamen gar 73.333 und in der Schweiz 112.500 Einwohner auf einen rein handwerklich ausgebildeten Zahnbehandler. Demgegenüber betrug die Dichte der „Mechanical Dentists" in England 1 zu 5.125 – allerdings erlernten die Mechanical Dentists ihr Handwerk beim Zahnarzt und arbeiteten nach erfolgreicher Lehrzeit in abhängiger Stellung als zahnärztliche Gehilfen. In einigen Industriestaaten wie etwa Frankreich oder den USA war die Zahnbehandlung zu diesem Zeitpunkt ohnehin bereits Zahnärzten vorbehalten[13,15].

Bei den Verhandlungen zur Reichsversicherungsordnung (RVO) im Jahr 1911 spielte die Tatsache, dass die Dentisten mit nunmehr 7.214 Zahnbehandlern die klare Mehrheit stellten, eine wichtige Rolle: Man hielt sie schlichtweg für unverzichtbar. Und so wurden sie in vielen Fällen „mit Zustimmung der Versicherten" zur Behandlung von Kassenpatienten zugelassen – trotz zahnärztlicher Proteste. Kein einziger Reichstagsabgeordneter hatte sich dagegen ausgesprochen[13,15]; auch der 1910 in Anbetracht der „Kassenfrage" gegründete „Wirtschaftliche Verband deutscher Zahnärzte" hatte hieran nichts ändern können.

Die weiterhin geringe Zahl der Zahnärzte war letztlich auch ein Ergebnis zahnärztlicher Politik: Die Standesvertreter hatten die Akademisierung des Zahnarztberufs zu einem Hauptziel erklärt. Doch die Einführung des Abiturs als Studienvoraussetzung[11,12,34] bremste zwangsläufig den Zustrom zum zahnärztlichen Berufsstand. Der Dentistenberuf bot dagegen die Möglichkeit, mit einer geringen schulischen Vorbildung und in kürzerer Zeit als Zahnbehandler tätig zu werden – was zu einem raschen Wachstum dieser Berufsgruppe führte. Eine weitere Erklärung für die Konsolidierung des Dentistenstandes liefert der Kostenfaktor: Nichtapprobierte Zahnbehandler waren preisgünstiger. Genaue Angaben über die Einkommensverhältnisse der zahnbehandelnden Gruppen liegen erstmals für das Jahr 1927 vor. Hiernach erzielte jeder Zahnarzt einen durchschnittlichen Umsatz von 12.771 RM, während ein Dentist durchschnittlich 6.915 RM umsetzte[26]. Die niedrigeren Honorarkosten machten die Dentisten aus Sicht der Krankenkassen zu attraktiven Vertragspartnern. Viele Zahnärzte erklärten sich die zunehmende Anstellung von Dentisten als Kassenbehandler allerdings v. a. mit der größeren politischen Nähe der Zahnkünstler zu den Ortskrankenkassen[13]. Letztere standen seit den 1890er Jahren häufig unter dem Einfluss von Gewerkschaften und Sozialdemokraten – und in diesem politischen Spektrum verortete man auch die Dentisten.

3.7 Das Recht zur Promotion und Habilitation

Während die Zahnärzte mit der breiten Zulassung dentistischer „Kassenbehandler" einen Rückschlag erlitten hatten, erzielten sie auf einem anderen Gebiet einen entscheidenden Durchbruch: 1919 – und damit zehn Jahre nach der Einführung des Abiturs als Studienvoraussetzung – wurde ihnen die Möglichkeit eingeräumt, im eigenen Fach zu promovieren (**Promotionsrecht**)[11,22,35,36,41,44].

Doch nicht alle Berufsvertreter waren mit dem eingeführten Doktorgrad – dem „Dr. med. dent." – zufrieden: Ein Teil der Zahnärzte hatte sich den vollen medizinischen Doktortitel („Dr. med.") und damit eine direkte Gleichstellung mit den Ärzten gewünscht – allerdings waren diese Initiativen auf starke Gegenwehr an den von Ärzten dominierten medizinischen Fakultäten gestoßen. Diese wollten den Zahnärzten entweder einen rein chirurgischen Doktorgrad („Dr. chir.") zugestehen, um die handwerkliche Herkunft der Zahnärzte zu betonen, oder den Doktortitel der Zahnärzte explizit auf den Bereich der Zähne eingegrenzt sehen. Ebendies brachte der Grad „Dr. med. *dent.*" zum Ausdruck[22]; er wurde schlussendlich von der Mehrzahl der Zahnärzte begrüßt[44].

Am 23. Januar 1923 erbrachte schließlich ein weiterer Erlass für Zahnärzte das Recht, die Lehrbefähigung zu erwerben (**Habilitationsrecht**)[46]. Somit war die Zahnheilkunde der Medizin endgültig akademisch gleichgestellt – obwohl auch in den nachfolgenden Jahrzehnten für das Lehrfach Zahnmedizin vornehmlich Professoren berufen wurden, die zugleich ärztlich ausgebildet (und somit doppelt approbiert) waren – selbst wenn es nicht um Lehrstühle der MKG-Chirurgie, sondern um rein zahnärztliche Lehrfächer wie Zahnerhaltung oder Prothetik (→ Kapitel 5) ging. Diese Berufungsverfahren zeigten, dass die medizinischen Fakultäten auch weiterhin nicht wirklich bereit waren, den Zahnarztberuf dem des Arztes gleichzustellen.

3.8 Gescheiterte Vermittlungsversuche

Auch die „Dentistenfrage" schwelte weiter – obwohl es immer wieder zu Vermittlungsversuchen zwischen beiden Berufsgruppen gekommen war[13,17]. So hatte etwa der Zahnarzt Julius Witzel (1863–1914) bereits 1896 zu einer gemeinsamen Versammlung aufgerufen, die der Verständigung dienen sollte. Die einzige Sitzung der nach Erfurt einberufenen Standesvertreter fand am 13. Juni 1897 in Berlin statt. Sie blieb ohne Wirkung, da zwischenzeitlich bekannt geworden war, dass sich gerade einmal 47 von 1.140 eigens befragten Zahnärzten für einen Ausgleich mit den Nichtapprobierten ausgesprochen hatten[11,47].

Am 28. September 1920 kam es dann auf Initiative des preußischen Volkswohlfahrtsministeriums zur Ausformulierung einer Übereinkunft zwischen beiden Berufsgruppen. In jenem Entwurf erklärten sich die Zahnärzte mit der Einführung einer staatlichen Zulassungsprüfung für Dentisten einverstanden. Im Gegenzug sollten nur noch bereits praktizierende Zahnkünstler zur Kassenpraxis zugelassen werden. Doch am Ende verweigerten die Dentisten die Unterschrift unter dem Dokument. Die einzige Auswirkung der Verhandlungen blieb die staatliche Zulassungsprüfung für Dentisten. Die dentistische Presse feierte die Zulassungsverordnung vom 14. Oktober 1920 als gesetzliche Grundlage einer staatlichen Dentistenprüfung und sah so den Berufsstand offiziell konsolidiert[13,17,25]. Auch organisatorisch machten die Dentisten nun einen Schritt nach vorne: Sie gründeten 1922 den „Reichsverband Deutscher Dentisten" (RVDD) als wirtschaftlichen Interessenverband. Wenig später (1924) benannten die Zahnärzte den WVdZ in „Reichsverband der Zahnärzte Deutschlands" (RVZD, zumeist kurz RV) um[13].

Für die folgenden Jahrzehnte lassen sich weitere Vermittlungsversuche nachweisen, die jedoch allesamt fehlschlugen[11,21,39].

3.9 Zustrom zum Zahnarztberuf trotz fehlender Monopolstellung

Umso günstiger entwickelte sich unterdessen die Zahl der zugelassenen Zahnärzte: Die erwähnte Einführung des Promotionsrechts (1919) und die damit verbundene Aufwertung des Zahnarztberufs führten zu einem starken Zustrom von Studierenden. Waren noch 1920 im Deutschen Reich nicht mehr als 4.459 Fachvertreter registriert, so betrug ihre Zahl 1925 schon 9.137[7,26]. Die Führung des Doktortitels bot den Zahnärzten die Möglichkeit, sich sichtbar von der dentistischen Konkurrenz abzuheben und den Führungsanspruch auf dem Gebiet der Zahnheilkunde zu untermauern[34].

3.10 Die Eingliederung der Dentisten in den „zahnärztlichen Einheitsstand"

Trotz dieser Erfolge war der Zahnarztberuf zu diesem Zeitpunkt – im Unterschied zur Berufsgruppe der Ärzte oder Juristen – noch nicht den „Professionen" zuzurechnen. Dies wird deutlich, wenn man die soziologischen Merkmale betrachtet, die eine **Profession** von einer „bloßen" Berufsgruppe abheben. Hierzu zählen (1) ein wissenschaftlich begründetes Sonderwissen, das sich z. B. in einer speziellen Fachsprache zeigt, (2) ein mehrjähriger, theoretisch fundierter Ausbildungsgang auf akademischem Niveau, der bei erfolgreichem Abschluss zu einer staatlichen Lizenzierung führt, (3) weitgehende Autonomie bei der Berufsausübung (Fach- und Sachautorität), verbunden (4) mit einer durch Berufsverbände sichergestellten Selbstkontrolle des Berufsstandes (z. B. explizite berufsständische Normen im Sinne einer Berufsordnung und Berufsgerichtsbarkeit). Hinzu kommt (5) eine Monopolstellung im jeweiligen Tätigkeitsfeld – im vorliegenden Fall also im Bereich der Zahnheilkunde[10,16,35].

Die ersten vier Kennzeichen hatte die zahnärztliche Berufsgruppe im 19. und zu Beginn des 20. Jahrhunderts ausprägen können. Doch es fehlte weiterhin die monopolartige Stellung im Fach Zahnheilkunde. Sie war nur durch die Aufhebung des Dentistenstandes zu erreichen. Ebendies gelang erst nach dem Ende des Zweiten Weltkrieges. Die Anstöße gingen hierbei von den Besatzungsbehörden aus: In der Sowjetischen Besatzungszone (SBZ) bzw. der ehemaligen DDR konnten der Ausbildungsstopp für Dentisten und die Integration der verbliebenen Dentisten in die Zahnärzteschaft (**Zahnärztlicher Einheitsstand**) bereits im März 1949 verfügt werden. Es folgten konkrete Durchführungsbestimmungen (August 1949 und März 1950) und eine Ausdehnung der Regelungen auf Ostberlin[20]. In den Regularien wurde zwischen zugelassenen und noch in der Ausbildung befindlichen Dentisten unterschieden: Zugelassene Dentisten konnten nach einer insgesamt 220-stündigen Fortbildung bis zum Herbst 1954 einen Befähigungsnachweis vor einer staatlichen Prüfungskommission sowie die Approbation als Zahnarzt erlangen. Angehende Dentisten erhielten dagegen – nach einjährigem Besuch eines Dentisteninstituts mit nachfolgender Prüfung – die Erlaubnis, an einer der ostdeutschen Universitäten für vier klinische Semester das Studienfach Zahnheilkunde zu belegen und examinierter Zahnarzt zu werden; sie erlangten damit zugleich die Berechtigung zu promovieren und ggf. sogar zu habilitieren[20].

In der Bundesrepublik trat im März 1952 das „Gesetz über die Ausübung der Zahnheilkunde" in Kraft, das ebenfalls einen zahnärztlichen Einheitsstand einleitete[25,33]. Maßgeblichen Anteil an der Lösung der „Dentistenfrage" hatten hier der zahnärztliche Standesvertreter Erich Müller (1899–1992) und sein dentistisches Pendant August Siebecke (1886–1966) (Abb. 9a und b)[25].

Bis Ende 1953 erlangten in der Bundesrepublik über 15.000 Dentisten mit dem Besuch eines 60-stündigen Fortbildungskurses den gesetzlich geforderten, niederschwelligen Qualifikationsnachweis und erhielten daraufhin eine Bestallung als Zahnarzt[25,33]. Hierdurch kam es binnen kurzer Zeit zu einer Verdopplung der Zahnärztezahl; fast alle Dentisten hatten diese Aufstiegsmöglichkeit genutzt[13,25].

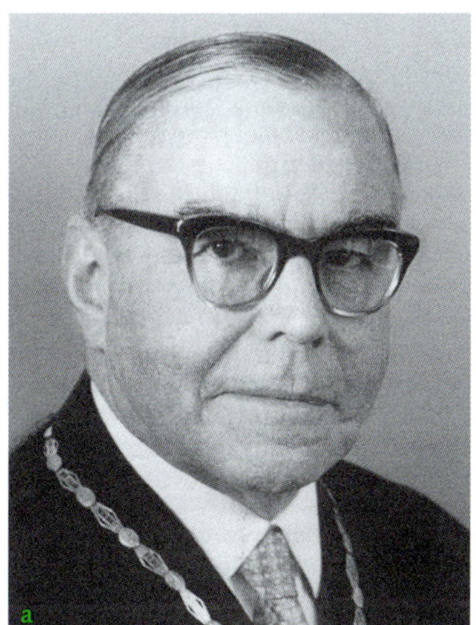

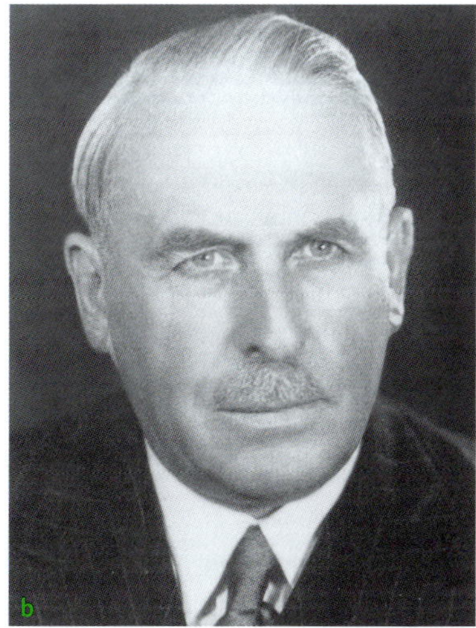

Abb. 9a und b Maßgebliche bundesdeutsche Akteure in der „Dentistenfrage": **a** Erich Müller und **b** August Siebecke

Tabelle 2 Entwicklung der Zahnarztzahlen in der Bundesrepublik nach der Gründung des „Einheitsstandes“[13,25,27]

Jahr	Anzahl der Zahnärzte
1956	34.175
1974	38.357
1988	51.545
1992*	71.528
2000	78.689
2007	83.401
2016	94.098
2021	97.372

* nach der Wiedervereinigung

Insgesamt waren die Hürden für die Aufnahme in den Zahnärztestand für Dentisten im Westen geringer als im Osten. Allerdings bot die ostdeutsche Regelung speziell angehenden Dentisten auch weitreichendere Möglichkeiten – wie das erwähnte Recht zur Promotion.

Trotz der Unterschiede im Detail war es beiden deutschen Staaten in der Jahrhundertmitte gelungen, den Dualismus in der deutschen Zahnheilkunde zu überwinden – rund 80 Jahre nach der Einführung der Kurierfreiheit[11,13,24]. Seitdem besitzt auch die deutsche zahnärztliche Berufsgruppe den Status einer Profession. In der Folgezeit wuchs die Anzahl der Zahnärzte kontinuierlich an (vgl. Tabelle 2). Einen weiteren Statusgewinn brachte dann das 1972 ergangene Bundesverfassungsgerichtsurteil zum **Numerus Clausus** (NC): Es führte zu einer Zulassungsbeschränkung zum Studium der Zahnheilkunde und verschaffte diesem so ein vergleichsweise exklusives Image[15].

3.11 Dentisten auf dem „Aussterbeetat“: Der Blick ins Ausland

Nicht alle Länder folgten in der „Dentistenfrage“ dem deutschen Beispiel: So waren in Österreich unlängst noch drei verschiedene zahnbehandelnde Berufsgruppen anzutreffen[30,45]: Hier wurden im Jahr 2011 insgesamt 3.194 Fachärzte für Zahn-, Mund- und Kieferheilkunde (ZMK), 1.480 Zahnärzte sowie 48 Dentisten gezählt. Im Jahr 2018 verzeichnete die Österreichische Zahnärztekammer dann nur noch zehn Dentisten, und auch die Zahl der Fachärzte hatte abgenommen[45]. Doch wie erklärt sich diese Dreiteilung?

Bereits im 19. Jahrhundert war die zahnärztliche Tätigkeit in Österreich an ein Vollstudium der Medizin und eine anschließende fachärztliche Spezialisierung auf die Zahn-, Mund- und Kieferheilkunde gebunden worden – so kam die erstgenannte Gruppierung der ZMK-Fachärzte zustande. Im Zuge der Vereinheitlichungsbestrebungen in der EU wurde dieser Ausbildungsweg jedoch 1998 zugunsten eines eigenständigen Studiengangs Zahnheilkunde eingestellt; seitdem nimmt die Zahl der „reinen“ Zahnärzte zulasten der zahnärztlich tätigen Fachärzte sukzessive zu. Die österreichischen Dentisten wurden ihrerseits 1975 auf eine Art „Aussterbeetat“ gesetzt: Berufsvertreter, die bis dahin nach einer regulären, erfolgreich absolvierten Lehre zum Zahntechniker eine zusätzliche Spezialausbildung angeschlossen hatten, durften jedoch gemäß „Dentistengesetz“ – nunmehr unter der Bezeichnung „Zahnarzt (Dentist)“ – tätig bleiben. Da in den folgenden Jahrzehnten immer mehr dentistisch ausgebildete Zahnbehandler die Altersgrenze erreichten, ist ihre Zahl mittlerweile verschwindend gering.

In der Schweiz findet sich neben den approbierten Zahnärzten ebenfalls noch eine sehr geringe Zahl von diplomierten „Zahnprothetikern“, die auf der Grundlage einer erfolgreich absolvierten kantonalen Prüfung am Patienten arbeiten. Sie sind seit 1962 im „Schweizerischen Zahn-Prothetiker Verband“ organisiert; Letzterer führte im Dezember 2021 auf seiner Homepage noch 49 Inhaber „zahnprothetischer Praxen“ auf[38].

Auch in einigen anderen Ländern konnten sich Dentisten als Zahnbehandler behaupten – in kleiner Zahl und mit rückläufiger Tendenz. Insbesondere in angloamerikanischen Staaten firmieren sie heutzutage meist unter der Berufsbezeichnung **Denturists** („Denturisten“). Ihr klinisches Tätigkeitsfeld ist zumeist auf die Anfertigung und klinische Eingliederung von Zahnprothetik begrenzt. Eine gewisse Bekanntheit erlangten hierbei die „Denturist Association of Canada“ (DAC)[6] und die „Australian Dental Prosthetists Association“ (ADPA)[2], aber auch die „International Federation of Denturists“ (IFD)[18], die als weltweite Vertretung der Denturisten fungiert. Auch einige EU-Staaten wie z. B. die Niederlande oder Belgien verzeichnen noch eine – zumeist kleine bzw. zahlenmäßig rückläufige – Gruppe von Denturisten[29,42].

Merke

- Während der Arztberuf über eine lange akademische und bildungsbürgerliche Tradition verfügt, konnte die Akademisierung des Zahnarztberufs erst im 20. Jahrhundert „erstritten“ werden (1909 Einführung des Abiturs als Studienvoraussetzung).
- Erst 1919 wurde den Zahnärzten im Deutschen Reich ein Promotionsrecht im eigenen Fach eingeräumt (Dr. med. dent.); 1923 erbrachte ein weiterer Erlass das Habilitationsrecht für universitär forschende Zahnärzte.
- Im letzten Drittel des 19. Jahrhunderts entstand mit den Zahnkünstlern (späterhin: Dentisten) neben den Zahnärzten ein zweiter zahnbehandelnder Berufsstand, der die Zahnärzte zahlenmäßig rasch übertrumpfte.
- Erst in den Jahren 1949 (DDR) bzw. 1952 (Bundesrepublik) kam es zur „Aufhebung“ des Dentistenberufs und einer Aufnahme noch praktizierender Dentisten in den zahnärztlichen „Einheitsstand“.
- Hierdurch erlangten die Zahnärzte eine Monopolstellung auf dem Gebiet der Zahnheilkunde; erst seit diesem Zeitpunkt ist der Zahnarztberuf den modernen Professionen zuzurechnen.

Literatur

1. Augustin: Die Königlich Preußische Medizinalverfassung IV. Potsdam 1818–1836
2. Australian Dental Prosthetists Association (ADPA) 2018, https://www.adpa.com.au/about-us/our-profession [21.10.2022]
3. Baume R: Ein Rückblick auf das Jahr 1873. Dtsch Vjschr Zahnheilk 1874;14:3–9
4. Beibl zur Dtsch Mschr Zahnheilk 1893;11:160–162
5. Bunge H: Das Schlagwort von der ‚Landflucht‘. Zahnärztl Mitt 1935;26:3–11
6. Denturist Association of Canada (DAC). 2018, http://www.denturist.org/about.html [21.10.2022]
7. Deutsches Zahnärzte-Buch 1932/33. Berlin 1932
8. Dtsch Mschr Zahnheilk 1907;25:603f.
9. Dtsch Mschr Zahnheilk 1907;25:677f.
10. Freidson E: Der Ärztestand. Berufs- und wissenschaftssoziologische Durchleuchtung einer Profession. Stuttgart 1979
11. Groß D: Die schwierige Professionalisierung der deutschen Zahnärzteschaft (1867–1919) (= Europäische Hochschulschriften, Reihe 3, 609). Frankfurt a. M. 1994
12. Groß D: Vom Handwerker zum Bildungsbürger: Die Auseinandersetzung um die Akademisierung des Zahnarztberufs in Deutschland. ZWR 1998;107(10):631–634
13. Groß D: Vom „Gebißarbeiter“ zum staatlich geprüften Dentisten: Der Berufsbildungsprozess der nichtapprobierten Zahnbehandler (1869–1952). In: Groß D (Hrsg.): Beiträge zur Geschichte und Ethik der Zahnheilkunde. Würzburg 2006, 99–125
14. Groß D: Moriz Heider – österreichischer Allrounder. Zahnärztl Mitt 2017;107(22):102–104
15. Groß D: Die Geschichte des Zahnarztberufs in Deutschland. Einflussfaktoren – Begleitumstände – Aktuelle Entwicklungen. Berlin 2019
16. Huerkamp C: Der Aufstieg der Ärzte im 19. Jahrhundert. Vom gelehrten Stand zum professionellen Experten: Das Beispiel Preußens (= Kritische Studien zur Geschichtswissenschaft, 68). Göttingen 1985
17. Imming E: Die Ausgleichsverhandlungen zwischen Zahnärzten und Dentisten. Berlin 1926
18. International Federation of Denturists (IFD). 2018, https://international-denturists.org [21.10.2022]

19. Kühns C: Die Schulreform und das zahnärztliche Studium. Beibl. zur Dtsch Mschr Zahnheilk 1891;9:39–44
20. Künzel W: Die Geschichte der zahnärztlichen Gesellschaften Ostdeutschlands 1945–1990. Berlin 2010
21. Lang MT: Die Geschichte der Berufsbezeichnung Dentist und staatlich geprüfter Dentist seit dem Jahre 1870 bis zum Mai 1928 unter Berücksichtigung der deutschen Rechtsprechung. Brühl 1928
22. Langebartels E: Die Schaffung eines Dr. med. dent. und eines Dr. chir. dent. Ein Zeichen des Einheitsstandes. Zahnärztl Rdsch 1919;28:438
23. Leutke G: Geschichtlicher Überblick der Entwicklung und der Reformvorschläge des Studiums der Zahnheilkunde. Diss. med. Würzburg 1937
24. Mair B: Die Entwicklung des Standes der Dentisten unter besonderer Berücksichtigung des Dualismus zwischen Zahnärzten und Dentisten beziehungsweise deren Vorläufern. Diss. med. München 1987
25. Maretzky K, Venter R: Geschichte des deutschen Zahnärzte-Standes. Köln 1974
26. Meerwarth R: Bedarf und Nachwuchs an Zahnärzten. Berlin 1932
27. Obermann K, Müller P, Zilch S et al. (Hrsg.): The German Healthcare System. Understanding and Accessing Healthcare in Germany. 3rd ed. Heidelberg 2021
28. Opitz K. Prüfungsordnungen für Ärzte und Zahnärzte. 3. Aufl. Berlin 1928
29. Organisatie van Nederlandse Tandprothetici (ONT). 2021, http://www.ont.nl [21.10.2022]
30. Österreichische Zahnärztekammer (ÖZÄK). 2021, https://www.gesundheit.gv.at/gesundheitssystem/institutionen/zahnaerztekammer [27.03.2018]
31. Parreidt J: Geschichte des Central-Vereins deutscher Zahnärzte. Leipzig 1909
32. Reckow J von: Grundlagen zur Geschichte der deutschen zahnärztlichen Approbation bis 1913 (= Arbeiten der deutsch-nordischen Gesellschaft für Geschichte der Medizin, der Zahnheilkunde und der Naturwissenschaften, 4). Greifswald 1927
33. Runge-Heesen M: Das Gesetz über die Ausübung der Zahnheilkunde in rechtshistorischer wie systematischer Betrachtung und die sich aus dem Gesetz ergebenden Rechtsprobleme. Diss. jur. Köln 1958
34. Schäfer G, Groß D: Von nichtakademischen Behandlern zu modernen Zahnärzten: Der Weg der zahnärztlichen Profession in Deutschland. In: Groß D, Winckelmann H-J (Hrsg.): Medizin im 20. Jahrhundert. Fortschritte und Grenzen der Heilkunde. München 2008, 281–293
35. Schäfer G, Groß D: Zwischen Beruf und Profession: Die späte Professionalisierung der deutschen Zahnärzteschaft und ihre Hintergründe. Dtsch Zahnärztl Z 2007;62(11):725–732
36. Schröder O: Die zahnärztliche Doktorwürde an den Universitäten Deutschlands. Kirchhain 1921
37. Schwanke P: Zahnärztliche Medicinalgesetze in Preußen. Berlin 1896
38. Schweizerischer Zahn-Prothetiker Verband (SZPV). 2008, http://www.szpv.ch/ueber-uns/ [21.10.2022]
39. Strobel R-P: Zahnarzt nach dem 2. Weltkrieg aus Zeitzeugenperspektive. Masterarb. Karlsruhe 2011
40. Strübig W: Geschichte der Zahnheilkunde. Eine Einführung für Studenten und Zahnärzte. Köln 1989
41. Tittmann G: Die Geschichte der zahnärztlichen Approbation und Promotion in Deutschland von ihrem Anfang bis zur Gegenwart. Göttingen 1961
42. Union Belge des denturistes diplômés (UBDD), 2010, http://www.ubdd.be [21.10.2022]
43. Walkhoff O: Zur Verlängerung des zahnärztlichen Studiums. Beibl zur Dtsch Mschr Zahnheilk 1888;6:72–80
44. Walkhoff O: Zur zahnärztlichen Promotionsfrage. Dtsch Zahnärztl Wschr 1914;17:198–204
45. Zahnärztin/Zahnarzt. In: Öffentliches Gesundheitsportal Österreich. 2021, https://www.gesundheit.gv.at/gesundheitsleistungen/berufe/aerzte/zahnaerzt [28.11.2021]
46. Zahnärztl Rdsch 1924;33:40
47. Zahnärztl Vereinsbl 1897;3:117
48. zur Nedden A: Referat über die Verhältnisse der Zahnheilkunde in Deutschland und Anträge auf zeitgemäße Reformen. Dtsch Vjschr Zahnheilk 1864;4:3–21

4 Spät, aber nachhaltig: Der Einfluss der Frauen auf den Zahnarztberuf

Erst 1899 wurde im Deutschen Reich eine Prüfungsordnung verabschiedet, die Frauen ein Universitätsstudium der Medizin wie auch der Zahnheilkunde zugestand (→ Kapitel 1). Doch warum erfolgte dieser Schritt so spät, und inwieweit kam der „Frauenfrage" in der Zahnheilkunde eine spezifische Bedeutung zu[10]?

4.1 Der Ausschluss der Frauen vom Zahnarztberuf

Tatsächlich war gerade das Berufsbild des Zahnbehandlers traditionell männlich geprägt – nicht zuletzt durch die handwerkliche Ausrichtung der Tätigkeit und das bisweilen als kraftraubend eingestufte „Zähnebrechen". Sofern Frauen überhaupt als Zahnbehandlerinnen in Erscheinung traten, wurde dies als Kuriosität verzeichnet[7]. Ersteres betraf vornehmlich Personen, die aus dem Ausland nach Deutschland kamen. So erschien etwa 1817 in einer Berliner Zeitung ein Inserat von Josephine Serre, die als „approbierte Zahnärztin von der Universität zu Krakau" auftrat, „mit dem Rechte der freien Praxis im ganzen Russischen Reiche, und vom Ober-Collegio medico et sanitatis zu Berlin"[18].

Das Gros der Zahnärzte empfand die Ausübung der Zahnheilkunde durch Frauen in jener Zeit nicht nur als unpassend, sondern auch als rufschädigend – umso mehr, als die Berufsgruppe noch um Anerkennung kämpfte. So mokierte sich der Zahnarzt Eduard Gustav Kranner (1832–1863) noch 1860 in einer Fachzeitschrift[16]:

> „In Folge des leichten Erlangens einer zahnärztlichen Concession befinden sich denn noch bei uns einige Damen als Vertreterinnen des zahnärztlichen Berufes. Diese eine Thatsache ist, glaube ich, hinreichend, um einen Beweis zu geben, wie wenig Werth man unserm Fache beilegt; denn, wenn ich auch von diesen Damen [...] alle Gerechtigkeit widerfahren lassen will, so stellt man doch jetzt nach Verlauf einer ziemlichen Reihe von Jahren, an uns Anforderungen, welchen schwerlich eine Dame entsprechen kann."

4.2 Frauen als Laienbehandlerinnen

Die 1869 für den Bereich des Norddeutschen Bundes eingeführte Kurierfreiheit führte dann zu einer weiteren Belastung des Verhältnisses der organisierten (männlichen) Zahnärzteschaft zur weiblichen „Konkurrenz": Mit der Freigabe des Kurierens (→ Kapitel 3) stand die Zahnheilkunde nun allen Laienbehandlern – und damit konsequenterweise auch allen an dieser Tätigkeit interessierten Frauen – offen. Sie bot somit deutschen Frauen auch ohne reguläre Ausbildung die Möglichkeit zur Ausübung der Zahnheilkunde. Allerdings wurden so die strukturellen Ungleichheiten zwischen beiden Geschlechtern gewissermaßen zementiert: Da den Frauen das Recht auf ein Studium der Zahnheilkunde und damit auf eine zahnärztliche Approbation versagt war, konnten diese ausschließlich in der zweiten Reihe – eben als Laienbehandlerin (späterhin: Zahnkünstlerin bzw. Dentistin) – tätig werden.

Dieser Umstand spielte der Zahnärzteschaft wiederum das diskriminierende Argument in die Hand, dass es sich bei der weiblichen Konkurrenz durchweg um Dilettantinnen handele – was das Verhältnis zwischen weiblichen und männlichen Zahnbehandlern zusätzlich belastete[7].

4.3 Qualifikation im Ausland und ermutigende Patienten

Vor diesem Hintergrund entschlossen sich einzelne ambitionierte Frauen zu einer zahnärztlichen Ausbildung in den USA oder der Schweiz, wo Frauen ab der Mitte des 19. Jahrhunderts das Studium der Zahnheilkunde zugänglich war. Die erste Zulassung nach einem derartigen Auslandsstudium erhielt die Berlinerin Henriette Hirschfeld-Tiburtius (1834–1911). Hirschfeld hatte sich 1867 auf Anregung des in Berlin ansässigen US-amerikanischen Zahnarztes Francis Peabody Abbot (1836–1897) in Philadelphia eingeschrieben. 1869 promovierte Hirschfeld-Tiburtius dort zum Doktor der Zahnheilkunde und konnte sich noch im selben Jahr – mit Genehmigung der Behörden – in Berlin als Zahnärztin niederlassen (Abb. 10). Dass sie bei vielen männlichen Kollegen auf Ablehnung stieß, ist ihren eigenen Berichten zu entnehmen[3]: „I don't think many of my professional brethren like it much that the females have crept into their privileges, but I can't help the poor fellows, they will have to get used to it."

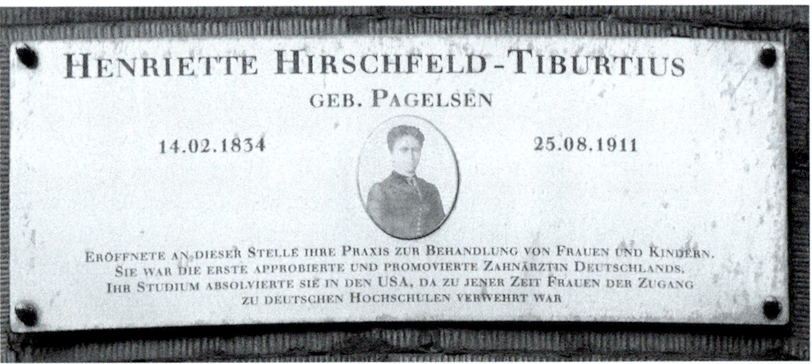

Abb. 10 Gedenktafel für Henriette Hirschfeld-Tiburtius in Berlin-Mitte, Behrenstraße 9

Zu Hirschfelds Netzwerk gehörte der Sozialpolitiker Wilhelm Adolf Lette (1799–1868), der u. a. als Gründer des „Vereins zur Förderung der Erwerbsfähigkeit des weiblichen Geschlechts" Bekanntheit erlangte. Tatsächlich wurde sie in ihren Aktivitäten vom „Lette-Verein" finanziell unterstützt[3].

Zum Auslandstudium deutscher Frauen finden sich in der zeitgenössischen zahnärztlichen Fachpresse einzelne positive, aber auch viele ablehnende bis diskreditierende Kommentare[6]. Bei den Patienten erzielten die im Ausland approbierten Zahnärztinnen ein positiveres Echo. Hirschfeld-Tiburtius etwa fand auf Anhieb ein befriedigendes Einkommen. Eigenen Angaben zufolge erreichte sie eine spezielle Zielgruppe[14]:

> „Fast die Hälfte meiner Patienten gehört unserer Aristokratie an, und zwei der Königlichen Prinzessinnen sind darunter [...]. Die Zeitungen haben meine Geschichte über

den Kontinent verbreitet, und aus allen Teilen des Landes erhalte ich Briefe des Dankes und der Ermutigung [...]. Die Mütter freuen sich, daß ich mich besonders der Kinder annehme, und sie vertrauen mir ihre Kleinen gern an".

Dass sich die Patienten auch aus anderen gesellschaftlichen Gruppen rekrutierten, zeigte das Beispiel der schwedisch-dänischen Zahnärztin Hedwig Strömgren (Lidforss) (1877–1967), die um 1900 in Hamburg praktizierte. Sie führte aus[24]:

„Als ich in Deutschland zu praktizieren begann, war es noch nicht üblich, daß eine sogenannte ‚feine' Dame einen Beruf ausübte und Geld verdiente. Es gab viele, die sich darüber wunderten, daß ich als Zahnärztin tätig war. Dennoch hatte ich erstaunlich schnell eine sehr gute Praxis, und zwar gehörten die meisten meiner Patienten der Universität oder der Marine an."

4.4 Vorläufige Zulassung als Hospitantinnen

Eine merkliche gesellschaftliche Aufwertung erfuhr die Gruppe der Zahnbehandlerinnen jedoch erst nach dem Zugang von Frauen zu den deutschen Universitäten (**Frauenstudium**)[6]: 1894 nahmen die ersten deutschen Hochschulen Frauen im Fach Zahnheilkunde auf; allerdings waren jene zunächst lediglich als **Hospitantinnen** – d. h. als Gasthörerinnen – zugelassen. Voraussetzung war zudem die Erlaubnis der zuständigen Dozenten. Zahnärztlicherseits nahm man diese Entwicklung zunächst gelassen auf. Das änderte sich jedoch schlagartig, als die Betroffenen just von deutschen Ärzten und Politikern Schützenhilfe erhielten: Diese verwiesen z. T. darauf, dass der Zahnarztberuf für Frauen geeigneter sei als die Tätigkeit als Vollmedizinerin. So konstatierte 1898 ein Referent auf dem „Deutschen Ärztetag" in Wiesbaden, Frauen eigneten sich zu keinem Studium so wenig wie zum medizinischen; deshalb sollten Alternativen gefunden werden. Der preußische Medizinalrat Martin Kirchner (1854–1925) verfolgte diesen Gedanken weiter und kam zu dem Ergebnis, dass Frauen zwar nicht zum Studium der Medizin, aber z. B. sehr wohl zum Studium der Zahnheilkunde zugelassen werden könnten. Letztere sei als „Spezialfach der Medizin" noch nicht allgemein anerkannt. Auch könne sich eine Frau die „Zahntechnik" eher „aneignen" als die Heilkunde. Die organisierte deutsche Zahnärzteschaft erblickte in dieser Argumentation einen Affront und verkündete, man halte „die vom Ärztetag in Wiesbaden empfohlene Zulassung der Frauen zum Studium der Zahnheilkunde zur Zeit für unzweckmäßig, weil dadurch die in vollem Gange befindlichen Reformbestrebungen im zahnärztlichen Stande empfindlich gestört werden könnten"[21].

4.5 Die Zulassung weiblicher Studierender und erste Erfahrungen

Letztlich war die Zulassung von Studentinnen der Medizin, Zahnheilkunde und Pharmazie zu den deutschen Universitäten nicht mehr aufzuhalten. Sie gilt in der Retrospektive als eine der wichtigsten bildungspolitischen Errungenschaften der Jahrhundertwende[1,8]. Zunächst verfügte ein Bundesratsbeschluss 1899 die Übernahme der bereits in diesen drei Fächern registrierten Gasthörerinnen in den Status von ordentlich Immatrikulierten bei gleichzeitiger Anerkennung der bis dahin absolvierten Studienleistungen. Und noch im gleichen Jahr wurde in der deutschen

Prüfungsordnung für Ärzte, Zahnärzte und Apotheker verbindlich festgelegt, dass Frauen künftig der Zugang zu den drei genannten Berufen zu gewähren sei.

Als erster Staat setzte Baden 1900 jene Ordnung um. Frauen, die ein anerkanntes Reifezeugnis nachweisen konnten, waren fortan in Freiburg und Karlsruhe regulär zum Studium der Zahnheilkunde zugelassen. In den nachfolgenden Jahren wurden an den übrigen deutschen Hochschulen ähnliche Bestimmungen in Kraft gesetzt; als letzte folgten die besonders reaktionär eingestellten preußischen Universitäten im Jahr 1908. Zur Vermeidung von Härten wurden nach 1909 übergangsweise auch Frauen zum Studium zugelassen, die zwar bereits als Hospitantinnen registriert waren, aber nicht die nun geforderte schulische Vorbildung nachweisen konnten – 1909 war das Studium der Zahnheilkunde an den Nachweis des Abiturs gebunden worden (→ Kapitel 3)[6].

1904 wurde die erste Zahnärztin Mitglied im „Central-Verein deutscher Zahnärzte". Dennoch blieb das Berufsbild der deutschen Zahnärzte männlich geprägt. In den Fachzeitschriften deuteten allenfalls kurze statistische Mitteilungen und einzelne Inserate auf die Existenz von Zahnärztinnen – so etwa Anzeigen über den Verkauf sogenannter „Damen-Praxen" oder Kontaktanzeigen, in denen heiratswillige Zahnärzte nach „Fachgenossinnen" suchten[6]. Bezeichnend war ein kritischer Artikel in der „Deutschen zahnärztlichen Wochenschrift" zur Ausstellung über „Die Frau in Haus und Beruf", die 1912 von Zahnärztinnen vorbereitet worden war. Der Verfasser Kurt Junck (*1900) konstatierte:

> „Etwas beschämt zog ich von dannen, immer wieder mich fragend, ob denn die deutsche Kollegin so tatenlos gewesen, so ohne Ehrgeiz und jede Energie ist, um ihrem Berufe nicht die gebührende Anerkennung zu verschaffen? Hat die deutsche Zahnärztin in den 12 Jahren ihres Bestehens so erfolglos sich betätigt, dass sie keine fortschrittlichen Leistungen aufzuweisen hat?"[4].

Der Beitrag Juncks blieb allerdings nicht unwidersprochen: Im Namen der Berliner Zahnärztinnen verwies Helene Freudenheim-Bloch (1867–1968) im selben Organ auf die restriktiven Vorgaben des Ausstellungsprogramms und gab verärgert zurück[5]: „Wenn der Verfasser jenes Artikels diesen Satz der Programmschrift beachtet hätte, hätte er wohl seine Vorwürfe, die dadurch in nichts zusammenfallen, unterlassen."

4.6 Beschränkter Tätigkeitsbereich

In der Folgezeit kam es zu einer langsamen, aber steten Zunahme der Anzahl weiblicher Fachvertreter: Hatte sich 1901 unter insgesamt 1.583 im Reichsgebiet registrierten Zahnärzten nur eine einzige Zahnärztin befunden (0,1 %), so waren 1927 immerhin 340 der insgesamt 8.565 Zahnärzte weiblichen Geschlechts (4,1 %). Allerdings gelang es den Frauen zunächst nur, in bestimmten Teilgebieten der Zahnmedizin Fuß zu fassen, so vor allem in der Kinderzahnheilkunde. Gerade an den seit 1902 vielerorts etablierten Schulzahnkliniken waren die weiblichen Fachkräfte stärker vertreten[6].

Im Übrigen wurde Frauen in der Fachpresse immer wieder von der zahnärztlichen Tätigkeit abgeraten. Dabei war v. a. von mangelnden Verdienstmöglichkeiten weiblicher Fachvertreter die Rede. Zugleich räumte man ein, dass sich einzelne „Teilgebiete [...] für weibliche Hände" besonders eigneten, wie etwa die Kinderbehandlung und ästhetisch motivierte Arbeiten: Am „unerläßlichen Farbensinn und

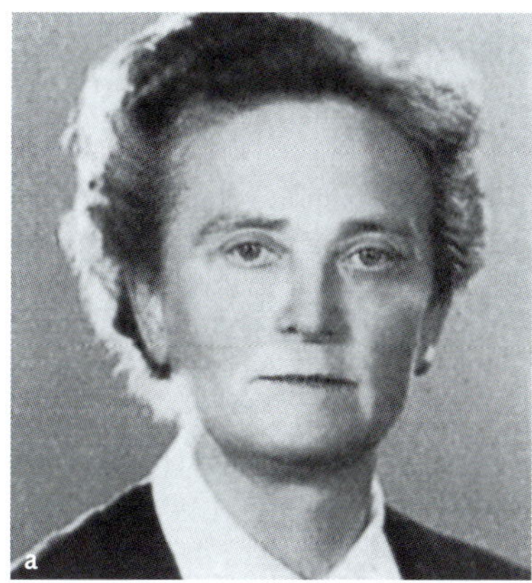

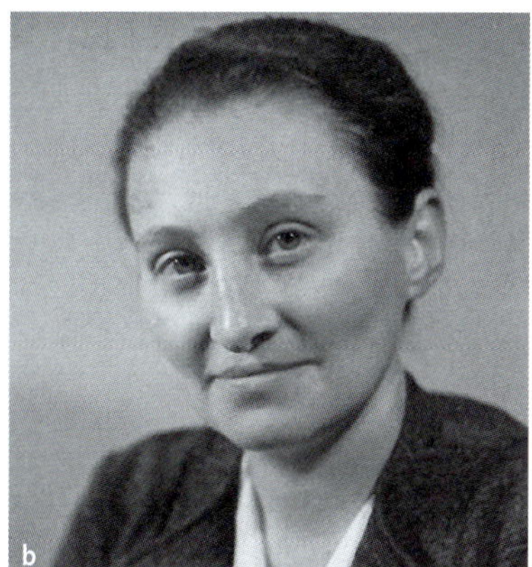

Abb. 11a und b Die ersten beiden in Deutschland habilitierten Zahnärztinnen (1931/32): **a** Maria Schug-Kösters und **b** Elsbeth von Schnizer

Schönheitsgefühl wird es der Frau meist nicht fehlen". Die „sanftere Handhabung des Instrumentes, ein vielleicht sichtbareres Mitgefühl und milderer Zuspruch den kindlichen Patienten" gegenüber rechtfertige den Einsatz von Zahnärztinnen in Schulzahnkliniken[15]. Die Stoßrichtung dieser Ausführungen war deutlich: Indem man die Qualifikation der Frau für Teilbereiche der Zahnheilkunde betonte, nährte man indirekt Zweifel an ihrer Eignung für die übrigen Bereiche – dies galt v. a. für zahn- und oralchirurgische und prothetische Tätigkeiten[6,9].

Bemerkenswerterweise erschien noch 1920 in der „Zahnärztlichen Rundschau" ein Artikel eines Zahnarztes über „Die zahnärztliche Schwester". Der Verfasser – Leiter einer Schulzahnklinik – schlug hierin die Einstellung weiblicher Hilfskräfte vor. Angesichts der Tatsache, dass bereits 20 Jahre zuvor das Frauenstudium eingeführt wurde, mutete die Argumentation des Autors anachronistisch an[26]:

> „Dem weiblichen Geschlecht [...] wäre ein neuer Wirkungskreis erschlossen, der sozial durchaus ‚auf der Höhe' stände. Und wie mancher jungen Offizierswitwe zum Beispiel [...], wie mancher Waise aus ‚besserem Hause' wäre mit einem solchen Berufe geholfen."

Tatsächlich hatte die Zahl der Studentinnen der Zahnheilkunde in den Kriegsjahren jedoch deutlich zugenommen. Nach Kriegsende wurde die Zulassung von Studentinnen dann vorübergehend eingeschränkt. Als Gründe hierfür wurden die Überfüllung der Hörsäle durch Kriegsheimkehrer, aber auch die wirtschaftliche Notsituation genannt[6]. Am Ende der Weimarer Republik erlangten dann die ersten beiden Zahnärztinnen eine Venia legendi: Maria Schug-Kösters (1900–1975) konnte sich 1931 in München habilitieren, Elsbeth von Schnizer (1900–1998) 1932 in Heidelberg[11] (Abb. 11a und b).

Dennoch blieben die Frauen bis über die Jahrhundertmitte hinaus klar in der Minderheit: So lag ihr Anteil innerhalb der bundesdeutschen Zahnärzteschaft noch 1956 bei lediglich 13,3 %. Das Berufsbild des Zahnarztes blieb männlich geprägt. Auch gut drei Jahrzehnte später – im Jahr 1988 – waren immer noch mehr als drei Viertel aller bundesdeutschen Zahnärzte männlichen Geschlechts (75,4 %)[12,13,20]. Wissenschaftliche Karrieren standen Frauen weiterhin nur in Ausnahmefällen offen: Noch 1988 betrug der Anteil der männlichen Lehrstuhlinhaber in der Zahnheilkunde 92,7 %. Lediglich im Fach Kieferorthopädie waren zu diesem Zeitpunkt Frauen in stärkerem Maße in Leitungsfunktionen nachweisbar[12,13,19,20].

Tabelle 3 Anteil berufstätiger Zahnärztinnen und Zahnärzte in der BRD (1988–2019)[18,19,22]

Jahr	Anteil der Zahnärztinnen (%)	Anteil der Zahnärzte (%)
1956	13,3	86,7
1958	15,4	84,6
1960	16,1	83,9
1962	16,8	83,2
1964	17,6	82,4
1966	18,3	81,7
1968	18,8	81,2
1970	19,2	80,8
1974	20,1	79,9
1978	21,0	79,0
1980	22,0	78,0
1981	22,3	77,7
1984	23,5	76,5
1986	23,0	77,0
1988	24,6	75,4
1990	27,1	72,9
1992	33,1	66,9
1994	33,9	66,1
1996	34,6	65,4
1998	35,6	64,4
2000	36,4	63,6
2002	37,2	62,8
2004	38,8	61,2
2006	39,3	60,7
2008	40,1	59,9
2010	41,2	58,8
2012	42,3	57,7
2014	43,5	56,5
2016	44,6	55,4
2018	45,6	54,4
2019	46,2	53,8

4.7 Trendwende nach der Wiedervereinigung

Sehr viel höher lag der Frauenanteil traditionell unter den Zahnärzten in der DDR – ein Faktum, das sich im Zuge der Wiedervereinigung auch auf das gesamtdeutsche Berufsbild auswirken sollte: Waren etwa noch 1988 in der Bundesrepublik lediglich 12.687 Zahnärztinnen registriert, so verdoppelte sich ihre Zahl unter Einbezug der Zahnärztinnen der ehemaligen DDR bis 1992 auf 23.676 – was nunmehr einem Anteil von 33,1 % an der Gesamtzahl der deutschen Zahnärzte entsprach[12] (vgl. Tabelle 3).

Aber auch bei den Studienanfängern machte sich nach 1990 eine deutliche Trendwende bemerkbar: 1992 betrug der Frauenanteil unter den Erstsemestern im Fach Zahnheilkunde im vereinigten Deutschland bereits 47,8 % und innerhalb von zehn Jahren nahm diese Quote auf 62,6 % (2002) zu – ein Sachverhalt, der nach der Jahrtausendwende vermehrt als **Feminisierung** der Zahnheilkunde, d. h. als eine zunehmend weibliche Prägung des Fachs, angesprochen wurde[12,13,20].

In den Spitzenpositionen von Wissenschaft und Standespolitik kam die neue zahlenmäßige Entwicklung bislang nur punktuell an: 2013 wurde Bärbel Kahl-Nieke zur ersten weiblichen Präsidentin in der Geschichte der DGZMK; ihr folgten bis dato wieder männliche Fachvertreter. Auch die Landeszahnärztekammern und Kassenzahnärztlichen Vereinigungen sind weiterhin männlich geprägt: 2022 standen 1161 männliche Delegierten 362 weiblichen Kolleginnen gegenüber; dies entspricht einer Frauenquote von knapp 24 %[25].

Sehr viel deutlicher ist der Wandel beim Blick auf die gesamte Berufsgruppe zu erkennen: 2019 lag der Anteil weiblicher Zahnärzte in Deutschland bereits bei rund 45 %. Ihr Prozentsatz wird nach Berechnungen der „Stiftung Gesundheit" bis 2028 auf 51 % steigen[17]. Besagte Tendenz wird sich fortsetzen, da der Anteil der weiblichen Studierenden weiterhin überproportional hoch ist. Im Wintersemester 2020/21 waren in Deutschland insgesamt 15.575 Studierende im Fach Zahnmedizin eingeschrieben, davon waren rund zwei Drittel weiblich[23]. Und so finden wir heute innerhalb der Zahnärzteschaft, ähnlich wie vor über 120 Jahren, erneut eine Diskussion um die Rolle der Frau in der deutschen Zahnheilkunde – nun allerdings unter umgekehrten Vorzeichen[2,25].

Merke

- Erst 1899 wurde im Deutschen Reich eine Prüfungsordnung verabschiedet, die Frauen den Zugang zum Studium der Zahnheilkunde eröffnete; bis dahin konnten Frauen allenfalls im Ausland studieren (v. a. Schweiz, USA) oder in der zweiten Reihe – als „Zahnkünstlerinnen" – tätig werden.
- Noch in den ersten Jahrzehnten des 20. Jahrhunderts wurde die Eignung von Frauen für den Zahnarztberuf von männlichen Kollegen vielfach in Frage gestellt – dies galt insbesondere für zahn- und oralchirurgische Tätigkeiten.
- Noch in der Mitte des 20. Jahrhunderts lag der Frauenanteil unter den Zahnärzten in der Bundesrepublik bei lediglich 13 %.
- Erst im Zuge der Wiedervereinigung stieg der Anteil weiblicher Zahnärzte auf rund ein Drittel an, um bis 2020 auf 44,5 % zuzunehmen.
- Seit der Jahrtausendwende liegt die Quote der Studentinnen des Fachs Zahnheilkunde kontinuierlich bei über 60 %.

Literatur

1. Bleker J (Hrsg.): Der Eintritt der Frauen in die Gelehrtenpolitik. Zur Geschlechterfrage im akademischen Selbstverständnis und in der wissenschaftlichen Praxis am Anfang des 20. Jahrhunderts. Husum 1998
2. Dentista zu „Männerquoten"-Forderung seitens FVDZ-Landesverband: „Peinlicher Affront gegenüber den Kolleginnen!", https://dentista.de/dentista-zu-maennerquoten-forderung-seitens-fvdz-landesverband-peinlicher-affront-gegenueber-den-kolleginnen-3/ [21.10.2022]
3. Denton G-B: Die Beziehungen zwischen der deutschen und der amerikanischen Zahnärztegesellschaft von 1800–1914. Dtsch Zahnärztl Z 1959;14:1196–1207
4. Dtsch Zahnärztl Wschr 1912;15:198f.
5. Dtsch Zahnärztl Wschr 1912;15:266
6. Groß D: Die schwierige Professionalisierung der deutschen Zahnärzteschaft (1867–1919) (= Europäische Hochschulschriften, Reihe 3, 609). Frankfurt a. M. 1994
7. Groß D: Neue Einflüsse auf den Zahnarztberuf: Die Zulassung von Frauen zum Studium der Zahnheilkunde. In: Bleker J (Hrsg.): Der Eintritt der Frauen in die Gelehrtenpolitik. Zur Geschlechterfrage im akademischen Selbstverständnis und in der wissenschaftlichen Praxis am Anfang des 20. Jahrhunderts. Husum 1998, 123–144
8. Groß D (Hrsg.): Gender schafft Wissen – Wissenschaft Gender? Geschlechtsspezifische Unterscheidungen und Rollenzuschreibungen im Wandel der Zeit. Kassel 2009
9. Groß D: Ernst Jessen – Begründer der Schulzahnpflege. Zahnärztl Mitt 2018;108(3):84f.
10. Groß D: Die Geschichte des Zahnarztberufs in Deutschland. Einflussfaktoren – Begleitumstände – Aktuelle Entwicklungen. Berlin 2019
11. Groß D: Lexikon der Zahnärzte und Kieferchirurgen im „Dritten Reich" und im Nachkriegsdeutschland. Bd. 2. Berlin, Leipzig 2022
12. Groß D, Schäfer G: Geschichte der DGZMK 1859–2009. Berlin 2009
13. Groß D, Schäfer G: ‚Feminization' in German Dentistry. Career Paths and Opportunities – a Gender Comparison. Women's Stud Int Forum 2011;34(2):130–139
14. Hertelendy-Michel: Die Frau im zahnärztlichen Beruf. Zahnärztl Mitt 1965;55:409–412, 507–511
15. Kaldewey K: Soll die Frau Zahnärztin werden? Zahnärztl Rdsch 1914;23:464
16. Kranner E: Ein Rückblick auf die Thätigkeit des zahnärztlichen Vereines in Hamburg. Mitteilungen des Centralvereines deutscher Zahnärzte 1860;1(2):86–92
17. Obermann K, Müller P, Woerns S: Ärzte im Zukunftsmarkt Gesundheit 2018: Gender in der ambulanten Medizin. Die Wahrnehmung der Leistungen von Ärztinnen und die demographische Entwicklung. [Hamburg] 2018
18. Proskauer C: Die Zahnärztin in früheren Zeiten. Zahnärztl Mitt 1927;18:422f.
19. Schäfer G, Fischer T, Groß D: Die Entwicklung der zahnärztlichen Profession im wiedervereinigten Deutschland in genderspezifischer Perspektive (1990–2008). Teil 1: Chancen und Karrierewege im Geschlechtervergleich. In: Groß D (Hrsg.): Gender schafft Wissen – Wissenschaft Gender? Gesellschaftsspezifische Unterscheidungen und Rollenzuschreibungen im Wandel der Zeit. Kassel 2009, 187–208
20. Schäfer G, Groß D: Die Entwicklung der zahnärztlichen Profession in der Bundesrepublik Deutschland (1949–1989) in genderspezifischer Perspektive. In: Groß D, Karenberg A (Hrsg.): Medizingeschichte im Rheinland: Beiträge des „Rheinischen Kreises der Medizinhistoriker". Kassel 2009, 174–198
21. Seefeldt R: Die Geschichte des Vereinsbundes Deutscher Zahnärzte. München, Berlin 1937
22. Statista: Bundeszahnärztekammer; KZBV, Zahnärztliche Versorgung – Daten & Fakten 2021, 14, https://de.statista.com/statistik/daten/studie/426233/umfrage/anzahl-der-zahnaerzte-in-deutschland-nach-geschlecht/ [21.10.2022]
23. Statista: Entwicklung der Anzahl der Zahnmedizinstudenten, https://de.statista.com/statistik/daten/studie/200762/umfrage/entwicklung-der-anzahl-der-zahnmedizinstudenten/ [21.10.2022]
24. Strömgren HL: In der Sprechstunde gepflückt. Zahnärztl Mitt 1959;47:52–55
25. Willkommen im (Männer-)Club. Zahnärztl Mitt 2022;112(1–2):42–45
26. Zahnärztl Rdsch 1920;29:526f.

5 Einheit in der Vielfalt: Die Auffächerung der Zahnheilkunde in Einzeldisziplinen und deren Entwicklung

Das 19. Jahrhundert gilt als Zeitalter der **Spezialisierung** (→ Kapitel 1). Gemeint ist damit die zunehmende Auffächerung der Medizin in einzelne Fachdisziplinen. Allerdings ist dieser Prozess bis heute nicht abgeschlossen – denn nach wie vor etablieren sich innerhalb der Heilkunde neue Teilgebiete[5].

Auch innerhalb der Zahnmedizin fand im 19. Jahrhundert eine merkliche Differenzierung statt; sie sollte hier jedoch erst im 20. Jahrhundert stärkere Ausmaße erreichen. Die ersten zahnheilkundlichen Fächer, die ein eigenständiges wissenschaftliches Profil erlangten und „Alleinstellungsmerkmale" ausprägten, waren die Zahnerhaltung und die Prothetik. Ihnen soll daher an dieser Stelle das erste Augenmerk gelten.

5.1 Zahnerhaltung

Bis 1800 beschränkten sich konservierende Maßnahmen – sofern sie überhaupt ergriffen wurden – v. a. auf die Entfernung von Zahnstein und das Glätten von Zahnkanten. Manchmal wurden Zähne mit glühenden Instrumenten „ausgebrannt" und eher selten Zahndefekte mit Folien aus Blei (lat. plumbum – vergleiche „plombieren"), Gold oder Zinn aufgefüllt[6,37,38,48,52]. Heute verstehen wir unter **Zahnerhaltung** oder Konservierender Zahnheilkunde alle therapeutischen Maßnahmen, die dem Erhalt der natürlichen Zähne dienen. Dazu zählen die Prävention, die Diagnostik und die Therapie von erkrankten bzw. geschädigten Zähnen; Letztere umfasst wiederum die Karies- bzw. Füllungstherapie, zahnerhaltende Maßnahmen mittels Teilkronen sowie die Endodontie. Auch die Behandlung von Parodontalerkrankungen fiel ursprünglich in den Aufgabenbereich der Zahnerhaltung; dies erklärt, warum die Parodontologie bis heute vielfach an den Lehrstühlen für konservierende Zahnheilkunde angesiedelt ist.

Die moderne Zahnerhaltung verdankt sich einer Reihe von Gerätschaften und Hilfsmitteln, die v. a. zwischen 1800 und 1950 in das Fach eingeführt wurden – wenn auch teilweise erheblich frühere Erstbeschreibungen nachweislich sind[6,37,48]. Eine wegweisende Entwicklung war etwa die dentale Bohrmaschine: 1873 brachte der deutsche Zahnarzt Josef Machwürth (1848–1913) die Fußtretbohrmaschine nach Europa[53]; er hatte sie in den USA kennengelernt, wo sie 1871 von James Beall Morrison (1829–1917) zur Patentreife geführt worden war. Sie sollte weltweit einen Siegeszug antreten und der restaurativen Zahnheilkunde zu einem wesentlichen Aufschwung verhelfen. Auch deutsche Unternehmen wie Meisinger (1888; heute: Hager & Meisinger) betätigten sich bald auf diesem Markt. Eine weitere Sprunginnovation stellte dann das Doriotgestänge dar, das 1893 vom Pariser Zahnarzt Constant Doriot entwickelt und seinerseits nach 1957 durch moderne technische Antriebsarten (zahnärztlicher Mikromotor, zahnärztliche Luftturbine) abgelöst wurde.

Ebenso wegweisend wie diese bohrtechnischen Innovationen waren neue wissenschaftliche Erkenntnisse in der Kariologie: Als Meilenstein gilt Willowby Dayton Millers[10] (1853–1907) Monografie „Die Mikroorganismen der Mundhöhle" (1889)[42]. Der deutschamerikanische Zahnarzt hatte erkannt, dass die Zahnkaries einen chemisch-parasitären Vorgang darstellt. Eine ähnlich prägende Wirkung entfaltete sein deutscher Kollege Otto Walkhoff[12,19,26,29] (1860–1934) (Abb. 12a): Er machte die 1896 entdeckten Röntgenstrahlen für die Zahnheilkunde nutzbar. Bereits wenige Wochen nach der Entdeckung der besagten Strahlen ließ Walkhoff von seinen eigenen Zähnen erste Aufnahmen herstellen und leitete damit die Ära der zahnärztlichen Radiologie – und der radiologischen Kariesdiagnostik – ein. Im selben Jahr publizierte Miller mit dem „Lehrbuch der Conservirenden Zahnheilkunde" (1896) das erste Buch, das sich spezifisch der Zahnerhaltung widmete; es avancierte rasch zum Standardwerk. Füllungen aus Goldfolie waren zu diesem Zeitpunkt das Mittel der Wahl. In Millers Lehrbuch wurden dem Gold bezeichnenderweise 48 Seiten gewidmet, während der später lange dominierende Füllungswerkstoff Amalgam nur auf sechs Seiten beschrieben war[43].

Bereits 1889 hatte der amerikanische Zahnarzt Greene Vardiman Black (1836–1915) – in Abhängigkeit von der Lokalisation der dentalen Kariesdefekte – verschiedene Kavitätenklassen vorgeschlagen[38]: Diese „Black-Klassen" waren seit dem frühen 20. Jahrhundert der Goldstandard der Zahnpräparation zur Aufnahme von Füllungen.

Etwa zur gleichen Zeit kamen die ersten Diamantschleifer auf. Sie bestanden zunächst aus Kupferscheiben mit eingehämmertem Diamantpulver. Auch die ersten fluoridhaltigen Mundpflegeprodukte (Zahnpasta, Zahnpulver und Mundwasser) wurden um die Jahrhundertwende hergestellt, fanden jedoch erst seit der Mitte des 20. Jahrhunderts breite Anwendung. In den 1930er Jahren konnte zudem der DMF- bzw. DMFT-Index (Decayed, Missing, and Filled Teeth) etabliert werden. Er wurde in der Folgezeit – in weiterentwickelter Form – zum Maßstab für die Zahngesundheit in der Bevölkerung. Die Einführung des Index läutete zugleich die Ära der oralen Epidemiologie ein[38].

5.2 Prothetik

Ähnlich wie die Zahnerhaltung entwickelte sich auch die **Zahnärztliche Prothetik** (Zahnersatzkunde, früher auch: Technische Zahnheilkunde) spätestens in der ersten Hälfte des 20. Jahrhunderts zu einem eigenständigen Lehrfach. Sie ist längst an fast jedem fakultären Standort mit einem eigenen Lehrstuhl vertreten und gehört im zahnärztlichen Studium – wie die konservierende Zahnheilkunde – zu den zentralen Ausbildungsfächern. Sie beschäftigt sich schwerpunktmäßig mit der oralen Rehabilitation nach Zahnverlust und weitgehender Zahnhartsubstanzschädigung und bezieht alle biologischen, funktionellen, psychosozialen, materialkundlichen und technischen Einflussfaktoren mit ein.

Die Versuche, verloren gegangene Zähne bzw. Zahnreihen zu ersetzen, sind so alt wie die Menschheitsgeschichte[37]. Als Materialien dienten – je nach Epoche, Kulturkreis und finanziellen Rahmenbedingungen – Elfenbein, Knochen, Nilpferd- oder Walross-Zähne, aber auch Zähne menschlicher Leichen. In der Regel waren die hiermit angefertigten Prothesen funktionell ungenügend; zudem haftete den genannten organischen Ersatzzähnen häufig rasch ein unangenehmer Geruch an. Quantitativ betrachtet blieben diese Zahnprothesen seltene Ausnahmen – sie richteten sich aufgrund der hohen Herstellungskosten an ein zahlungskräftiges Klientel, fungierten eher als Schmuckstücke und wurden aufgrund funktioneller Mängel keineswegs zu einem „Behandlungsstandard".

Als *wissenschaftliche* Disziplin etablierte sich die zahnärztliche Prothetik im 19. Jahrhundert[4,6,31,34,35,36,37,48], wenngleich insbesondere Pierre Fauchard (1678–1761) und Philipp Pfaff (1713–1766) mit ihren Publikationen bereits im 18. Jahrhundert wichtige Grundlagen lieferten[16,39]. Eine echte Schrittmacherfunktion kam Anfang des 19. Jahrhunderts dem italienischen Zahnarzt Giuseppangelo Fonzi (1768–1840) zu: Er ließ erstmals einzelne Zähne aus Porzellan herstellen, die er dann mittels Metallstiften fest mit der Prothesenbasis verband. Fonzi läutete so die Ära des neuzeitlichen Zahnersatzes und der gewerblichen Produktion von künstlichen Zähnen ein. 1844 begann der Zahnarzt und Erfinder Samuel Stockton White (S. S. White) (1822–1879) in den USA dann mit der fabrikmäßigen Herstellung von Porzellanzähnen[6]. 1839 entwickelte Charles Goodyear (1800–1860) zudem die **Vulkanisation** – das Verfahren, mit dem Kautschuk widerstandsfähig gemacht wird. Vulkanisierter Kautschuk wurde seit der Mitte des 19. Jahrhunderts für die Produktion von Prothesenbasen genutzt, in welche die Porzellanzähne integriert werden konnten. Allerdings arbeitete man noch bis ins 20. Jahrhundert hinein Saugnäpfe in Oberkieferprothesen ein, die zwar den Halt verbesserten, aber nicht selten erhebliche Defekte am Kiefer verursachten. Erst die breitflächige Etablierung der Funktionsabformung zur Erzeugung einer Saugwirkung an den Prothesenrändern setzte dieser Fehlentwicklung ein Ende.

Vor der Etablierung von Kautschuk waren neben Elfenbein auch Gold bzw. Gold-Platin-Legierungen (Platin war bis ins 19. Jahrhundert ein eher preiswertes Metall) als Werkstoffe für die Prothesenbasis eingesetzt worden – hier allerdings mit meist dürftigem Erfolg[6,37,38,48]. Metalle bzw. Metalllegierungen traten in der Zahnheilkunde dennoch einen Siegeszug an: So wurde 1912 eine rostfreie Chrom-Nickel-Stahl-Legierung entwickelt, die kaltverformbar war. Sie ermöglichte die Herstellung von preisgünstigeren Edelstahl-Prothesen im Prägeverfahren. Nach 1936 konnten sich Kobalt-Chrom-Legierungen („Vitallium") als Alternative zu Edelmetalllegierungen etablieren; zu ihrer Popularität trugen entsprechende Demonstrationen des Essener Zahnarztes und Stahlspezialisten Friedrich Hauptmeyer[26] (1882–1950) bei (Abb. 12b). Vitallium erwies sich als weitgehend korrosionsbeständig und wurde zum Ausgangspunkt für viele weitere Nicht-Edelmetall-Legierungen mit verbesserten Eigenschaften[52].

Bei den Einzelzahnkronen dominierten bis zum Beginn des 20. Jahrhunderts Goldkronen, die jedoch insbesondere in der Zahnfront ästhetisch unbefriedigende Ergebnisse lieferten[6,37,38,48,52]. Abhilfe schaffte um 1890 die Jacketkrone – eine Mantelkrone aus Vollkeramik. Sie geht auf den Detroiter Zahnarzt Charles Henry Land (1847–1922) zurück. Der seit 1866 in Dresden ansässige US-amerikanische Zahnarzt Newell Sill Jenkins (1840–1919) entwickelte Ende des 19. Jahrhunderts das bisweilen nach ihm benannte Porzellan-Email (auch Porzellan-Emaille oder Porcelain Enamel). Es wurde späterhin für Porzellaninlays und bei Zahnkronen und -brücken eingesetzt und lieferte so einen frühen Beitrag zur ästhetischen Zahnheilkunde. Die Bruchfestigkeit des Porzellans war jedoch recht gering, sodass man bald nach einer Kombination von Metallgerüst und Aufbrennkeramik suchte. Jene Forschungen führten jedoch erst nach der Mitte des 20. Jahrhunderts zum Durchbruch.

Bereits 1858 hatten der Dresdner Sylvestre Augustin Rostaing (1794–1866) und sein Sohn Charles Sylvester Rostaing (*1831) den Zinkphosphatzement entwickelt. Er war eigentlich als Füllungsmaterial vorgesehen, etablierte sich letztlich aber als Befestigungsmaterial[6,37,38,48,52]. Auch hier folgten zahlreiche Produktvarianten, darunter der ab 1892 von der Berliner Harvard Dental Company vermarktete „Harvard Zement".

Anfang des 20. Jahrhunderts entwickelte William H. Taggart (1855–1933) eine Gussmaschine und eine Einbettmasse, mit der sich ein direkt modelliertes Gussobjekt mittels „Lost-wax casting" (Wachsausschmelzverfahren) in Metall überführen ließ. Die höchst maßgenauen Kronen bzw. Gusskörper hielten jedoch erst Mitte des 20. Jahrhunderts auf breiter Front Einzug in die Zahnheilkunde[6,37,38,48,52].

Der Kunststoff Polymethylmethacrylat (PMMA) wurde Ende der 1920er Jahre entwickelt. Besondere Aufmerksamkeit erregte die Einführung von polymerisiertem Kunstharz (Paladon®) durch die Firma Kulzer in Bad Homburg; Letztere konnte hierfür in den 1930er Jahren Patente im In- und Ausland erwerben[6,37,38,48]. In der Folgezeit kamen verschiedene Werkstoffvarianten auf Kunststoffbasis auf den Markt, die zunächst noch mit Kautschuk und dessen Weiterentwicklungen konkurrierten, diese aber nach der Jahrhundertmitte als Prothesenmaterial dauerhaft verdrängten[6,37,38,48,52].

Die Entwicklung moderner Artikulatoren lässt sich bis ins 19. Jahrhundert zurückverfolgen[6,37,38,48,52]: William G. A. Bonwill (1833–1899) aus Philadelphia stellte 1864 einen Artikulator vor, der Kiefergelenksbewegungen simulieren konnte. Dazu wurden Gipsmodelle des Ober- und des Unterkiefers in Okklusionsstellung einmontiert. Bonwill führte zudem den Terminus „Artikulation" ein und wurde Namensgeber des „Bonwill-Dreiecks". Auch der um 1910 von Alfred Gysi (1886–1957) – dem wohl bekanntesten zeitgenössischen Artikulationsforscher[25,30] – entwickelte „Gysi-Simplex-Artikulator" konnte sich etablieren. Ähnliches galt für den „Whip-Mix-Artikulator" und für den „Schul-Artikulator-München" (SAM).

Bei den Abformmaterialien stand am Ende des 19. Jahrhunderts neben dem gummiartigen Guttapercha auch das 1856 entwickelte Stent zur Verfügung[6,37,38,48,52]. Das nach dem Londoner Zahnarzt Charles T. Stent (1807–1885) benannte thermoplastische Material bestand u. a. aus Baumharz, Wachs, Talkum und Farbstoff und löste die bis dahin gebräuchlichen Materialien Bienenwachs und Gips ab. Der britische Pharmazeut Edward Curtis Stanford (1837–1899) ging seinerseits als Entdecker des Alginats in die Fachgeschichte ein. Als Abformmaterial hielten die Alginate allerdings erst nach 1940 Einzug in die zahnärztliche Praxis. Anfang der 1950er Jahre kamen dann elastomere Materialien dazu. Seitdem folgten zahlreiche Varianten und Derivate, welche die Qualität der Abformungen insgesamt deutlich verbesserten[4,6,34,35,36,48].

Das Jahr 1974 brachte dann speziell in Deutschland eine wesentliche Änderung: Damals wurden wesentliche prothetische Leistungen in die Gebührenordnung (Bewertungsmaßstab für zahnärztliche Leistungen, BEMA-Z) aufgenommen; sie erhielten dadurch den Status von „Kassenleistungen" und führten zu einer deutlichen Ausweitung prothetischer Arbeiten bei gesetzlich versicherten Patienten[16,38].

5.3 MKG-Chirurgie und Oralchirurgie

Die Mund-, Kiefer- Gesichtschirurgie (**MKG-Chirurgie**, früher: Kieferchirurgie) ist das medizinische Fachgebiet, das die Prävention wie auch die Diagnostik, Therapie und Rehabilitation bei Erkrankungen, Verletzungen, Fehlbildungen und Formveränderungen der Zähne, der Mundhöhle, der Kiefer und des Gesichts umfasst und somit auch plastisch-chirurgische Tätigkeiten mit einbezieht. Um den Facharzt für MKG-Chirurgie zu erlangen, bedarf es einer Doppelapprobation (Studium der Medizin und der Zahnheilkunde) und einer fünfjährigen Weiterbildungszeit.

Davon abzugrenzen ist das Fach **Oralchirurgie**. Letzteres wird vertreten von approbierten Zahnärzten, die nach Studium und Weiterbildung den „Fachzahnarzt für Oralchirurgie" erlangt haben. Das von einem Oralchirurgen abgedeckte Arbeitsfeld weist einzelne Schnittflächen mit dem des MKG-Chirurgen auf: Dies betrifft insbesondere die Chirurgie des Zahn-, Mund- und Kieferbereichs; der plastisch-chirurgische Bereich wird demgegenüber *nicht* zu seinem Aufgabengebiet gerechnet.

Innerhalb der operativen Fächer gehörte die MKG lange Zeit zu den Randgebieten. Ihre Aufwärtsentwicklung steht in einem engen zeitlichen und inhaltlichen Zusammenhang mit dem Ersten und dem Zweiten Weltkrieg und den zahlreichen Kriegsverwundeten, die hohe Anforderungen an die Versorgung von Kiefer- und Gesichtsverletzungen stellten[6,37,38,39,48] und so die Herausbildung der MKG-Chirurgie begünstigten. Maßgebliche Grundlagen für diese Tätigkeit wurden jedoch bereits im 19. Jahrhundert gelegt – sowohl im Bereich der „großen" Kieferchirurgie als auch im Bereich der chirurgischen Zahnentfernung.

Unter den Extraktionsinstrumenten trat im 19. Jahrhundert die Zahnzange einen Siegeszug an. Ursächlich für diese Entwicklung war der bereits erwähnte Londoner Zahnarzt John Tomes (→ Kapitel 2). Er führte Zangen ein, die sich deutlich besser an den Zahn anlegen und führen ließen als alle bis dahin verfügbaren Modelle. Tomes empfahl für jede Zahngattung eine spezifische Zange. Dabei verjüngten sich die Branchen zum Ende hin, um den Zahn bis unter das Zahnfleisch greifen zu können. Für die Entfernung von Wurzeln nutzte er gerade und gebogene Hebel. Gleichzeitig sprach er sich gegen den Einsatz des traditionsreichen Zahnschlüssels aus. Grundsätzlich vertrat Tomes die Maxime, dass ein Zahn stets in toto entfernt werden müsse – ein Grundsatz, der zuvor über viele Jahrhunderte nicht konsequent beachtet wurde (→ Kapitel 2)[7]. Tomes kam zu Gute, dass er in Jean-Marie Evrard (1808–1882) einen exzellenten Instrumentenmacher vorfand, der seine Konstruktionsskizzen kongenial umzusetzen vermochte. 1905 gelang es dann dem Münchner Professor Jakob Berten[26] (1855–1934), die Tomesschen Zangen weiter zu optimieren. Bertens Formen haben im Wesentlichen bis heute Bestand[37,38].

Zu den Wegbereitern der „großen" Kieferchirurgie gehörte der US-amerikanische Arzt und Operateur Simon P. Hullihen (1810–1857). Er rief um die Mitte des 19. Jahrhunderts in West Virginia eine Spezialklinik ins Leben, in der er u. a. Lippen-Kiefer-Gaumenspalten (LKG), Mundhöhlenkarzinome und krankhaft veränderte Kieferhöhlen operierte. Ähnlich bedeutend war der Arzt und Zahnarzt James Edmund Garretson (1828–1895), dessen Klinik für Oral Surgery in Philadelphia an das dortige Dental College angegliedert war. Er trat 1869 mit dem Lehrbuch „System of Oral Surgery" hervor, welches das zeitgenössische Wissen auf diesem Fachgebiet gekonnt versammelte.

Spätestens mit der Anwendung von Kautschuk ging die Kieferbruchbehandlung von der Allgemeinchirurgie in die Hände von MKG-Chirurgen und kundigen Zahnärzten über, zumal im zahnärztlichen Bereich die besten Vorerfahrungen mit der Anwendung des Kautschuks bestanden. Die Amerikaner Thomas Brian Gunning (1813–1899) und James Baxter Bean (1834–1870) gehörten in den 1860er Jahren zu den ersten Anwendern dieses Verfahrens; sie fanden rasch Nachahmer. Dabei wurden verschiedene Formen der Fixierung von Kautschukschienen erprobt, so etwa mittels einer Kinnschleuder oder mittels extraoraler Bügel. Das letztgenannte Verfahren wurde 1880 von dem US-Amerikaner Norman William Kingsley (1829–1913) eingeführt. Wegbereiter der „modernen" Drahtschienenverbände waren der britische Zahnarzt Gurnell E. Hammond (1846–1926) und sein Berliner Kollege Carl Sauer[9] (1835–1892) in den Jahren 1872 und 1881. Der Nestor der Kieferorthopädie, Edward H. Angle (1855–1930), empfahl seinerseits 1900 die Fixierung des gebrochenen Unterkiefers am Oberkiefer mittels kieferorthopädischer Bänder.

Frühe Beiträge zur Wurzelspitzenresektion (WSR) lieferten seit 1865 der Franzose Emile Magitot (1833–1897) und seit 1876 der US-Amerikaner John Nutting Farrar (1839–1913). Letzterer bohrte einen Kanal zum Apex dentis, führte aber keine Apektomie durch. Auch der Deutsche Carl Partsch[11] (1855–1932) trat seit 1895 durch Arbeiten zur Wurzelspitzenresektion hervor. Er entwickelte zwei Operationsmethoden, namentlich die Zystostomie („Partsch I", 1892) und die Zystektomie („Partsch II", 1910). Beide wurden rasch zu Standardmethoden. Hinzu kam der 1905 im Rahmen dieser Operationstechniken eingeführte Bogenschnitt nach Partsch.

Nach 1914 führten die vielen Kriegsverletzungen von Soldaten und Zivilisten zu einem Zuwachs an behandlungsbedürftigen Patienten und einer steigenden Nachfrage an spezialisierten Chirurgen – und in der Folge auch zur Etablierung spezialisierter Einrichtungen. Bereits 1914 konnte in Wien die erste „Kieferklinik" Europas zur Versorgung der Kriegsverletzten gegründet werden. Initiator war der Chirurg Anton Freiherr von Eiselsberg (1860–1939), erster Klinikleiter wurde dessen Schüler Hans Pichler[24,26] (1877–1949) – ein Nestor der MKG-Chirurgie (Abb. 12c). Allerdings ist die Einordnung der Wiener Kieferstation als erste ihrer Art nicht unumstritten: Wenn man erste kleine „Bettenbereiche" für Kieferkranke mit der Wiener „Kieferstation" gleichsetzt, so wäre die Pionierrolle Rostock zuzuschreiben, wo bereits 1907 derartige Betten eingerichtet wurden[26]. Auch die 1919 gegründete Westdeutsche Kieferklinik in Düsseldorf ging letztlich aus dem bereits 1914 gegründeten Lazarett für Kieferschussverletzte hervor – und wäre demnach genauso alt wie Pichlers Kieferstation in Wien. Leiter der Düsseldorfer Klinik waren der kieferchirurgisch tätige Zahnarzt Christian Bruhn[25,27] (1868–1942) und späterhin der Kieferchirurg August Lindemann[25,28] (1880–1970). 1925 wurde in Berlin im Rudolf-Virchow-Krankenhaus die zweite Kieferklinik auf deutschem Boden ins Leben gerufen; als Vorstand fungierte hier Martin Waßmund[22,26] (1892–1956). Die dritte deutsche Spezialklinik dieser Art folgte 1930 an der Charité. Ihr stand Georg Axhausen[13,23,25] (1877–1960) vor.

Bereits 1924 war in Deutschland der „Facharzt für Zahn-, Mund- und Kieferkrankheiten" eingeführt worden[47]. Die doppelt approbierten Spezialisten mussten im Anschluss an die beiden Studiengänge eine Facharztausbildung durchlaufen; bis dahin hatte der Nachweis von Doppelstudium und Doppelapprobation ausgereicht.

Das Ende des Zweiten Weltkriegs brachte auch das Ende der Kriegschirurgie. Auch wenn die Kieferchirurgen noch einige Jahre mit der Nachbehandlung schwerer Kiefer- und Gesichtsverletzten befasst waren, nahm der Anteil traumatisch bedingter Behandlungsfälle naturgemäß ab[6,37,38,39,47,48]. Doch die MKG-Chirurgie hatte sich als Fachdisziplin dauerhaft etabliert.

5.4 Kieferorthopädie

Die **Kieferorthopädie** (KFO) ist das Spezialgebiet der Zahnheilkunde, das sich mit der Prävention, Diagnose und Behandlung von Fehlstellungen der Kiefer und der Zähne beschäftigt. In der ehemaligen DDR firmierte sie auch unter der Bezeichnung „Orthopädische Stomatologie". Sie zählt heute – neben der Zahnerhaltung, der Prothetik und der MKG- bzw. Oralchirurgie – zu den vier grundständigen Fächern der universitären zahnärztlichen Ausbildung.

Kieferorthopädische Themen finden sich bereits bei antiken Autoren – namentlich bei Aulus Cornelius Celsus, aber v. a. in den späteren Epochen, etwa im 18. Jahrhundert bei Pierre Fauchard (1678–1761) und bei John Hunter (1728–1793). Dennoch wurde die Kieferorthopädie erst im späteren 19. und insbesondere im 20. Jahrhundert auf eine wissenschaftliche Grundlage gestellt[2,6,33,37,40,41,44,48]. Lehrstühle wurden in diesem Fach in Deutschland mehrheitlich erst deutlich nach 1950 eingerichtet.

Zu den neuzeitlichen Wegbereitern des Faches gehörten in der ersten Hälfte des 19. Jahrhunderts Georg Carabelli (1787–1842), der 1842 eine Klassifizierung der Okklusionsarten vorschlug, und Edward Maynard (1813–1891), der 1843 Gummizüge zur Zahnregulierung vorstellte.

Wegweisende Publikationen über Kieferorthopädie wurden v. a. am Ende des 19. Jahrhunderts von Norman William Kingsley und von Edward H. Angle veröffentlicht – beide werden vielfach als Gründer des Fachs bezeichnet. Kingsley vertrat u. a. das „jumping the bite", worunter die Umstellung des Unterkiefers von einem Rückbiss in einen Normalbiss zu verstehen ist; Angle wiederum veröffentlichte ein Lehrbuch über Okklusionsanomalien, das rasch zum Standardwerk avancierte[1]. Bis heute spielt die Einteilung der Okklusion nach „Angle-Klassen" in der kieferorthopädischen Diagnostik eine maßgebliche Rolle. Zudem gründete Angle 1901 die „American Society of Orthodontia", die in der Folgezeit auch der europäischen Kieferorthopädie wichtige Impulse verlieh.

Die Multibandtechnik wurde bereits 1868 durch W. Erie Magill eingeleitet. Magill gehörte zu den ersten Zahnärzten, die kieferorthopädische Bänder auf die Zähne aufbrachten und so einer neuen Standardbehandlung den Weg bereiteten.

Das Konzept herausnehmbarer KFO-Apparaturen geht demgegenüber auf den US-amerikanischen Zahnarzt George B. Crozat (1894–1966) und seinen deutschen Mitarbeiter und Kollegen Albert Wiebrecht (*1892) zurück: Die auch als Crozat-Gerät bekannte Apparatur wurde 1919 eingeführt. Hierbei wurden die bei festsitzenden Band-Bogen-Apparaturen üblichen Befestigungsbänder durch Halteklammern, wie man sie aus der zahnärztlichen Prothetik kannte, ersetzt. Vorzüge dieser Methode waren aus Patientensicht eine erleichterte Mundhygiene und aus Behandlersicht die Möglichkeit, das Gerät nachzujustieren. Auch die Gefahr von Resorptionen im Bereich der Zahnwurzel wurde so reduziert; andererseits kam hier der Mitarbeit der Patienten besondere Bedeutung zu.

Maßgeblichen Anteil an der Etablierung der „festen Zahnspange" hatte wiederum Angle, auf den der ursprüngliche Standard der „Edge-Wise-Technik" – der Eingliederung von Brackets zur Befestigung von Drahtbögen – zurückgeht. Eine Weiterentwicklung im Bereich der Band-Bogen-Apparaturen bedeutete der 1937 von Joseph E. Johnson (1888–1960) auf Chrom-Nickel-Stahl-Basis entwickelte Zwillingsbogen („Twin Wire Arch"). Verbesserte Materialien führten in den 1950er Jahren zur „Light-Wire-Technik" mit verringerten Drahtstärken. Die Australier Elsdon Storey (1924–1988) und Percy Raymond Begg (1898–1983) gehörten zu den Protagonisten dieser Technik.

Abb. 12a bis f Deutschsprachige Pioniere im Bereich der wissenschaftlichen Zahn-, Mund- und Kieferheilkunde:
a Otto Walkhoff,
b Friedrich Hauptmeyer,
c Hans Pichler,
d Herbert Hofrath,
e Karl Häupl und
f Alfred Kantorowicz

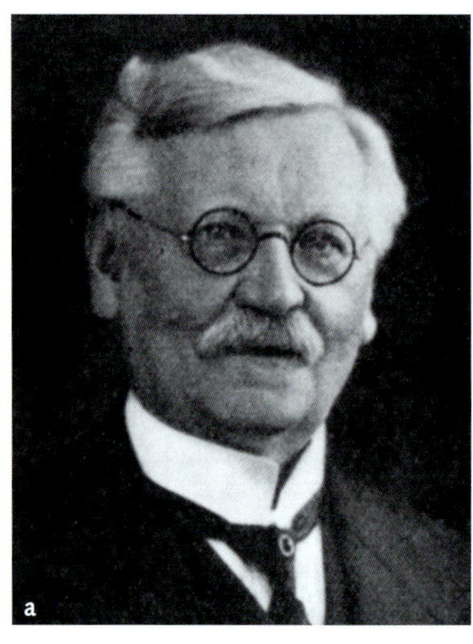

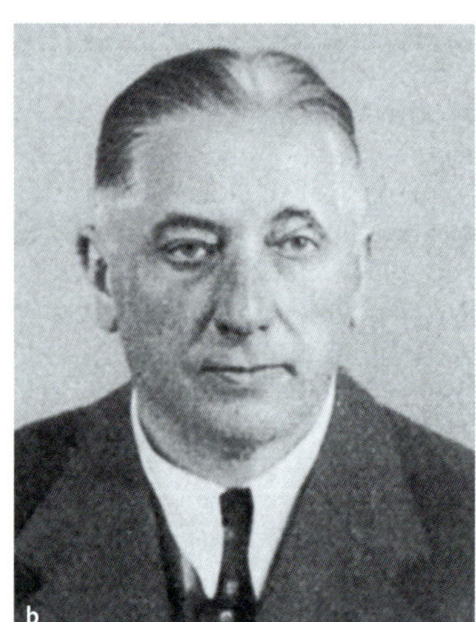

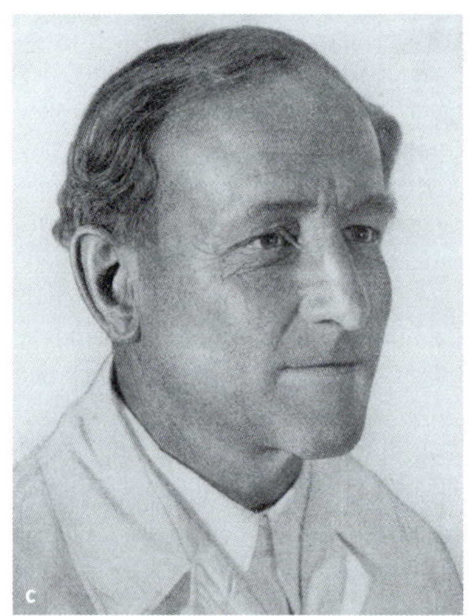

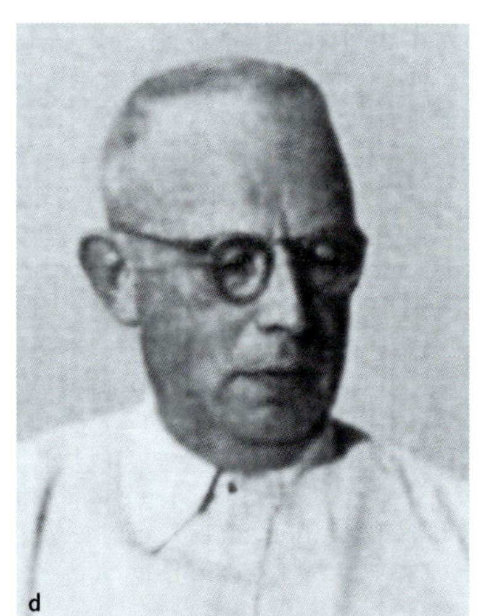

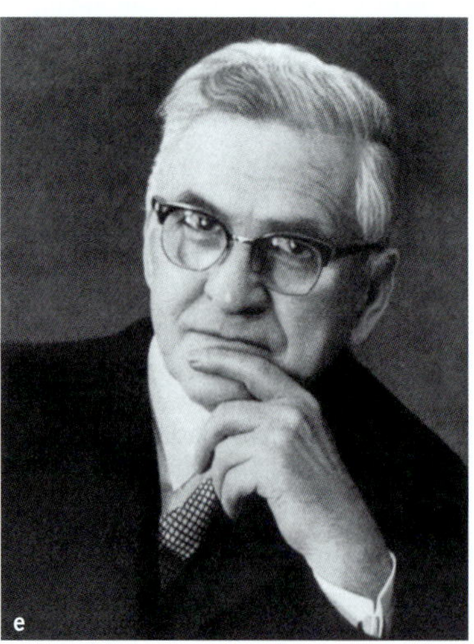

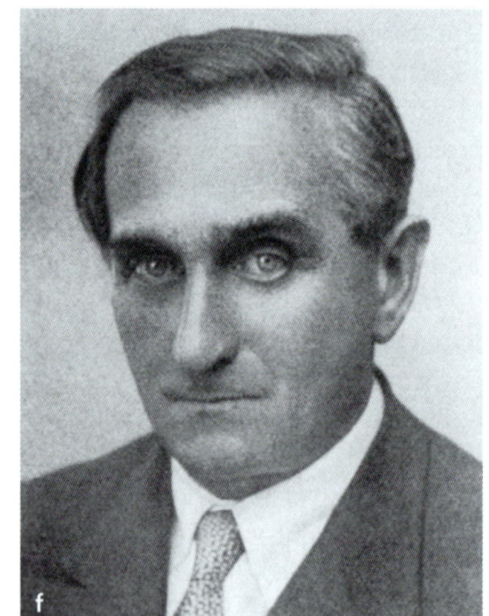

Auch die Fernröntgenaufnahme wurde zu einem wichtigen Element der kieferorthopädischen Diagnostik und Therapieplanung. Der Deutsche Herbert Hofrath[25] (1889–1952) (Abb. 12d) hatte bereits 1931 im ersten Jahrgang der Fachzeitschrift „Fortschritte der Orthodontie" auf die Potenziale dieser speziellen Röntgenaufnahme hingewiesen. Der US-Amerikaner Birdsall Holly Broadbent (1894–1977) machte sich in jener Zeit ebenfalls um die Weiterentwicklung der betreffenden Technik verdient.

In den 1920er und 1930er Jahren widmeten sich der gebürtige Österreicher Karl Häupl[21] (1893–1960) (Abb. 12e) und der Däne Viggo Andresen (1870–1950) den Wechselwirkungen zwischen der oralen Muskulatur und dentalen Fehlstellungen. Besagtes Untersuchungsfeld ging als „Funktionskieferorthopädie" in die Geschichte der KFO ein. Zum prototypischen Behandlungsmittel wurde der Aktivator, dem bis heute zahlreiche Varianten und Abwandlungen folgten.

Ebenfalls in dieser Zeitphase (1920) entwickelte Charles Hawley (1861–1929) den Retainer, um Zähne nach Therapieabschluss in ihrer Position zu halten. 1945 propagierte der Kieferorthopäde Harold D. Kesling (1901–1979) seinerseits ein Verfahren, bei dem Zahnfehlstellungen mit transparenten Kunststoffschienen korrigiert werden konnten (Aligner-Therapie).

In Deutschland erfuhr das Fach Kieferorthopädie nach 1927 einen deutlichen Bedeutungszuwachs: In diesem Jahr war es Alfred Kantorowicz[14] (1899–1979) (Abb. 12f) gelungen, einfache kieferorthopädische Maßnahmen in die Schulzahnpflege zu integrieren und die KFO so einer breiten Bevölkerungsgruppe zugänglich zu machen. Weitere Etappen auf dem Weg zu einer Etablierung der Fachdisziplin in Deutschland wurden 1955 und 1972 vollzogen: 1955 konnte die Kieferorthopädie an deutschen medizinischen Fakultäten in die Gruppe der Prüfungsfächer eingereiht werden und 1972 wurde sie in den Leistungskatalog der Gesetzlichen Krankenversicherung (GKV) aufgenommen.

5.5 Endodontologie

Wie oben erwähnt, wird die **Endodont[olog]ie** – die Lehre vom Zahninneren – vielfach der konservierenden Zahnheilkunde zugerechnet. Doch auch sie wird zunehmend als eigenständige Disziplin begriffen, wobei diese Tendenz etwa in den USA („endodontics") weitaus stärker fortgeschritten ist als etwa in Deutschland.

Die Endodontologie befasst sich v. a. mit den Erkrankungen des Zahnnerven (Pulpa) und des periapikalen Gewebes. Ziel ist auch hier der Zahnerhalt. Wenngleich die ersten Versuche der Nervbehandlung bereits viele Jahrhunderte zurückliegen, fallen viele entscheidende Entwicklungen in die Zeit zwischen 1840 und 1960. Nur wenige Beispiele mögen dies verdeutlichen[6,16,29,30,37,48]: Als Erfinder der Exstirpationsnadel im Jahr 1840 und der damit verbundenen Entfernung der Wurzelpulpa gilt Edward Maynard. Die Triopaste (Paraformaldehyd, Trikresol und Kreolin) wurde 1889 von dem bereits erwähnten Schweizer Hochschullehrer Alfred Gysi eingeführt. Er empfahl zudem die Verwendung von Wasserstoffperoxid (H_2O_2) zur Desinfektion, während sich Natriumhypochlorit (NaOCl) als weitere Spüllösung erst nach dem Ersten Weltkrieg durchsetzte. In den 1880er Jahren wurden zudem die ersten konfektionierten Guttapercha-Stifte zur Verdichtung der Wurzelfüllung eingesetzt. Otto Walkhoff führte wiederum 1928 die nach ihm benannte Jodoform-Paste in die Endodontie ein; sie war zusätzlich mit Chlorphenol-Kampfer-Menthol (ChKM) versetzt. Heute greifen Endodontologen nicht nur auf modernste Materialien, sondern auch auf verschiedenste technische Hilfsmittel wie Lupe und OP-Mikroskop zurück.

5.6 Kinderzahnheilkunde

Auch die **Kinderzahnheilkunde** ist gewissermaßen aus der konservierenden Zahnheilkunde „erwachsen"[6,31,37,38,45]. Sie ist an vielen Fakultäten weiterhin den Lehrstühlen für Zahnerhaltung zugeordnet. Sie befasst sich mit der Diagnostik, Prävention und Behandlung aller Krankheiten im Zahn-, Mund- und Kieferbereich von der Geburt bis zur Adoleszenz.

Das erste Prophylaxe-Programm wurde um 1850 von dem belgischen Zahnarzt Amédée-Jules-Louis François Talma (1792–1864) vorgestellt. In Deutschland entwickelte sich die Kinderzahnheilkunde im 19. und frühen 20. Jahrhundert v. a. aus dem Bereich der Schulzahnpflege. Weitere maßgebliche Impulse erfuhr sie in der früheren DDR, wo sie unter dem Begriff „Kinderstomatologie" firmierte. Mehrere Professuren widmeten sich in der DDR diesem Teilgebiet. Zudem konnte man dort eine Weiterbildung zum Fachzahnarzt absolvieren. Sie wurde nach der Wende eingestellt; stattdessen bietet z. B. die „Deutsche Gesellschaft für Kinder- und Jugendzahnheilkunde" eine qualifizierte Spezialisierung im Teilgebiet Kinderzahnheilkunde an.

5.7 Parodontologie

Im Vergleich mit der Kinderzahnheilkunde reichen die Anfänge der **Parodontologie** deutlich weiter zurück. Obwohl sich ihre frühen Vertreter schon 1924 in Form der „Arbeitsgemeinschaft für Paradentosen-Forschung" eigenständig organisierte, ist das Fach noch heute an vielen deutschen medizinischen Fakultäten formal den Lehrstühlen für Zahnerhaltung zugeordnet.

Die Parodontologie ist die Lehre vom Zahnhalteapparat (Parodontium), seinen Erkrankungen und deren Behandlung. Auch in diesem Fach muss zwischen frühen Erstbeschreibungen und der breiten Etablierung der Disziplin unterschieden werden[30,37,38,46,48]. Der älteste Hinweis auf Parodontalerkrankungen stammt vermutlich von Aulus Cornelius Celsus und reicht damit bis in die Antike zurück. Auch Pierre Fauchard beschrieb im 18. Jahrhundert klinische Symptome einer Parodontitis – wenngleich die Begrifflichkeiten bis weit ins 20. Jahrhundert umstritten blieben. 1921 führte der deutsche Nestor der Parodontologie, Oskar Weski[15,26] (1879–1952), den Terminus „Parodontose" als Sammelbegriff für alle (entzündlichen und nicht-entzündlichen) Zahnbetterkrankungen ein – eine Bezeichnung, die bekanntlich bis heute in der Bevölkerung weit verbreitet ist, während sich innerhalb der Fachdisziplin spätestens um die Jahrhundertmitte (aufgrund des meist entzündlichen Charakters der Erkrankungen) der Begriff „Parodontitis" durchsetzte.

Viele Parodontologen führen die wissenschaftlichen Anfänge des Faches auf den US-Amerikaner John Mankey Riggs (1811–1885) zurück, der seit den 1850er Jahren die zentrale Rolle der Mundhygiene für Zahnbetterkrankungen sowie eine penible Zahnsteinentfernung mit Wundtoilette (Débridement) und anschließender Zahnpolitur als therapeutische Maßnahmen propagierte und so die entzündlichen Erscheinungen deutlich eindämmen konnte. 1922 veröffentlichten Paul Roscoe Stillman (1871–1945) und John Oppie McCall (1879–1978) mit „A Textbook of Clinical Periodontia" ein vielbeachtetes Lehrbuch dieses jungen Faches. Stillman entwickelte auch die nach ihm benannte Zahnputztechnik und beschrieb die „Stillman-Spalte" („Stillman's cleft"). Charles Cassedy Bass (1875–1975) wurde, ebenfalls in der ersten Hälfte des 20. Jahrhunderts, Namensgeber einer bis heute weithin bekannten Zahnputzmethode.

Die „Machtergreifung" durch die Nationalsozialisten (→ Kapitel 7) bedeutete für die Parodontologie des deutschen Sprachraums einen herben Rückschlag, da gerade die nun verfolgten bzw. zur Emigration gezwungenen jüdischen Zahnärzte – unter ihnen Bernhard Gottlieb[25,51] (1855–1950) und Hans Sachs[32] (1881–1974) – maßgeblich zur Etablierung des Faches beigetragen hatten.

Einen weiteren Meilenstein lieferten die eigentlich in der orthopädischen Forschung verorteten Wissenschaftler Lloyd A. Hurley und Frank E. Stinchfield (1910–1992): Sie schufen 1959 die Grundlagen der „Guided Tissue Regeneration" (gesteuerte Geweberegeneration, GTR), die in der Folgezeit auch für die Parodontaltherapie fruchtbar gemacht werden konnte. Fortan wurden spezifische Membranen aus Polytetrafluorethylen im Zahnbett an geeigneter Stelle eingepflanzt, um eine gesteuerte Neubildung des im Zuge der Erkrankung verloren gegangenen Gewebes anzuregen. Hauptziel der GTR war und ist dementsprechend die Wachstumsförderung geschädigter Gewebe des Zahnhalteapparats. Schon 1957 hatte die Firma Dentsply zudem ein Gerät zur Zahnsteinentfernung mittels Ultraschall auf den Markt gebracht, das bald auch im Rahmen der Parodontalbehandlung zum Einsatz kam. 1974 wurde die Behandlung der Parodontopathien in den Leistungskatalog der gesetzlichen Krankenkassen aufgenommen; fünf Jahre zuvor war der „Parodontalstatus" (PA-Status) bereits zur obligaten fachlichen Grundlage einer systematischen Parodontaltherapie erklärt worden[37,38,46,48].

5.8 Implantologie

Die zahnärztliche **Implantologie** ist ein an der Nahtstelle von Chirurgie und Prothetik angesiedeltes Spezialgebiet. Sie befasst sich im strengen Wortsinn mit der Insertion von Zahnimplantaten in den Kieferknochen; zumeist wird hierunter aber auch die implantatbezogene Suprakonstruktion verstanden („Implantatprothetik"), da diese ebenfalls spezifische Anforderungen an den Zahnarzt stellt.

Die zahnärztliche Implantologie ist – unbeschadet älterer Vorarbeiten – im Wesentlichen eine Entwicklung des 20. Jahrhunderts[3,8,50]. Der fachliche Durchbruch wurde dabei erst deutlich *nach* der Jahrhundertmitte erzielt. Dennoch wurde bereits in den 1930er Jahren Vitallium als biokompatibler Implantatwerkstoff vorgestellt. Das erste Vitallium-Schraubenimplantat wurde 1937 von Alvin Strock (1911–1996) eingesetzt. Zu den Wegbereitern der Implantologie gehörte auch Manlio Formigini (1883–1959), der 1947 Helikoidal-Schrauben aus Tantal empfahl. Es folgten Raphaël Cherchève (1904–2000) und Ernst-Helmut Pruin[26] (1913–2008). Auch sie propagierten Schrauben- bzw. Nadelimplantate, die sich jedoch in der vorgeschlagenen Form nicht behaupten konnten. Als nicht tragfähig erwiesen sich auch die subperiostalen Gerüstimplantate, die seit der Jahrhundertmitte Anwendung fanden.

Letztlich war es der Schwede Per-Ingvar Brånemark (1929–2014), der der oralen Implantologie ab 1967 u. a. durch seine Arbeiten zur Osseointegration (gemeint ist ein funktionell-struktureller Verbund zwischen Knochengewebe und Implantatoberfläche) und zur Biokompatibilität der Titanoberfläche zum Durchbruch verhalf und letztlich den Siegeszug des (geschraubten) Titanimplantats einläutete. Gleiches gilt für André Schroeder[17,26] (1918–2004), der ähnliche Untersuchungen anstellte und 1979 das „International Team for Implantology" (ITI)[18] gründete, das zur weltweit größten Vereinigung auf diesem Gebiet avancierte.

Bis in die 1970er Jahre hinein waren es hauptsächlich niedergelassene Zahnärzte, die Implantate einsetzten, während viele universitäre Fachvertreter skeptisch blieben. Erst seit den 1980er Jahren entwickelte sich die Implantologie dank fortgesetzter technischer Verbesserungen zu einem der zukunftsträchtigsten Teilgebiete der Zahnheilkunde. Nun zeigten auch Hochschullehrer verstärktes Interesse an der Behandlung mit oralen Implantaten; mit der Zeit verbesserte sich auch die Studienlage und damit die klinische Evidenz[3,8,50]. Neben Titan werden heute auch spezielle Keramikimplantate angeboten.

5.9 Funktionsdiagnostik und -therapie

Interdisziplinär und „ganzheitlich" ausgerichtet ist die **Funktionsdiagnostik und -therapie**. Sie dient der Erforschung von Funktionsstörungen des kraniomandibulären und kraniozervikalen Systems und ihrer Wechselwirkungen mit anderen Körpersegmenten. So können z. B. Erkrankungen des Kausystems diagnostiziert und behandelt bzw. weitere Spezialisten – wie etwa Osteopathen oder Physiotherapeuten – eingebunden werden. Zielpunkt ist eine (vollständige) funktionelle Rehabilitation.

5.10 Fortschreitende Ausdifferenzierung

Über die hier vorgestellten Spezialdisziplinen hinaus verfügt die Zahnheilkunde über etliche weitere Teilgebiete. Die diesbezüglichen Zahlenangaben variieren – je nach Perspektive und aufgestellten Kriterien. Betrachtet man etwa das Lebensalter als Grundlage für eine Differenzierung nach Fächern, so kann man z. B. die Kinderzahnheilkunde von der herkömmlichen (Erwachsenen-)Zahnheilkunde und einer Seniorenzahnmedizin (Alterszahnmedizin) abgrenzen. Legt man wiederum das Verzeichnis der derzeit existierenden, mit der DGZMK assoziierten zahnärztlichen Fachgruppierungen zugrunde, so können sogar mehr als 40 Organisationen differenziert werden, die jeweils für spezifische Teilgebiete stehen – darunter Spezialdisziplinen wie die Laserzahnheilkunde, die Computergestützte Zahnheilkunde oder die Ethik der Zahnheilkunde. Auch das Lehrfach „Geschichte der Zahnheilkunde" hat eine lange Tradition: Mit Walter Artelt (1906–1976)[25], Walter Hoffmann-Axthelm (1908–2001)[25], Fritz Lejeune (1892–1966)[25] und Curt Proskauer (1887–1972)[26] spezialisierten sich im vergangenen Jahrhundert gleich mehrere approbierte Zahnärzte hauptberuflich auf die Medizingeschichte und hier v. a. auf dentalhistorische Themen; sie können somit als deutsche Nestoren des Fachs „Geschichte der Zahnheilkunde" gelten (Abb. 13a bis d).

5.11 Weiterbildungen im Überblick

Betrachtet man die Ausdifferenzierung der Spezialdisziplinen innerhalb der Zahnheilkunde nicht aus der Sicht der Entwicklungen und Entdeckungen, sondern aus

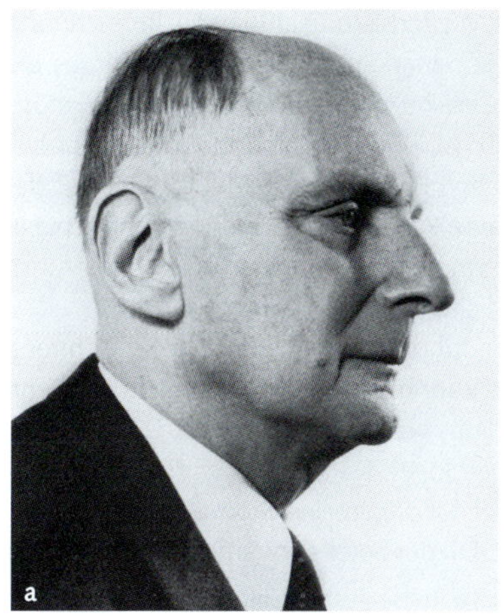

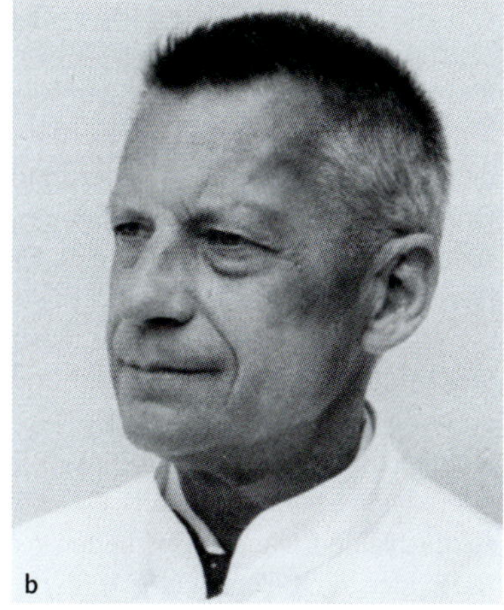

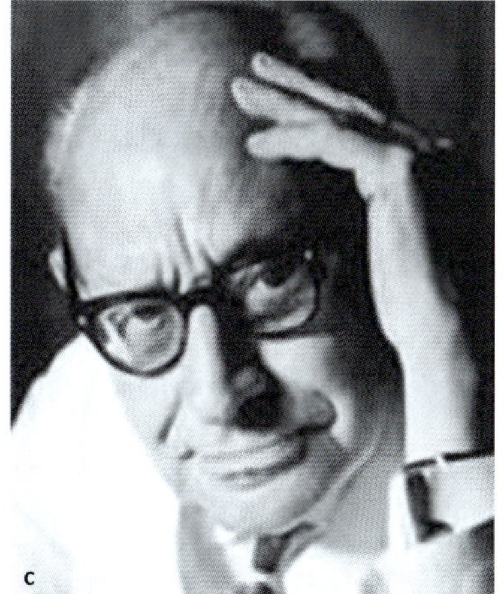

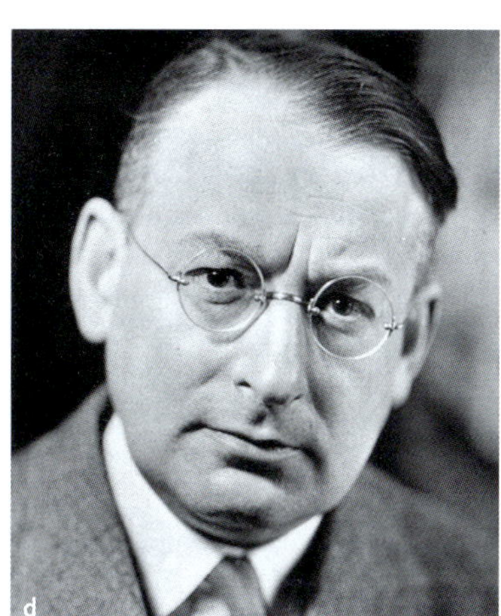

Abb. 13a bis d Pioniere des Fachs Medizingeschichte aus den Reihen der Zahnärzte:
a Walter Artelt,
b Walter Hoffmann-Axthelm,
c Fritz Lejeune und
d Curt Proskauer

der Perspektive der fachlichen Weiterbildungsmöglichkeiten[25,47], so fällt auf, dass die erste offizielle Fachqualifikation den doppelt approbierten „Kieferchirurgen" vorbehalten war: Der betreffende „Facharzt für Zahn-, Mund- und Kieferkrankheiten" wurde, wie oben erwähnt, bereits 1924 eingeführt. Im „Dritten Reich" wurden dann die ersten fach*zahn*ärztlichen Qualifikationen etabliert (1935) – auf maßgebliche Initiative des „Reichszahnärzteführers" Ernst Stuck[20,49] (1893–1974). Hierbei handelte es sich um den „Fachzahnarzt für Kieferorthopädie" und den „Fachzahnarzt für Kieferchirurgie". Nach anhaltender Kritik der doppelt Approbierten wurde der „Fachzahnarzt für Kieferchirurgie" 1942 in „Fachzahnarzt für Kieferkrankheiten" abgeändert; die Bezeichnung „Facharzt für Zahn-, Mund- und Kieferkrankheiten" blieb dagegen den zweifach Approbierten vorbehalten[25,47,49]. Dennoch fiel es den damaligen Patienten weiterhin schwer, die fachlichen und qualifikatorischen Unterschiede zwischen einem Facharzt und einem Fachzahnarzt nachzuvollziehen.

Nach dem Ende des Zweiten Weltkriegs und der Teilung Deutschlands kam es in Ost und West zu unterschiedlichen Weiterbildungsmöglichkeiten und Gebietsbezeichnungen. Das betraf sowohl die doppelt approbierten Kieferchirurgen als auch die weitergebildeten Zahnärzte. So wurde den Kieferchirurgen in der Bundesrepublik nach entsprechender Weiterbildung 1951 die Bezeichnung „Facharzt für Kiefer- und Gesichtschirurgie" zuerkannt. 1976 wurde daraus die Bezeichnung „Facharzt für Mund-Kiefer-Gesichtschirurgie". In der DDR ermöglichte man den doppelt Approbierten zunächst ähnlich wie in der Bundesrepublik die Qualifikation zu einem kieferchirurgischen Facharzt. 1977 wurde der auf der Grundlage der Doppelapprobation vergebene Facharzt jedoch abgeschafft und in Anlehnung an andere Staaten ein „Fach*zahn*arzt für Kieferchirurgie" eingeführt; hierzu bedurfte es keiner zusätzlichen ärztlichen Approbation.

Allgemeinzahnärztlich tätige Behandler führten in der DDR die Bezeichnung **Stomatologe** (gr. stóma = Mund) und die Zahnheilkunde firmierte entsprechend unter dem Begriff **Stomatologie**. Das Studium wurde hier mit einer Diplomarbeit abgeschlossen (Dipl.-Stom. = Diplom-Stomatologe). Danach war es zeitweise möglich, eine Weiterbildung zum „Fachzahnarzt für allgemeine Stomatologie" (1961) zu durchlaufen. Daneben existierten in der DDR der bereits erwähnte „Fachzahnarzt für Kinderstomatologie" (1961), der „Fachzahnarzt für orthopädische Stomatologie", der „Fachzahnarzt für Sozialhygiene" (1975) und der „Fachzahnarzt für Kieferchirurgie" (1977). Nach der Wiedervereinigung wurden diese fachzahnärztlichen Qualifikationen abgeschafft. Sie konnten und können jedoch von den Absolventen weitergeführt werden. Ohne faktische Bedeutung blieben die 1983 in der DDR etablierten Fachzahnärzte in theoretisch-experimenteller Medizin bzw. Mikrobiologie.

In der Bundesrepublik wurden neben dem bereits seit 1935 existenten „Fachzahnarzt für Kieferorthopädie" der „Fachzahnarzt für Oralchirurgie" (1975), der „Fachzahnarzt für Öffentliches Gesundheitswesen" (1975), der „Fachzahnarzt für Parodontologie" (1983, nur im Geltungsbereich der Landeszahnärztekammer Westfalen-Lippe) sowie der „Fachzahnarzt für Allgemeine Zahn-, Mund- und Kieferheilkunde" (2008, nur im Geltungsbereich der Landeszahnärztekammer Brandenburg) eingeführt[47].

Derzeit finden sich einerseits weitreichende Tendenzen der Auffächerung und Spezialisierung. Diese sind erkennbar an den vielfältigen rezenten Fortbildungsprogrammen der Fachorganisationen und an zahlreichen postgradualen Masterstudiengängen, zu denen auch umstrittene, vorwiegend kommerziell motivierte Master-Zertifikate fraglicher Qualität gehören. Auf der anderen Seite bestehen anhaltende standespolitische Bemühungen, der befürchteten „Zersplitterung" der Zahnärzteschaft entgegenzuwirken – u. a. durch den Erhalt und die Förderung des Allgemeinzahnarztes („Generalist") in der ambulanten Versorgung.

Merke

- Das 19. Jahrhundert gilt als Zeitalter der Spezialisierung und zunehmender Ausdifferenzierung medizinischer Fachdisziplinen; dies gilt auch für die Zahnheilkunde, wobei hier die Auffächerung erst im 20. Jahrhundert stärkere Ausmaße erreichte.
- Die Zahnerhaltung und die Prothetik bildeten im 19. Jahrhundert die beiden zentralen Säulen der Zahnheilkunde; auch die ersten Professuren im Fach Zahnheilkunde hatten diese Schwerpunkte.
- Die Aufwärtsentwicklung und universitäre Etablierung der MKG-Chirurgie („Kieferchirurgie") steht in einem engen Zusammenhang mit den beiden Weltkriegen, in denen der Stellenwert der fachgerechten Versorgung von Kiefer- und Gesichtsverletzungen deutlich wurde; demgegenüber wurden in der Kieferorthopädie erst nach 1950 eigenständige Lehrstühle geschaffen.

- Während die wissenschaftlichen Anfänge der Parodontologie ins 19. Jahrhundert zurückreichen, wurde die orale Implantologie erst im letzten Viertel des 20. Jahrhunderts auf eine solide fachliche Grundlage gestellt.
- Im Verlaufe des 20. Jahrhunderts wurden zudem in den jeweiligen deutschen Staaten (Deutsches Kaiserreich, Weimarer Republik, „Drittes Reich", Bundesrepublik, DDR) diverse Möglichkeiten der Weiterbildung zum Fachzahnarzt bzw. Facharzt geschaffen (und teilweise wieder aufgehoben).

Literatur

1. Angle EH: The Angle System of Regulation and Retention of the Teeth, and Treatment of Fractures of the Maxillae. Philadelphia 1895
2. Bernklau K, Bertzbach K (Hrsg.): Geschichte der Deutschen Gesellschaft für Kieferorthopädie (1907–1978). München, Wien, Baltimore 1981
3. Brinkmann AK, Brinkmann ELW: Die Geschichte der zahnärztlichen Implantologie in Deutschland. Oldenburg 1995
4. Eichner K: Die Prothetik vor einhundert Jahren und Marksteine ihrer weiteren Entwicklung. Dtsch Zahnärztl Z 1959;14(17):1137–1150
5. Eulner HH: Die Entwicklung der medizinischen Spezialfächer an den Universitäten des deutschen Sprachgebietes (= Studien zur Medizingeschichte des neunzehnten Jahrhunderts, 4). Stuttgart 1970
6. Groß D: Die schwierige Professionalisierung der deutschen Zahnärzteschaft (1867–1919) (= Europäische Hochschulschriften, Reihe 3, 609). Frankfurt a. M. 1994
7. Groß D: Zahnarzt, Zahnbrecher, Zahnextraktion. In: Gerabek WE, Haage BD, Keil G, Wegner W (Hrsg.): Enzyklopädie Medizingeschichte. Berlin, New York 2005, 1515–1517
8. Groß D: Die zahnärztliche Implantologie in ethischer Perspektive. Implantologie 2014;22(4): 391–398
9. Groß D: Carl Sauer – Widersacher der Dentisten. Zahnärztl Mitt 2017;107(6):44–47
10. Groß D: Willoughby Dayton Miller – Erklärer der Karies. Zahnärztl Mitt 2017;107(18):108–110
11. Groß D: Carl Partsch – Nestor der Kieferchirurgie. Zahnärztl Mitt 2017;107(21):104–106
12. Groß D: Otto Walkhoff – Erkämpfer des Dr. med. dent. Zahnärztl Mitt 2017;107(23/24):100–102
13. Groß D: Georg Axhausen – Erstbeschreiber der aseptischen Nekrose. Zahnärztl Mitt 2018; 108(5):46–48
14. Groß D: Alfred Kantorowicz – Wegbereiter der Jugendzahnpflege. Zahnärztl Mitt 2018; 108(7):102–103
15. Groß D: Oskar Weski – Nestor der Parodontologie. Zahnärztl Mitt 2018;108(15/16):96–97
16. Groß D: Die Geschichte des Zahnarztberufs in Deutschland. Einflussfaktoren – Begleitumstände – Aktuelle Entwicklungen. Berlin 2019
17. Groß D: André Schroeder (1918–2004) – Groundbreaking Pioneer in Swiss Academic Dentistry. Swiss Dent J 2019;129(12):1018–1025
18. Groß D: 40 Years ITI. A Rich Heritage for an Inspiring Future. Berlin 2020
19. Groß D: Walkhoff, Otto. In: Neue Deutsche Biographie. Bd. 27. Berlin 2020, 328f.
20. Groß D: Ernst Stuck – sein Handeln bleibt ohne Folgen. Zahnärztl Mitt 2020;110(7):74–76
21. Groß D: Karl Häupl (1893–1960). His Life and Works with Special Consideration of His Role in the Third Reich. DZZ International 2020;2(3):95–101
22. Groß D: Martin Waßmund (1892–1956) – Wegbereiter der MKG-Chirurgie mit politischem Makel. MKG-Chir 2021;14(2):145–154
23. Groß D: Vom Mitläufer zur „Persona non grata"? Das Leben und Werk von Georg Axhausen (1877–1960) unter Berücksichtigung seiner Rolle im „Dritten Reich". MKG-Chir 2021;14(3): 246–254
24. Groß D: Hans Pichler (1877–1949) – Begründer der MKG-Chirurgie und der zahnärztlichen Weiterbildung in Österreich. MKG-Chir 2022;15(1):46–55
25. Groß D: Lexikon der Zahnärzte und Kieferchirurgen im „Dritten Reich" und im Nachkriegsdeutschland. Bd. 1. Berlin, Leipzig 2022

26. Groß D: Lexikon der Zahnärzte und Kieferchirurgen im „Dritten Reich" und im Nachkriegsdeutschland. Bd. 2. Berlin, Leipzig 2022
27. Groß D: Christian Bruhn (1868–1942) – ein unpromovierter Zahnarzt als Gründer der ersten deutschen Kieferklinik. MKG-Chir 2022;15(2):118–126
28. Groß D: August Lindemann (1880–1970) – der erste für Kiefer- und Gesichtschirurgie habilitierte Fachvertreter in Deutschland. MKG-Chir 2022;15(3):231–240
29. Groß D: Otto Walkhoff (1860–1934) – Model scientist and early National Socialist, DZZ International 2022;4(2):77–84
30. Gross D, Gross K, Nitschke I: Alfred Gysi (1865–1957) – More than a Pioneer of Dental Prosthetics and Articulation. Swiss Dent J 2021;221(2):125–132
31. Groß D, Schäfer G: Geschichte der DGZMK (1859–2009). Berlin 2009
32. Halling T, Krischel M: Hans Sachs – Zahnarzt, Migrant und „Plakatfreund". Zahnärztl Mitt 2020;110(3):150–153
33. Hausser E: Von der Orthodontie zur Kieferorthopädie. Dtsch Zahnärztl Z 1959;14:1150–1159
34. Hoffmann-Axthelm W: Zur Geschichte des Zahnersatzes (IV). Quintessenz 1970;21(3):139–142
35. Hoffmann-Axthelm W: Zur Geschichte des Zahnersatzes (V). Quintessenz 1970;21(4):115–120
36. Hoffmann-Axthelm W: Zur Geschichte des Zahnersatzes (VI). Quintessenz 1970;21(5):125–131
37. Hoffmann-Axthelm W: Die Geschichte der Zahnheilkunde. Berlin 1973
38. Hoffmann-Axthelm W: Lexikon der Zahnheilkunde. 3. Aufl. Berlin 1983
39. Hoffmann-Axthelm W: Die Geschichte der Mund-, Kiefer- und Gesichtschirurgie. Berlin 1995
40. Kahl-Nieke B, Witt E, Braumann B (Hrsg.), 100 Jahre Deutsche Gesellschaft für Kieferorthopädie 1908–2008, Hamburg u. a. 2008
41. Lautenschlager A: Die Entwicklung der Kieferorthopädie zum eigenständigen Fachgebiet in Deutschland. Diss. med. dent. München 2016
42. Miller WD: Die Mikroorganismen der Mundhöhle: Die örtlichen und allgemeinen Erkrankungen, welche durch dieselben hervorgerufen werden. Leipzig 1889
43. Miller WD: Lehrbuch der Conservirenden Zahnheilkunde. Leipzig 1896
44. Proff P: Kieferorthopädie. In: Gerabek WE, Haage BD, Keil G, Wegner W (Hrsg.), Enzyklopädie Medizingeschichte. Berlin u. a. 2005, 734–737
45. Römer F: Die Deutsche Gesellschaft für Kinderzahnheilkunde (DGK): Wie sie wurde – was sie ist. Hamburg 2004
46. Schlagenhauf U: Zur Geschichte der Parodontologie in Deutschland. Dtsch Zahnärztl Z 2009; 64(4):262–264
47. Staehle HJ: Die Geschichte der Fachzahnärzte in Deutschland. Dtsch Zahnärztl Z 2010;65(4): 206–213
48. Strübig W: Geschichte der Zahnheilkunde: Eine Einführung für Studenten und Zahnärzte. Köln 1989
49. Stuck E: Warum Fachärzte? Zahnärztl Mitt 1944;35:120f.
50. Tänzler S: Die Entwicklung der zahnärztlichen Implantologie von 1930 bis 1994. Diss. med. München 1998
51. Wilms KF, Gross D: The Jewish Oral Pathologist Bernhard Gottlieb (1885–1950) and His Scientific "Uprooting" in the Third Reich. Pathologe 2021;42(Suppl. 1):S20–S29
52. Witt FH: 150 Jahre zahnärztliches Geschehen in Deutschland. Deutscher Zahnärzte-Kalender 1959;18:259–276
53. Zimmermann B: Der amerikanische Einfluss auf die deutsche Zahnheilkunde im ausgehenden 19. Jahrhundert. Diss. med. Bonn 1969

6 Von der Empirie zur Wissenschaft: Die Zahnheilkunde im Spiegel wegweisender medizinischer Erfindungen und Entdeckungen

Die Zahnheilkunde verdankte ihre Aufwärtsentwicklung im 19. und 20. Jahrhundert nicht nur den beschriebenen Neuerungen innerhalb des eigenen Faches (→ Kapitel 5), sondern ebenso einigen grundlegenden medizinischen Fortschritten.

Dies soll am Beispiel von vier bahnbrechenden Innovationen der Medizin veranschaulicht werden – namentlich (1) an den Entwicklungen auf dem Gebiet der Narkose und der Lokalanästhesie und den damit verbundenen neuen Optionen der Schmerzausschaltung und -behandlung, (2) an der Etablierung von Desinfektion und Sterilisation als Grundprinzipien ärztlichen und chirurgischen Arbeitens, (3) an den Entdeckungen im Bereich von Bakteriologie und Mikrobiologie und der nachfolgenden Antibiotika-Forschung sowie – last not least – (4) an der Etablierung und kontinuierlichen Erweiterung der bildgebenden Medizin[3,4,6,7,9,11,15,18].

6.1 Narkose und Lokalanästhesie

Die heutige Bedeutung der Chirurgie resultiert zuvorderst aus der Möglichkeit einer suffizienten Schmerzausschaltung. Erst sie machte größere, komplexere und zeitaufwändigere Operationen möglich[1,17,20] und leitete somit einen **Paradigmenwechsel** – einen grundsätzlichen Wandel der Sicht- und Vorgehensweise – ein: Wurden operative Eingriffe bis dahin als ultima ratio angesehen, so stellten sie nun planbare, elektive Maßnahmen dar. Auch die MKG-Chirurgie und die zahnärztliche Chirurgie profitierten nachhaltig von dieser Entwicklung.

Bis zum 19. Jahrhundert konnte man Patienten nur unzureichend betäuben – sei es mit Alkoholika (z. B. Whisky) oder pflanzlichen Sedativa (etwa Bilsenkraut, Hanf, Nieswurz, Schlafmohn). Nicht selten mussten die Kranken für die Eingriffe gefesselt oder fixiert werden, um angst- oder schmerzbedingte Abwehrreaktionen zuverlässig zu unterbinden. Schon aufgrund dieser höchst ungünstigen Rahmenbedingungen waren der Chirurgie enge Grenzen gesetzt. So fielen Präzision und Gründlichkeit oft dem Zwang zum schnellen Operieren zum Opfer.

Erste Schritte auf dem Weg zur heutigen standardisierten Anästhesie reichen bis ins 18. Jahrhundert zurück[1,17,20]: Der britische Chemiker Joseph Priestley (1733–1804) konnte bereits 1772 „Lachgas" (Distickstoffoxid) herstellen. Die betäubende und schmerzstillende Wirkung des Gases wurde allerdings erst von Priestleys Fachkollegen Humphry Davy (1778–1829) beschrieben: Dieser hatte um 1797 damit begonnen, das Gas im Selbstversuch auszutesten. In den Vereinigten Staaten wurden bald „Laughing-gas parties" veranstaltet. Dort führten Chemiker und andere Demonstratoren die erheiternde Wirkung des Lachgases vor. Dabei fiel zugleich die besondere anästhetische Wirkung von N_2O in den Blick. Als eigentlicher Entdecker der Lachgasanästhesie gilt jedoch der US-amerikanische

Zahnarzt Horace Wells (1815–1848) (Abb. 14a). Er setzte das Gas erstmals 1844 bei Zahnextraktionen und -behandlungen ein. 1845 wollte Wells sein Vorgehen im Rahmen einer öffentlichen Behandlung am Massachusetts General Hospital in Boston vor allem unter der Ärzteschaft bekannt machen. Seine Demonstration an einem übergewichtigen alkoholkranken Patienten schlug jedoch (wahrscheinlich aufgrund eines Dosierungsfehlers) fehl und Wells sah sich und sein Verfahren diskreditiert. Er erlitt einen psychischen Zusammenbruch, von dem er sich nie wirklich erholte, und setzte seinem Leben 1848 im Alter von nur 33 Jahren ein Ende. So erlebte er die Renaissance des Distickstoffoxids nicht mehr mit, denn seit dem Ende der 1860er Jahre gehörte Lachgas tatsächlich zur Standardmedikation bei klinischen Operationen.

Die Inhalationsanästhesie mit Äther (Diethylether) lässt sich bis zum Jahr 1846 zurückverfolgen. Sie kam somit nur kurze Zeit nach Wells' Lachgas-Vorführung auf und ist eng verbunden mit dem Zahnarzt William Thomas Green Morton (1819–1868) (Abb. 14b) und John Collins Warren (1778–1856). Warren war leitender Chirurg des Massachusetts General Hospital. Er erteilte Morton die Erlaubnis, im Oktober 1846 in besagtem Krankenhaus eine Äther-Narkose durchzuführen. Sie verlief im Unterschied zu Wells' Demonstration erfolgreich, sodass Morton und Warren als Entdecker dieser Narkoseform gefeiert wurden. Der Erfolg ihrer Demonstration verbreitete sich wie ein Lauffeuer. Im deutschsprachigen Raum führte Hermann A. Demme (1802–1867) am 23. Januar 1847 in Bern die erste Allgemeinanästhesie mit Äther durch. Im Deutschen Bund (1815-1866) wurde die erste Anästhesie von Johann Ferdinand Heyfelder (1798–1869) einen Tag später in Erlangen vorgenommen. Die Äthernarkose trat einen rasanten Siegeszug an, doch mit der Zeit zeigten sich die Risiken und Nebenwirkungen des Medikaments – namentlich Unruhe und Erbrechen, eine relevante Explosionsgefahr (durch die Bildung von Äther-Luft-Gemischen) und eine lange Abklingzeit.

Daher bemühte man sich um Alternativen. Zu Letzteren zählte Chloroform (Trichlormethan). Obwohl der Wirkstoff bereits seit Beginn der 1830er Jahre untersucht wurde, kam der britische Arzt Robert Mortimer Glover (1815–1859) erst 1842 seinen narkotischen Eigenschaften auf die Spur. Der schottische Geburtshelfer James Young Simpson (1811–1870), Professor an der Universität von Edinburgh, führte das Mittel dann in die Gynäkologie ein: Im November 1847 stellte er das Narkotikum in einer privaten Demonstration mit zwei Freunden vor und veröffentlichte noch im selben Monat eine viel beachtete Abhandlung zu diesem Thema. Im Jahr 1853 wurde die britische Königin Victoria (1819–1901) bei der Geburt eines ihrer Kinder erfolgreich mit Chloroform betäubt. Aufgrund des raschen Wirkungseintritts, seiner „Unbrennbarkeit" und seiner geringeren Nebenwirkungen lief der Wirkstoff dem Äther bald den Rang ab. Doch spätestens um die Jahrhundertwende nahmen auch hier die kritischen Stimmen zu: Es gab vermehrt Berichte über die lebertoxische Wirkung von Chloroform und über lebensbedrohliche Komplikationen (z. B. Herzstillstand). Während der Anteil an Chloroformnarkosen in der Folgezeit merklich zurückging, erfreuten sich Kombinationen aus Lachgas und Äther – vor allem seit den 1920er Jahren – zunehmender Beliebtheit[34]. Erst nach der Jahrhundertmitte wurde dann Halothan – ein halogenierter Kohlenwasserstoff – eingeführt; er musste etwa 20 Jahre später seinerseits anderen halogenierten Anästhetika Platz machen.

Im 20. Jahrhundert erfolgte zudem eine Weiterentwicklung der Narkoseapparaturen – weg von den einfachen Tropfmasken zu den bis heute gebräuchlichen Rückatemgeräten mit Kreisteil. Dadurch konnten Wärme- und Flüssigkeitsverluste, aber auch der Gasverbrauch drastisch reduziert werden. Der Chirurg Friedrich Trendelenburg (1844–1924) hatte unterdessen in Deutschland den Tubus etabliert („Trachealtamponadekanüle", 1869). Er wurde so zum Pionier der „Intubationsnarkose" (ITN), bei der die Einleitung des Narkosemittels über einen separaten Zufluss der geblockten Trachealkanüle erfolgte. Darüber hinaus wurde die Patientenüberwachung sukzessive verbessert.

Mit der Etablierung der skizzierten Anästhesieverfahren wuchsen auch die fachlichen Spielräume für Zahnärzte und Kieferchirurgen: Die gefürchteten Zahnextraktionen und Zahnoperationen wurden zunehmend erträglicher. Gleiches galt für größere Eingriffe am Kiefer und im Gesicht, wie sie z. B. bei Krebsbehandlungen oder traumatischen Verletzungen erforderlich waren. Zudem waren nun auch systematische Zahnsanierungen in ITN möglich – eine Vorgehensweise, die bei Patienten mit geistiger oder körperlicher Behinderung, aber auch bei zahnärztlichen Angstpatienten bald als wertvolle Alternative zur konventionellen Behandlung angesehen wurde. Dabei erfreute sich v. a. die titrierbare Lachgas-Sedierung in der Zahnmedizin großer Beliebtheit. Auch bei Kindern, bei ängstlichen Erwachsenen und bei Patienten mit starkem Würgereiz setzte sich Lachgas als Sedierungsmittel durch. Positiv vermerkt wurde hierbei, dass das Gas schnell ein- und ausströmt und somit gut steuerbar ist und in der Regel keine (ausgeprägte) Atemdepression auftritt. Auch Kombinationen mit anderen Narkotika waren möglich.

Von den Erfolgen im Bereich der regionalen und lokalen Betäubung konnte die Zahnheilkunde ebenfalls profitieren: 1884 träufelte der Wiener Augenarzt Karl Koller (1858–1944) als erster eine Lösung aus Kokain in den Bindehautsack. Er erzielte eine anästhesierende Wirkung und gab so den Startschuss für die Lokalanästhesie. Ebenfalls 1884 injizierte der bereits erwähnte Amerikaner William Stuart Halsted (1852–1922) wässrige Kokainlösungen unter die Haut, um auch dort – ähnlich wie im Bindehautbereich – Schmerzfreiheit zu erreichen. Halsted ebnete zudem der Leitungsanästhesie den Weg: Er zeigte 1885, dass es möglich ist, das gesamte Ausbreitungsgebiet eines Nervs mit Kokain zu blockieren, also unempfindlich zu machen. Halsted, der seine Untersuchungen im Selbstversuch vornahm, führte 1885 die erste nachgewiesene Leitungsanästhesie des Unterkiefernervs durch und zeigte damit den potenziellen Nutzen des Verfahrens für die Zahnmedizin auf. Doch schon bald zeigten sich die Risiken und Nebenwirkungen des Kokains: Es führte gelegentlich zum Kreislaufkollaps und konnte bei häufigem Gebrauch Abhängigkeit verursachen. 1892 berichtete der Berliner Chirurg Carl Ludwig Schleich (1859–1922) über seine Erfahrungen mit stark verdünnten und damit weniger gefährlichen Kokain-Dosen. Er stellte seine Form der Infiltrationsanästhesie am 11. Juni 1892 auf dem Chirurgenkongress in Berlin vor. Schleich stieß zunächst auf einigen Widerstand, weil er sein Eintreten für die Infiltrationsanästhesie mit starker Kritik an der damals auch bei kleineren Eingriffen verbreiteten Praxis der Inhalationsverfahren verband. Dies wurde von einigen chirurgischen Kollegen als Affront empfunden. 1902 gelang Heinrich Braun (1862–1934) dann in Zwickau eine Weiterentwicklung der Schleich'schen Methode, indem er der Kokainlösung den Vasokonstriktor Adrenalin (Suprarenin) zusetzte. Dies verlangsamte die Resorption des Lokalanästhetikums und verlängerte hierdurch die Dauer der Anästhesie, sodass die erforderliche therapeutische Dosis weiter reduziert werden konnte. Drei Jahre später führte Braun anstelle von Kokain den Wirkstoff Procain in Kombination mit Adrenalin zur Lokalanästhesie ein.

Die deutschen Zahnärzte Guido Fischer (1877–1959) und Hans Moral (1885–1933) hatten ebenfalls erheblichen Einfluss auf die breite Etablierung der Lokal-

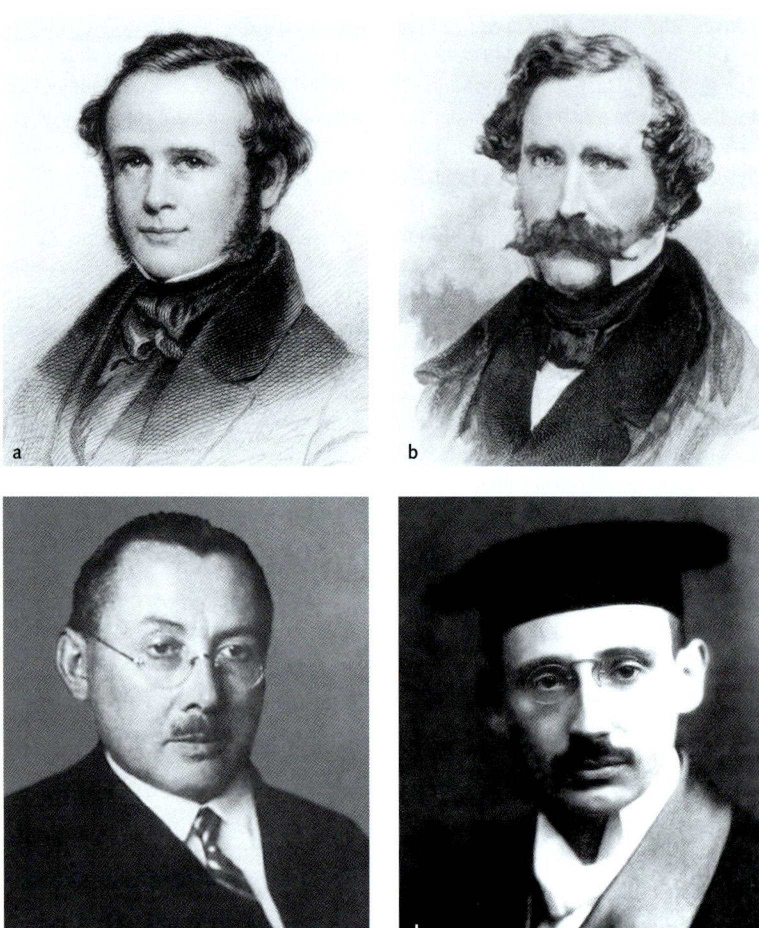

Abb. 14a bis d Pioniere der Anästhesiologie aus den Reihen der Zahnärzte:
a Horace Wells,
b William Morton,
c Guido Fischer und
d Hans Moral

anästhesie in der Zahnmedizin (Abb. 14c und d). Sie beschäftigten sich in den ersten Jahrzehnten des 20. Jahrhunderts mit den physiologischen und anatomischen Grundlagen und der klinischen Anwendung der neuen Technik, hielten in vielen europäischen Ländern Fachvorträge zu diesem Thema und ebneten so den Weg für die dentale Lokalanästhesie.

In den folgenden Jahrzehnten kamen zahlreiche alternative Lokalanästhetika auf den Markt, darunter Lidocain. Hierbei handelte es sich um das erste derartige Medikament auf Aminoamid-Basis. Es wurde erstmals 1943 synthetisiert, 1947 eingeführt und konnte sich gerade in der Zahnheilkunde schnell etablieren. In den folgenden Jahrzehnten wurden dann zahlreiche weitere Dentalanästhetika mit unterschiedlichen Wirkungsprofilen und geringeren Nebenwirkungen zugelassen.

6.2 Der Siegeszug der Hygiene: Asepsis und Antisepsis

Einen Paradigmenwechsel in der Geschichte der Medizin markierte auch die breite Etablierung der Asepsis und Antisepsis (→ Kapitel 1)[4,12,20]. Während die Asepsis auf eine vollkommene Keimfreiheit abzielt – bekannte Beispiele sind vor Gebrauch sterilisierte Instrumente und Materialien –, ist z. B. auf Körperoberflächen lediglich eine antiseptische Behandlung – d. h. eine Behandlung in Keimarmut durch weitreichendes Desinfizieren – möglich, da die (Schleim-)Haut nicht sterilisiert werden kann.

Beide Prinzipien erwiesen sich als segensreich. Ihre Einführung fiel in die Mitte des 19. Jahrhunderts und ihre Umsetzung ist eng mit den beiden Ärzten Ignaz Philipp Semmelweis (1818–1865) und Joseph Lister (1827–1912) verknüpft:

Der Wiener Arzt und Geburtshelfer Semmelweis hegte um 1847 den Verdacht, dass das vielfach todbringende Kindbettfieber von den ungewaschenen Händen der Ärzte ausgehen könnte und nicht etwa, wie man bis dahin annahm, von Ausdünstungen der Erde (Miasmatheorie; → Kapitel 1) oder gar einer mangelnden Reinlichkeit der Wöchnerinnen. Ausgangspunkt seiner Mutmaßung war eine von Semmelweis entdeckte statistische Auffälligkeit: Das Kindbettfieber trat seinen Aufzeichnungen zufolge gehäuft bei Wöchnerinnen auf, die von (angehenden) Ärzten untersucht oder behandelt wurden, nachdem diese Sektionen an Leichen durchgeführt hatten. Die betreffenden Mediziner nahmen ihre Untersuchungen an den Wöchnerinnen in jener Zeit oft ohne vorheriges Waschen von Händen und Instrumenten vor. Semmelweis' statistische Erhebung von 1847/48 gilt heute als frühes Beispiel einer evidenzbasierten Medizin und als Geburtsstunde von Antisepsis und Asepsis. Er mutmaßte, dass der Tod gewissermaßen an den Händen der Ärzte „klebte". Dementsprechend forderte er von den (angehenden) Kollegen vor jeder ärztlichen Maßnahme an den Frauen ein gründliches Händewaschen in einer Chlorkalklösung sowie eine sorgfältige Reinigung der (gynäkologischen) Instrumente.

Allerdings stieß Semmelweis mit seinen Forderungen unter den zeitgenössischen Ärzten und insbesondere bei seinem Vorgesetzten auf Unverständnis und Ablehnung. Nur mit Mühe gelang es ihm, sich in Wien zu habilitieren (1850). Semmelweis starb 1865 unter ungeklärten Umständen in einer psychiatrischen Anstalt bei Wien. Erst posthum setzte sich seine Lehre auf breiter Front durch – und Semmelweis ging schlussendlich als „Retter der Mütter" in die Geschichte ein. Gleichzeitig wurde er zum Namensgeber des **Semmelweis-Reflexes** („Semmelweis-Effekt"): Gemeint ist damit die spontane, reflexartige Ablehnung einer neuen (verwegen erscheinenden) wissenschaftlichen Entdeckung ohne nähere fachliche Überprüfung des betreffenden Sachverhalts[14]. In der Tat gibt es in der Geschichte zahlreiche Beispiele von Wissenschaftlern, denen zu Lebzeiten die fachliche Anerkennung ihrer Entdeckung oder Pioniertat verwehrt blieb.

Joseph Lister kann als das britische Pendant zum gebürtigen Ungarn Semmelweis angesehen werden: Der schottische Chirurg wird mit dem Prinzip der Antisepsis in Verbindung gebracht. Ziel ist die Verhinderung von Infektionen durch die weitgehende Beseitigung oder Abtötung von Infektionserregern im Wundgebiet oder im Operationsfeld. Vor diesem Hintergrund propagierte Lister seit 1867 das Besprühen („Vernebelung") des Operationsfeldes mit desinfizierendem Karbol. Viele folgten seinem Beispiel. In Deutschland war der Chirurg Richard von Volkmann (1830–1889) ein Wegbereiter des Karbols. Phenolsäure und Sublimat wurden als weitere Desinfektionsmittel etabliert.

Bald wurden die beiden Prinzipien – die Asepsis und die Antisepsis – systematisch kombiniert. Für die Instrumentenaufbereitung setzte sich das nach dem deutschen Arzt Curt Schimmelbusch (1860–1895) benannte Verfahren durch (Prinzip des gespannten Dampfes). Für die von ihm 1889 entwickelten Behältnisse für Instrumente und OP-Wäsche wurde der Begriff „Schimmelbusch-Trommeln" geprägt. Mit dem neuen Verfahren konnte eine nahezu hundertprozentige Sterilisation der chirurgischen Instrumente erreicht werden. Jene Trommeln dienten als Grundlage für die heute verwendeten Container und Containersysteme. Neben der Desinfektion des Operationsfeldes wurden immer häufiger systematisches Händewaschen und das Tragen von Gummihandschuhen gefordert. Letzteres wurde vor allem von William Stuart Halsted in den USA und Paul Friedrich (1867–1925) in Deutschland etabliert.

In der Summe konnte dank der sukzessive etablierten anti- und aseptischen Maßnahmen ein drastischer Rückgang der Operationsmortalität und der (Wund-) Infektionen erreicht werden. Erst diese Veränderungen begründeten den Siegeszug der modernen Chirurgie – und ermöglichten damit auch die Erfolge in der MKG-Chirurgie. Aber auch in der zahnärztlichen Allgemeinpraxis gelten sterile Handschuhe, Mundschutz, Desinfektion, Sterilisation und die modernen Abkömmlinge der Schimmelbusch-Trommeln längst als unverzichtbar.

6.3 Bakteriologie und Antibiotikatherapie

Listers Experimente mit Karbolsäure als Desinfektionsmittel wurden durch die Studien des Bakteriologen Louis Pasteurs ergänzt. Die Bakteriologie avancierte Ende des 19. Jahrhunderts zur neuen Leitdisziplin der Medizin (→ Kapitel 1)[2,3,21]. Dank mikrobieller Untersuchungen konnten viele Krankheitserreger und die durch sie verursachten, oft tödlichen Infektionskrankheiten entschlüsselt werden. Neben dem Franzosen Pasteur betrieb auch der Deutsche Robert Koch umfangreiche Forschungen. Dabei kam er einer Reihe von Bakterien auf die Spur. Doch es sollte noch mehrere Jahrzehnte dauern, bis wirksame Antibiotika entdeckt bzw. entwickelt wurden. Zunächst fokussierte man sich bei der Bekämpfung von Infektionskrankheiten auf Hygienemaßnahmen, die Sicherstellung der Keimfreiheit des Trinkwassers und die systematische Entsorgung von Fäkalien. Hinzu kam die Prüfung einzelner Impfstoffseren.

Erste Schritte auf dem Weg zu einer wirksamen antiinfektiösen Therapie gelangen dann Paul Ehrlich (1854–1915). Das von ihm 1910 eingeführte Salvarsan (Arsphenamin) kann als Vorform eines Antibiotikums angesehen werden. Es handelte sich um eine organische Arsenverbindung, die es ermöglichte, die damals weit verbreitete Syphilis zu behandeln. Allerdings war das Wirkungsspektrum auf Spirochäten beschränkt (Schmalspurantibiotikum). Da Salvarsan an der Luft sehr schnell zu toxischen Verbindungen oxidiert, wurde es in luftdichten Glasampullen vertrieben. Bei intravenöser oder intramuskulärer Anwendung führte es zu teils erheblichen Verätzungen der inneren Venen, sodass bald Derivate mit weniger starken Nebenwirkungen entwickelt wurden.

In den 1930er Jahren entdeckte Gerhard Domagk (1895–1964) die antibakterielle Wirkung der Sulfonamide. Der erste Wirkstoff dieser Gruppe kam 1935 unter dem Markennamen Prontosil auf den Markt. Für seine Entdeckung wurde der deutsche Bakteriologe 1939 mit dem Nobelpreis für Medizin ausgezeichnet.

Eine noch folgenreichere Entdeckung gelang dem schottischen Bakteriologen Alexander Fleming (1881–1955) mit dem Wirkstoff Penicillin. Auch ihm wurde der Nobelpreis zugesprochen (1945). Etliche Jahre vor dieser Ehrung, am 28. September 1928, hatte Fleming in seinem Labor entdeckt, dass Schimmelpilze der Gattung Penicillium (lat. penicillium = Pinselschimmel) in eine seiner Staphylokokken-Kulturen eingedrungen waren und dort eine keimtötende Wirkung entfaltet hatten. Er nannte die bakterientötende Substanz Penicillin, beschrieb sie erstmals 1929, kam aber nicht auf die Idee, sie als antimikrobielles Medikament einzusetzen. Erst Initiativen anderer Forscher führten später zur Herstellung und medizinischen Anwendung des betreffenden Wirkstoffes. Penicillin erwies sich als effektive Waffe gegen viele bakterielle Infektionen. Es konnte jedoch zunächst nur mithilfe von Mikroorganismen (Pilzen) gewonnen werden. 1942 wurde der erste Patient mit Penicillin behandelt – ein Meilenstein in der Geschichte der Antibiotikatherapie. Im selben Jahr begannen die ersten industriellen Produktionen. Erst nach dem Ende des Zweiten Weltkriegs konnte Penicillin dann auch breitflächig in Europa eingesetzt werden – und erlangte gerade auch in der Zahnheilkunde einen zentralen Platz.

Bald wurden Penicillin und die verwandten Cephalosporine zum Ausgangspunkt für eine ganze Reihe von Derivaten. Auch wurden viele weitere Antibiotikagruppen entwickelt[21]. Die Antibiotikatherapie trugen insgesamt dazu bei, dass viele Infektionskrankheiten ihren Schrecken verloren und die mittlere Lebenserwartung in den Industrienationen in der zweiten Hälfte des 20. Jahrhunderts deutlich anstieg. Heute gehören Antibiotika zu den weltweit am häufigsten rezeptierten Arzneimitteln. Allein in Deutschland waren 2005 insgesamt 2.775 Antibiotikapräparate zugelassen. Sie machen insgesamt 13 % des gesamten Arzneimittelverbrauchs aus. Auch aus der Zahnheilkunde ist diese Medikamentengruppe längst nicht mehr wegzudenken: Sie kommt bei Parodontitiden, der Dentitio difficilis, bei dentogenen Abszessen und akuten nekrotisierenden Gingivitiden ebenso zum Einsatz wie bei Osteomyelitis, Sialadenitis, Aktinomykose bzw. im Rahmen der perioperativen Prophylaxe. Zu den häufigsten in der Zahnmedizin verwendeten oralen Antibiotika gehören heutzutage Penicilline (z. B. Penicillin V, Aminopenicilline), Cephalosporine, Clindamycin, Tetracykline, Makrolide, Fluorochinolone und Nitroimidazol[5,19].

6.4 Röntgenologie und bildgebende Verfahren

Wilhelm Conrad Röntgen stellt gewissermaßen ein Gegenbeispiel zu dem lange fachlich verkannten Ignaz Semmelweis dar. Als der deutsche Physiker im November 1895 in Würzburg die später nach ihm benannten X-Strahlen entdeckte, war sofort klar, dass diese Entdeckung die gesamte medizinische Diagnostik revolutionieren würde[3,13,22] – und Röntgen erlangte sofortige Bekanntheit (Abb. 15).

Bereits am 24. Januar 1896 kam es zur ersten öffentlichen Demonstration der Röntgenstrahlen. Auch Röntgen-Durchleuchtungsgeräte gehörten bald zum diagnostischen Bild. Röntgens Experimente waren einfach, leicht reproduzierbar und führten in großbürgerlichen Kreisen sogar zu sogenannten Röntgenstrahlen-Partys. Viele wollten nun Bilder von eigenen Körperteilen erzeugen. Erst mit den Jahren wurde deutlich, dass die unsichtbaren Strahlen Zellen zerstören können und gesundheitliche Risiken bergen.

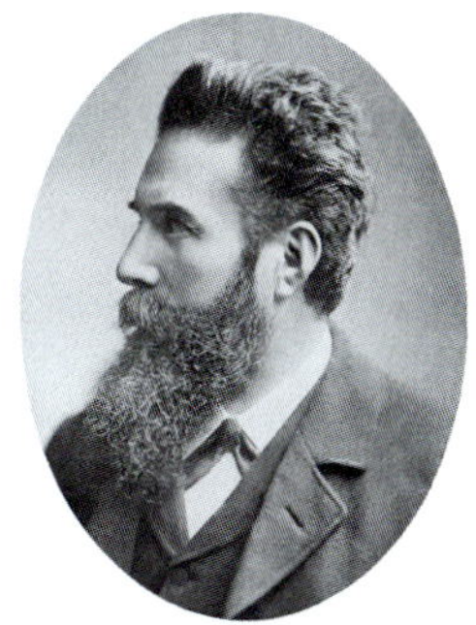

Abb. 15 Wilhelm Conrad Röntgen – Entdecker der gleichnamigen Strahlen

Da Röntgen auf eine Patentierung verzichtete, standen die ersten Röntgenapparate bald vielen Patienten zur Verfügung. Wie in fast allen medizinischen

Disziplinen wurde die Radiologie auch in der Zahnmedizin bald zum Standard. Die ersten Röntgenaufnahmen von Zähnen fertigten am 2. Februar 1896 der Frankfurter Physiker Walter König (1859–1936) und, nur wenige Tage später, der Braunschweiger Zahnarzt (und spätere CVdZ-Präsident) Otto Walkhoff an[8,10].

Walkhoff benötigte für seine erste Aufnahme die enorme Belichtungszeit von 25 Minuten – und doch war er sicher, dass diese Technik die Zahnheilkunde revolutionieren würde. Er entwickelte die zahnärztliche Röntgendiagnostik rasch weiter und motivierte bald die Braunschweiger Ärzteschaft zur Einrichtung einer zentralen Röntgenstation. Walkhoff und andere Pioniere der zahnärztlichen Radiologie wie Wilhelm Dieck (1867–1935) erkannten früh, dass sich mit Hilfe von Röntgenbildern nicht nur kariöse Läsionen, entzündliche Prozesse und Knochenresorption, sondern auch Fremdkörper und Frakturen oder Luxationen diagnostizieren ließen.

Vor dem Hintergrund dieser Entwicklungen überrascht es nicht, dass Röntgen nur sechs Jahre nach seiner Entdeckung den ersten Physik-Nobelpreis erhielt (1901). In den folgenden Jahrzehnten wurde die Röntgentechnik sukzessive verbessert. Neben der Weiterentwicklung der Diagnostik wurde ein besonderes Augenmerk auf die Reduzierung der Strahlenbelastung gelegt. Spätestens Mitte des 20. Jahrhunderts war die Röntgendiagnostik in fast allen klinischen Bereichen – einschließlich der Zahnheilkunde – unverzichtbar geworden. Zu den bildgebenden Verfahren gehören heute neben der konventionellen oder klassischen Röntgenaufnahme auch verschiedene Schnittbildverfahren, namentlich die erst in den 1970er Jahren etablierte Röntgen-Computertomografie (CT) und die etwa zur gleichen Zeit entwickelte Magnetresonanztomografie (MRT). Hinzu kam die Sonografie. Vor allem die Computertomografie bzw. die hierauf basierende „Digitale Volumentomografie" (DVT) erlangten in der Zahn-, Mund- und Kieferheilkunde einen hohen Stellenwert. Die aus vielen Schnittbildern erzeugten Schichtbilder und dreidimensionalen Darstellungen erleichtern Zahnärzten die Planung von Operationen und sonstigen Behandlungen.

6.5 Anteil von Zahnmedizinern an den genannten Entwicklungen

Die hier skizzierten medizinisch-naturwissenschaftlichen Entdeckungen und Innovationen verdeutlichen, wie stark die Zahnheilkunde nicht nur von spezifischen Innovationen innerhalb des eigenen Faches, sondern gerade auch vom allgemeinen medizinischen Fortschritt profitierte. Die heutige Zahnheilkunde wäre ohne die Prinzipien der Keimarmut, die Bakteriologie und Antibiotikatherapie, die Verfahren der Schmerzausschaltung und die bildgebenden Verfahren nicht denkbar. Gleichzeitig fällt auf, dass einige Zahnmediziner auch an diesen fächerübergreifenden Entwicklungen Anteil hatten – seien es die US-amerikanischen Zahnärzte Horace Wells und William Morton als Entdecker der Lachgas- bzw. der Äthernarkose oder aber deutsche Zahnärzte wie Guido Fischer, Hans Moral und Otto Walkhoff, die als Pioniere der Lokalanästhesie bzw. der Röntgendiagnostik Geschichte schrieben.

Merke

- Die Zahnheilkunde verdankt ihre Aufwärtsentwicklung nicht nur fachinternen Entwicklungen, sondern auch grundlegenden medizinischen Fortschritten – etwa in den Bereichen Anästhesiologie, Hygiene, Bakteriologie und Antibiotikaentwicklung sowie Bildgebung.
- Viele wegweisende Entwicklungen auf dem Gebiet der Narkose sind auf die Mitte des 19. Jahrhunderts zu datieren (1844 Lachgas, 1846 Äther, 1847 Chloroform).
- Auch die Hygiene-Prinzipien der Asepsis (vollkommene Keimfreiheit, z. B. bei Instrumenten und medizinischen Materialien) und der Antisepsis (Vernichtung von Keimen mit chemischen Mitteln, insbesondere zur Desinfektion und in Wunden) wurden in der Mitte des 19. Jahrhunderts in die klinische Medizin eingeführt.
- Ende des 19. Jahrhunderts avancierte die Bakteriologie zu einer führenden medizinischen Fachdisziplin; die neuen Erkenntnisse bahnten in der ersten Hälfte des 20. Jahrhunderts den Weg zur modernen Antibiotikatherapie.
- Alle klinischen Fächer, einschließlich der Zahn-, Mund- und Kieferheilkunde, profitierten zudem von der modernen Bildgebung.

Literatur

1. Bouchet A: Geschichte der Chirurgie vom Ende des 18. Jahrhunderts bis zur Gegenwart. In: Toellner R (Hrsg.): Sternstunden der Medizin. Heilkunde im Wandel der Zeit. Salzburg 1984, 205–271
2. Bruchhausen W: Von der Bakteriologie zur molekularen Virologie und Prionenforschung: Die Entwicklung der Infektionslehre. In: Groß D, Winckelmann HJ (Hrsg.): Medizin im 20. Jahrhundert. Fortschritte und Grenzen der Heilkunde seit 1900. München 2008, 6–25
3. Eckart WU: Geschichte, Theorie und Ethik der Medizin. 7. Aufl. Berlin, Heidelberg 2013
4. Eckart WU, Gradmann C (Hrsg.): Ärzte Lexikon. Von der Antike bis zur Gegenwart. 3. Aufl. Heidelberg 2006
5. Einsatz von Antibiotika in der zahnärztlichen Praxis. Stellungnahme der DGZMK V 1.0. Stand 7, 2002, http://www.dgzmk.de/uploads/tx_szdgzmkdocuments/20020701-Antibiotika_in_der_Zahnaerztlichen_Praxis.pdf [09.04.2018]
6. Gerabek WE, Haage BD, Keil G, Wegner W (Hrsg.): Enzyklopädie Medizingeschichte. Berlin, New York 2005
7. Groß D: Die schwierige Professionalisierung der deutschen Zahnärzteschaft (1867–1919) (= Europäische Hochschulschriften, 3, 609). Frankfurt a. M. 1994
8. Groß D: Otto Walkhoff – Erkämpfer des Dr. med. dent. Zahnärztl Mitt 2017;107(23/24): 100–102
9. Groß D: Die Geschichte des Zahnarztberufs in Deutschland. Einflussfaktoren – Begleitumstände – Aktuelle Entwicklungen. Berlin 2019
10. Groß D: Walkhoff, Otto. In: Neue Deutsche Biographie. Bd. 27. Berlin 2020, 328f.
11. Groß D, Winckelmann HJ (Hrsg.): Medizin im 20. Jahrhundert Fortschritte und Grenzen der Heilkunde seit 1900. München 2008
12. Hoffmann-Axthelm W: Die Geschichte der Mund-, Kiefer- und Gesichtschirurgie. Berlin 1995
13. Lalanne C, Coussement A: Röntgen – der Blick in den Menschen. In: Toellner R (Hrsg.): Sternstunden der Medizin. Heilkunde im Wandel der Zeit. Salzburg 1984, 445–471
14. Medicus G: Semmelweis-Effekt. Naturwiss Rdsch 2011;64(9):501f.
15. Neuburger M, Pagel J (Hrsg.): Handbuch der Geschichte der Medizin. Bd. 2: Die neuzeitliche Medizin. Jena 1903
16. Neuburger M, Pagel J (Hrsg.): Handbuch der Geschichte der Medizin. Bd. 3: Geschichte der einzelnen Fachdisziplinen. Jena 1905
17. Strübig W: Geschichte der Zahnheilkunde: Eine Einführung für Studenten und Zahnärzte. Köln 1989

18. Toellner R (Hrsg.): Illustrierte Geschichte der Medizin. 8 Bde. Paris 1977–1980
19. Tröltzsch M, Gruber R, Moser N, Tröltzsch M: Antibiotische Therapie in der zahnärztlichen Praxis. Drei Stoffgruppen für alle Fälle. Quintessenz 2013;64(3):351–357
20. Winckelmann HJ: Von der Unterdruckkammer zum computergesteuerten Eingriff: Die operative Heilkunde im 20. Jahrhundert. In: Groß D, Winckelmann HJ (Hrsg.): Medizin im 20. Jahrhundert. Fortschritte und Grenzen der Heilkunde seit 1900. München 2008, 26–47
21. Winckelmann HJ: Von synthetischen Arzneimitteln zu modernen Biopharmaka: Die Entwicklung der Pharmakotherapie. In: Groß D, Winckelmann HJ (Hrsg.): Medizin im 20. Jahrhundert. Fortschritte und Grenzen der Heilkunde seit 1900. München 2008, 121–137
22. Winckelmann HJ, Müller S: Fortschritte in Medizin und Technik: Neue diagnostische und therapeutische Methoden. In: Groß D, Winckelmann HJ (Hrsg.): Medizin im 20. Jahrhundert. Fortschritte und Grenzen der Heilkunde seit 1900. München 2008, 182–201
23. Witt FH: 150 Jahre zahnärztliches Geschehen in Deutschland. Deutscher Zahnärzte-Kalender 1959;18:259–276

7 Blinde Flecken: Die Rolle der Zahnärzte im „Dritten Reich" und die späte Aufarbeitung

Die systematische Aufarbeitung der politischen Rolle der Zahnärzteschaft im „Dritten Reich" erfolgte noch später als diejenige der Ärzteschaft. Erst 2015 – 70 Jahre nach dem Ende des Zweiten Weltkrieges – schrieben die Bundeszahnärztekammer (BZÄK), die Kassenzahnärztliche Bundesvereinigung (KZBV) und die DGZMK gemeinsam ein Forschungsvorhaben zu ebendiesem Themenfeld aus, und erst Ende 2019 konnten zentrale Ergebnisse dieses Projektes vorgestellt werden[32,33,36].

7.1 Hintergründe der zögerlichen Aufarbeitung

Doch warum erfolgte diese Initiative so spät? Die Antwort ist vielschichtig[32]: Zum Ersten hielten viele Berufsvertreter lange Zeit an der Annahme fest, dass die Zahnärzteschaft im Unterschied zu den Ärzten kaum in NS-Verbrechenskomplexe verstrickt gewesen sei und deshalb wenig Aufklärungsbedarf bestünde. Der Verantwortungsbereich von Zahnärzten umfasste ja nur die Zahngesundheit und dabei ging es schließlich nicht um Leben und Tod. Dies unterschied die Zahnärzteschaft scheinbar von den Psychiatern, die unter dem Deckmantel der „Euthanasie" hunderttausende Morde an psychisch Kranken und Menschen mit Behinderungen mitzuverantworten hatten. Auch schienen Zahnärzte nichts mit Zwangssterilisierungen zu tun gehabt zu haben – anders z. B. die Chirurgen, Urologen und Gynäkologen, die viele Patienten ohne deren Einwilligung ihrer Fortpflanzungsfähigkeit beraubten. Im Übrigen befand sich unter den Angeklagten der Nürnberger (Folge-)Prozesse mit Hermann Pook (1901–1983) nur ein einziger Zahnarzt: Pook, der im „Dritten Reich" u. a. als Vorgesetzter der Zahnärzte in den Konzentrationslagern fungiert hatte, war 1947 zu zehn Jahren Freiheitsstrafe verurteilt worden, kam jedoch bereits 1951 frei[32,81].

Und so wurde die Frage nach einer kollektiven Verantwortung der eigenen Berufsgruppe lange nicht gestellt. Doch auch das universitäre Fach Medizingeschichte blieb lange untätig. Erst in den 1980er Jahren widmeten sich die Wissenschaftler an den medizinhistorischen Lehrstühlen in nennenswertem Umfang der Aufarbeitung der „NS-Medizin". Und dann stand zunächst die Ärzteschaft im Fokus der Untersuchungen. Zwar gab es bereits vor der Jahrtausendwende etliche Dissertationen zu fachlich bedeutenden Zahnärzten, deren Wirken auch in die Zeit von 1933 bis 1945 fiel. Doch diese Promotionsprojekte wurden größtenteils von Professoren der Zahnheilkunde angestoßen; hier standen meist die fachlichen Leistungen der untersuchten Personen im Fokus – und eben *nicht* deren politische Rolle im „Dritten Reich". Zur Klärung möglicher NS-Verstrickungen trugen diese Doktorarbeiten dementsprechend wenig bei[32].

Tatsächlich kamen die ersten aussagekräftigen Untersuchungen zu diesem Themenfeld nicht von Fachwissenschaftlern, sondern von politisch engagierten praktisch tätigen Zahnärzten. So publizierten Wolfgang Kirchhoff (*1943) und Norbert Guggenbichler (*1958) Ende der 1980er Jahre Arbeiten, die an konkreten Beispielen zeigten, dass Zahnärzte sehr wohl in das NS-Unrechtssystem involviert waren und zu Tätern wurden[43,57]. Breitenwirkung erzielten diese verdienstvollen Publikationen allerdings nicht – zum einen deshalb, weil sie nicht in „großen" Fachbuchverlagen oder auflagenstarken Zeitschriften erschienen und zum anderen, weil die betreffenden Arbeiten von angesehenen Ordinarien des Fachs wie Alfred Kröncke (1922–2009) und Heinz Bernhardt (1923–2005) kritisch kommentiert und in ihrer Qualität und Aussagekraft angezweifelt wurden[5,64]. Noch immer spielten sogenannte **Loyalitätsbeziehungen** eine Rolle: Die Dankbarkeit der Nachkriegsgeneration gegenüber ihren (politisch verstrickten) älteren akademischen Lehrern und Förderern verhinderte eine entschlossene Aufarbeitung.

Dies änderte sich in der Zahnheilkunde erst nach der Jahrtausendwende. Studien enthüllten nun zweifelsfrei, dass der zahnärztliche Hochschullehrer Hermann Euler (1878–1961) – Präsident der DGZMK in der Weimarer Republik, im „Dritten Reich" und in der Bundesrepublik und wohl prominentester Repräsentant der deutschen Zahnheilkunde des 20. Jahrhunderts – als Rektor für die **Säuberungen** der Universität Breslau im „Dritten Reich" mitverantwortlich war[39,85,86]. Besagter Begriff steht für die zwangsweise Entfernung von Professoren bzw. Dozenten jüdischer Herkunft aus den Universitäten und öffentlichen Entrichtungen. Ähnliche Verstrickungen wurden wenige Jahre später auch für den bereits erwähnten Nestor der MKG-Chirurgie, Martin Waßmund, bekannt[94]. Dementsprechend wurden sowohl die „Hermann-Euler-Medaille" als auch der „Martin-Waßmund-Preis" umbenannt (2007 bzw. 2012)[28,38]. Spätestens jetzt war unübersehbar geworden, dass auch innerhalb der deutschen Zahn-, Mund- und Kieferheilkunde ein Aufarbeitungsbedarf bestand.

7.2 Das Verhältnis der Zahnärzteschaft zum Nationalsozialismus

Doch welche Rolle spielte die Zahnärzteschaft tatsächlich im „Dritten Reich"? Was wissen wir heute? Um dieser Frage auf die Spur zu kommen, muss man bis in die 1920er Jahre zurückgehen: Als sich 1929 – in der Weimarer Republik, aber auch international – eine Wirtschaftskrise abzeichnete, waren in Deutschland 8.965 Zahnärzte registriert. Hiervon besaßen etwa 8.200 eine Zulassung zur Kassenbehandlung. Sie konkurrierten allerdings mit 17.378 nichtakademischen Dentisten, von denen rund 8.800 ebenfalls im Besitz einer Kassenzulassung waren[12,71]. Da der Anteil der privatzahnärztlichen Einkünfte in der Krise stark zurückging, wurde die Kassenbehandlung für viele zur hauptsächlichen Einnahmequelle. Folgt man den zeitgenössischen Quellen, hatte die private Liquidation im Jahr 1931 binnen 4 bis 6 Monaten um 85 % abgenommen, während die Einbußen bei der Kassenbehandlung lediglich bei 17 bis 30 % lagen[16]. Wie stark die Einkommensminderungen insgesamt waren, wird deutlich, wenn man weiß, dass die Kassensätze nach der Preußischen Gebührenordnung bis zu 40 % niedriger waren als die privaten Tarife. Tatsächlich mussten zu diesem Zeitpunkt 16,2 % der preußischen Zahnärzte keinen Kammerbeitrag mehr entrichten, weil ihr Jahreseinkommen unter den dafür maßgeblichen minimalen Betrag von 3.000 RM gefallen war[71].

Vor diesem Hintergrund kann es nicht überraschen, dass sich viele Zahnärzte existenzielle Sorgen machten. Gleich mehrere Entwicklungen wurden als bedrohlich wahrgenommen[71]: Zum Ersten war die Zahl der Studierenden nach der Einführung des zahnärztlichen Promotionsrechts (Dr. med. dent., 1919) so stark gestiegen, dass die Angst vor einer Zahnärzteschwemme und weiteren

Einkommenseinbußen umging[13]. Zum Zweiten mussten die Zahnärzte mit einer wachsenden Zahl von Dentisten konkurrieren, die immer häufiger ebenfalls zur Kassenbehandlung zugelassen wurden. Zum Dritten hatten die Krankenkassen vermehrt eigene Zahnkliniken etabliert, sodass der Teil der Patienten, die in der freien Praxis behandelt werden konnten, sukzessive abnahm; dies verschlechterte das ohnehin angespannte Verhältnis der Zahnärzte zu den Krankenkassen. Und zum Vierten hatte die allgemeine Wirtschaftskrise zu empfindlichen Einschnitten im staatlichen Sozialetat geführt, welche z. B. auch die bis dahin durchaus lukrative Schulzahnpflege betrafen und die zahnärztlichen Verdienstmöglichkeiten weiter schmälerten.

Die skizzierte schwierige wirtschaftliche Lage in der ausgehenden Weimarer Republik liefert einen wichtigen Erklärungsansatz für das erstaunliche Faktum, dass zum Zeitpunkt der Machtübernahme Adolf Hitlers (1889–1945) im Januar 1933 bereits 1.300 bzw. 12 % der insgesamt 10.885 registrierten Zahnärzte[40] der **NSDAP** – der „Nationalsozialistischen Deutschen Arbeiterpartei" – angehörten. Mindestens 74 von ihnen wurden sogar mit dem Goldenen Parteiabzeichen geehrt, was besonders frühe „Verdienste" um die NSDAP bzw. eine Mitgliedsnummer unter 100.000 und eine ununterbrochene Parteimitgliedschaft seit 1925 zur Voraussetzung hatte[43,106]. Dagegen betrug der Anteil der NSDAP-Mitglieder unter den Ärzten in jenem Zeitraum lediglich ca. 7 %[56]. Dieser Unterschied ist umso bemerkenswerter, als die Ärzte in der NS-Forschung durchgängig als diejenige akademische Berufsgruppe mit dem höchsten Anteil an NSDAP-Mitgliedern angeführt werden – ihre Mitgliederquote lag 1945 letztlich bei ca. 45 %[56].

Nicht wenige Zahnärzte erhofften sich von den Nationalsozialisten eine Verbesserung ihrer wirtschaftlichen Verhältnisse. Sie teilten zudem die Kritik der Nationalsozialisten an den Krankenkassen und hier insbesondere an den Kassenkliniken[49,71]. Außerdem sympathisierten viele mit der von den NS-Funktionären propagierten ständisch gegliederten Volksgemeinschaft[49,65]. Auch der von den Nationalsozialisten geschürte Antisemitismus war innerhalb der Zahnärzteschaft – wie in Teilen der Gesamtgesellschaft – bereits deutlich vor 1933 auszumachen[19] und fiel so auf fruchtbaren Boden. Und schließlich schmeichelte es vielen Vertretern der Gesundheitsberufe, dass die Nationalsozialisten ihnen eine zentrale Rolle bei der Umsetzung ihrer politischen Ideen – namentlich bei der „Gesundheitserziehung" und der Gesunderhaltung des „deutschen Volkskörpers" – zuschrieben[56]; dies verhieß den Zahnärzten und Ärzten eine deutliche Anhebung ihres sozialen Status[65].

7.3 Selbstgleichschaltung und Zustrom zur NSDAP

Insofern kann es nicht überraschen, dass die Zahnärzteschaft im Frühjahr 1933 die politische **Gleichschaltung** ihrer Organisationen – d. h. die Zentralisierung und gezielte politische Ausrichtung des Berufsstandes auf die Ziele der Nationalsozialisten – durchweg widerstandslos hinnahm. Mehr noch: Die besagte Neuordnung wurde vielfach explizit begrüßt und unterstützt[22,37], sodass es sich eher um eine „Selbstgleichschaltung"[66] handelte. Nicht nur die niedergelassenen Zahnärzte, sondern auch das Gros der (beamteten) zahnärztlichen Hochschullehrer dienten sich dem NS-Regime an. So bekannten sich im Mai 1933 – also bald nach Hitlers Machtübernahme – 37 Professoren zu einer „Einheitsfront" der zahnärztlichen

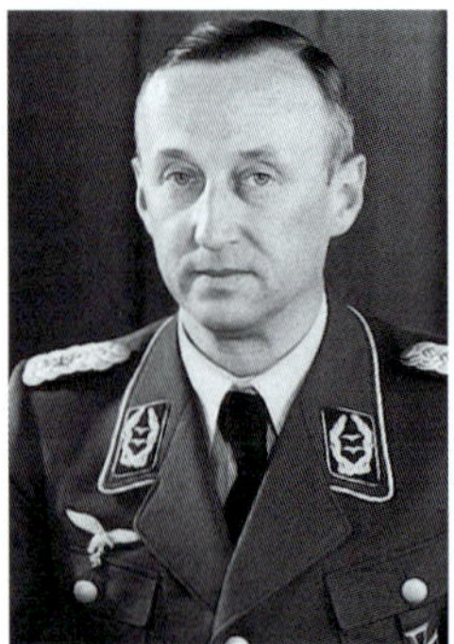

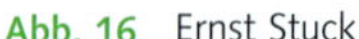

Abb. 16 Ernst Stuck

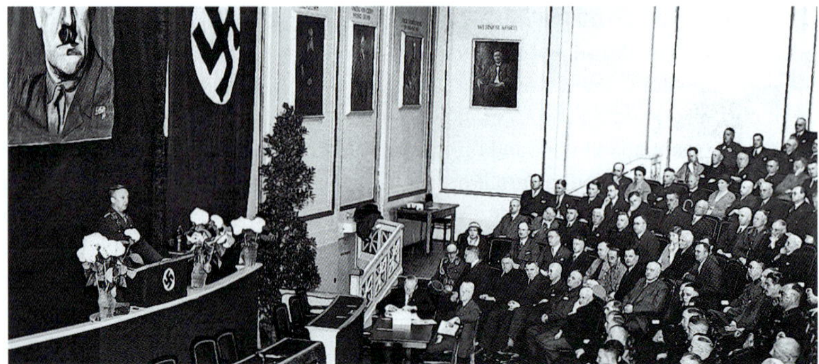

Abb. 17 Ernst Stuck 1938 vor Zahnärzten im Reichstagssitzungssaal in der Krolloper

Dozenten und erklärten, dass „die großen Aufgaben [...], die auch die deutsche Zahnärzteschaft im neuen Reich zu erfüllen habe [...], nur in engster Zusammenarbeit, unter völliger Anerkennung einer einheitlichen Führung und des Autoritätsprinzips" zu lösen seien[6,22].

Der „Reichsverband der Zahnärzte Deutschlands" (RV), dem 90 % der deutschen Zahnärzte angehörten, war bereits im März 1933 „gleichgeschaltet" und der Nationalsozialist Ernst Stuck (1893 1974) zum Vorsitzenden bestimmt worden. Im Herbst 1933 wurde Stuck von Reichsinnenminister Wilhelm Frick (1877–1946) dann auch offiziell zum „Reichszahnärzteführer" ernannt (Abb. 16 und 17). Im Sinne jener „Gleichschaltung" ordnete Stuck an, dass für jeden Landesverband und jede Bezirksgruppe des RV ein politischer Beauftragter zu ernennen sei, der dem „Nationalsozialistischen Deutschen Ärztebund" (NSDÄB) oder der NSDAP angehören müsse. Als Presseorgan des RV (und nationalsozialistisches Sprachrohr) fungierten nunmehr die „Zahnärztlichen Mitteilungen" (ZM). Stuck übernahm zudem die Leitung der neu gegründeten „Kassenzahnärztlichen Vereinigung Deutschland" (KZVD). Nun wurden die Kassenzahnärzte Pflichtmitglieder der KZVD; gleichzeitig kam es zur Zwangsauflösung der Selbstverwaltung der Krankenkassen[93]. Alle Vertreter der zentralen Heilberufe – also Ärzte, Apotheker, Zahnärzte und Dentisten – wurden zudem in die „Deutsche Arbeitsfront" (DAF) eingegliedert.

Der „Central-Verein deutscher Zahnärzte" wurde in die DGZMK überführt, wobei der Präsident des CVdZ, der vorgenannte Hermann Euler (Abb. 18a), sein Amt behielt. Zum Führer der zahnärztlichen „Reichsdozentenführer" wurden der Frankfurter Hochschullehrer Otto Loos (1871–1936) (Abb. 18b) und nachfolgend dessen Münchner Kollege Karl Pieper (1886–1951) (Abb. 18c) ernannt, zum Leiter der zahnärztlichen Fachpresse Eugen Wannenmacher (1897–1974), Professor in Tübingen (Abb. 18d)[34,35,93].

Nach der Machtübernahme durch Hitler strömten viele weitere Zahnärzte in die NSDAP. Heute gehen wir davon aus, dass sich die Mitgliederquote unter den Zahnärzten in einem ähnlich hohen Bereich bewegte wie bei den Ärzten – und in Teilen sogar deutlich darüber hinaus ging. Hierauf deuten z. B. ausgewertete Zahlen aus Frankfurt am Main, wonach mehr als 50 % der Zahnärzte NSDAP-Mitglieder waren und gut 20 % der SA angehörten[43]. Gerade bei den niedergelassenen Zahnärzten dürfte auch die Konkurrenzsituation zu den Dentisten zum Zustrom in die NSDAP und ihren Gliederungen beigetragen haben: Beide Berufsgruppen –

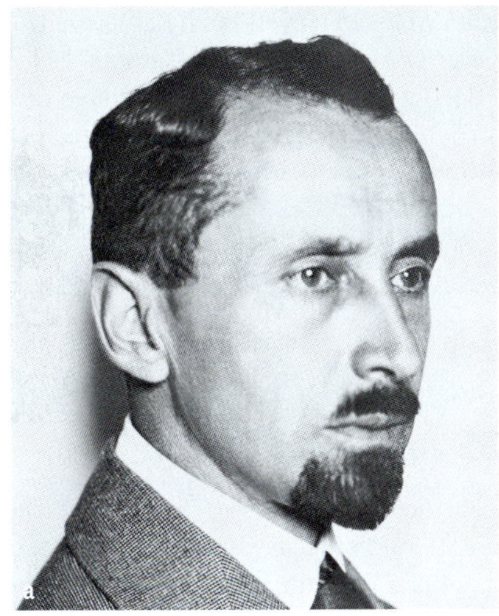

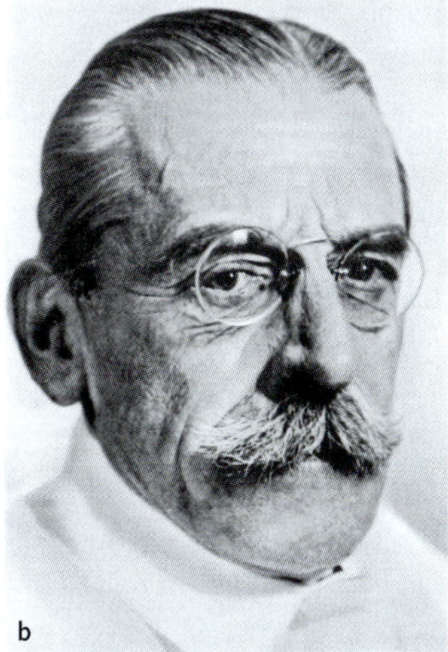

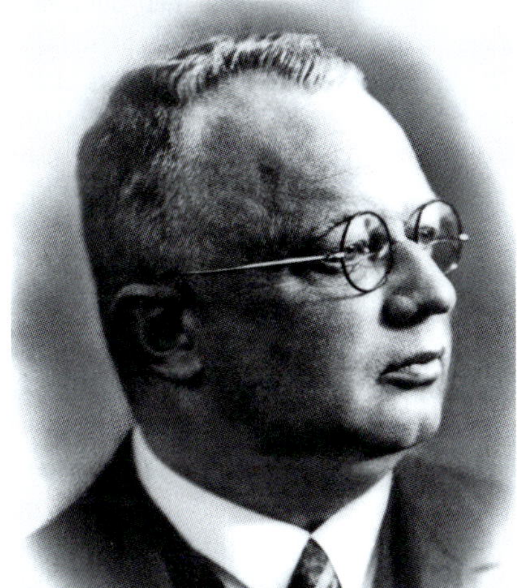

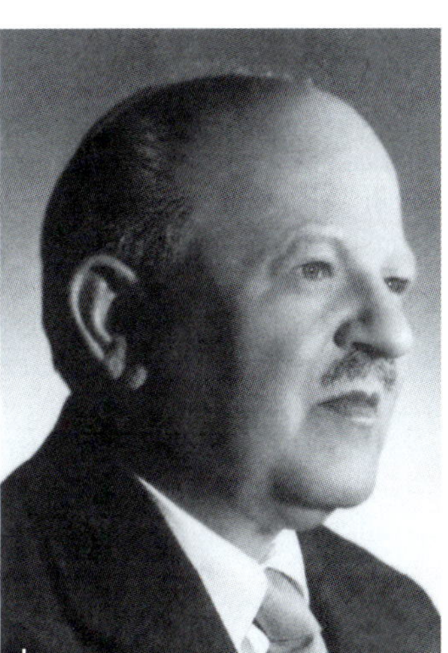

Abb. 18a bis d Führende Repräsentanten der Zahnärzteschaft im „Dritten Reich":
a Hermann Euler,
b Otto Loos,
c Karl Pieper und
d Eugen Wannenmacher

Zahnärzte und Dentisten – erhofften sich von den Nationalsozialisten Rückhalt für die eigene berufspolitische Agenda: Die Zahnärzte spekulierten auf die baldige „Aufhebung" des konkurrierenden Dentistenstandes, die Dentisten dagegen auf die endgültige Anerkennung als zweite zahnbehandelnde Berufsgruppe. Dies führte zu einer Art „Überbietungswettbewerb", bei dem sich beide Berufsstände dem NS-Regime gezielt andienten[32].

Unter den zahnärztlichen Hochschullehrern, die an den Universitäten im Unterschied zu den Praktikern keine dentistische Konkurrenz fürchten müssten, war die Nähe zur Partei besonders hoch. Hier konnte eine vollständige Auswertung aller Dozenten und Professoren der Zahnheilkunde und Kieferchirurgie, die das „Dritte Reich" als Erwachsene erlebten, erfolgen. Dabei ergab sich eine NSDAP-Mitgliedsquote von über 62 %[7]. Grundsätzlich wird bei den Professoren von etwas höheren Mitgliederquoten ausgegangen als bei Praktikern, weil sich ein solches Parteibuch oftmals günstig auf den weiteren universitären Karriereverlauf auswirkte. Vollständige Auszählungen aller Dozenten einer Berufsgruppe liegen bisher zwar nur für die Zahnärzte vor, doch gibt es allgemeine Schätzungen für die Parteiquote deutscher Hochschullehrer im „Dritten Reich"; diese bewegen sich zwischen ca. 40 %[11] und 65 %[42]. Insofern liegt die Parteiquote zahnärztlicher Dozenten im oberen Bereich.

In der Summe ist festzuhalten, dass viele Zahnärzte durch ihre Mitgliedschaften in der Partei und ihren Gliederungen dazu beitrugen, das NS-Regime „hoffähig" zu machen.

7.4 Engagement in SS und Waffen-SS

Doch nicht immer blieb es bei parteipolitischen Bekenntnissen. Das „Statistische Jahrbuch der SS" weist zum Jahreswechsel 1938/39 für das „Altreich" (d. h. Deutsches Reich ohne Österreich) überdies 1.402 Zahnärzte als Mitglieder der SS – der „Schutzstaffel" der NSDAP – aus. Da 1939 in Deutschland 16.299 Zahnärzte registriert waren, belief sich der Anteil der SS-Mitglieder unter den deutschen Zahnärzten auf beachtliche 8,6 %. Oberster Zahnarzt der SS wurde der in den USA approbierte Dentist Hugo Blaschke (1881–1960) – er ging auch als Hitlers „Leibzahnarzt" in die Fachgeschichte ein (Abb. 19a)[10,17,18,100]. Tatsächlich konnte der Bedarf an einsatzwilligen und fronttauglichen SS-Zahnärzten im „Dritten Reich" sehr viel besser gedeckt werden als derjenige an SS-Ärzten. An Letzteren bestand über die Jahre hinweg ein ausgeprägter Mangel, dem man u. a. dadurch entgegentrat, dass man „auf das große Reservoir an Zahnärzten" zurückgriff, die sich zu Hilfsärzten ausbilden ließen und so in den Lazaretten oder den Feldeinheiten als (Hilfs-)Ärzte und -Chirurgen Verwendung fanden[47,76].

Grundsätzlich ist zwischen den Zahnärzten, die Mitglieder der **„Allgemeinen SS"** waren, und den Angehörigen der bewaffneten SS-Verbände (ab 1940/41 **„Waffen-SS"**) zu differenzieren. Die überwiegende Mehrheit der SS-Mitglieder gehörte der paramilitärischen „Allgemeinen SS" an, die sich selbst als „rassische Elite" begriff; ihre Mitglieder gingen einem Zivilberuf nach und trafen sich ein- oder zweimal die Woche zum Dienst. Die „Waffen-SS" verstand sich demgegenüber als elitärer militärischer Kampfverband; ihre Angehörigen waren wegen ihrer besonderen Gewaltbereitschaft und Rücksichtslosigkeit gefürchtet – nicht nur beim Kriegsgegner, sondern auch in Teilen der Zivilbevölkerung[100].

Lange Zeit unterstellte man, dass Zahnärzte in der Waffen-SS keine beachtenswerte Rolle spielten – auch weil sie in den einschlägigen Überblicksdarstellungen zur SS kaum Erwähnung fanden und nur punktuell Gegenstand von Untersuchungen waren[79,83]. Heute wissen wir es besser: Im Rahmen des eingangs erwähnten Forschungsprojektes konnten unlängst über 300 in der Waffen-SS diensttuende Zahnärzte ermittelt werden; die tatsächliche Zahl dürfte aber noch höher liegen. Angehörige der Waffen-SS waren keine „Zahnärzte wie andere auch"; sie verkörperten vielmehr „das SS-Ideal des politischen Soldaten und nationalsozialistischen Mediziners, der seine Aufgabe im Sinne der SS bedingungslos erfüllte, wo auch immer er eingesetzt wurde"[100]. Der oberste SS-Zahnarzt – besagter Hugo Blaschke – sollte es bis zum SS-General bringen[10,17,18]. Größere Bekanntheit erlangte auch der Waffen-SS-Zahnarzt Helmut Kunz (1910–1976), der in den Mord an den Kindern des „Propagandaministers" Joseph Goebbels (1897–1945) verstrickt war[50].

7.5 KZ-Zahnärzte: Zahngoldraub, „Selektionen“ und (letale) Menschenversuche

Auch das Leitungs- und Funktionspersonal der **Konzentrationslager** (KZs) – der nationalsozialistischen Arbeits- und Vernichtungslager – rekrutierte sich aus der Waffen-SS[78,83,100]. Bis 1939 waren mit Dachau, Sachsenhausen, Buchenwald, Flossenbürg, Mauthausen und Ravensbrück reichsweit sechs Konzentrationslager errichtet worden. Nach Kriegsbeginn kamen zunächst fünf weitere Lager hinzu – darunter Auschwitz und Neuengamme –, und 1944 existierten letztlich 22 selbstständige KZs. Im August 1943 befanden sich etwa 224.000 Menschen in KZ-Haft; Anfang Januar 1945 waren es gar über 700.000 Häftlinge[53]. Zwangsarbeit und Massenmord wurden zu zentralen Kennzeichen des KZ-Alltags.

Rund 100 der bisher bekannten Zahnärzte mit Waffen-SS-Hintergrund fungierten zeitweise als **KZ-Zahnärzte**, taten also in Konzentrationslagern Dienst. „Leitender Zahnarzt“ dieser KZs war bis 1943 SS-Sturmbannführer Paul Reutter (1911–1994), danach dann der oben genannte SS-Obersturmbannführer Hermann Pook[81] (Abb. 19b). Auch Helmut Johannsen (1908–1994)[2] (Abb. 19c) erlangte im Alter von nur 36 Jahren den Rang des Obersturmbannführers (was einem Oberstleutnant entspricht). Er war zunächst Zahnarzt im KZ Buchenwald, wechselte dann aber in das SS-Führungshauptamt, wo er als Amtschef des Bereichs „Zahnärztlicher Dienst“ für die Verwaltung aller zahnärztlichen Belange der Waffen-SS zuständig war.

Einen guten Einblick in das „System Konzentrationslager“ bietet das KZ Flossenbürg: Hier waren seit der Einrichtung einer Zahnstation (1939) insgesamt sechs SS-Zahnärzte und zudem ein Dentist tätig. Drei waren vorher oder nachher auch in anderen KZs aktiv, vier kamen in Verbänden der Waffen-SS auch zum Fronteinsatz[92]. Die KZ-Zahnärzte waren zum Ersten in den Lagern als Zahnbehandler tätig. Zum Zweiten trugen sie Verantwortung für die Entfernung des Zahngolds der getöteten Häftlinge. Ein Teil der KZ-Zahnärzte war zum Dritten in die **„Selektion“** – d. h. in das „Aussortieren“ von Menschen für die todbringenden Gaskammern – und damit unmittelbar in den Vernichtungsprozess involviert.

Was wissen wir nun über den konkreten zahnärztlichen Umgang mit diesen drei Aufgaben?

Was die erstgenannte Tätigkeit – die Zahnbehandlung – betrifft, so waren die KZ-Zahnärzte anfangs sowohl für das SS-Personal als auch für die KZ-Häftlinge zuständig. Die Behandlung der Inhaftierten ging jedoch bald auf Häftlingszahnärzte und -dentisten[100] über, soweit diese denn überhaupt erfolgte.

Das Herausbrechen von Zahngold aus den Kiefern der ermordeten KZ-Häftlinge – der zweite Tätigkeitsbereich – musste zumeist von Häftlingen vorgenommen werden, allerdings auf unmittelbaren Befehl und zumeist unter Aufsicht der KZ-Zahnärzte. Kein toter KZ-Häftling wurde zur Verbrennung freigegeben, bevor das Zahngold entnommen worden war. Die beschriebenen Tätigkeiten gingen später auch als **Zahngoldraub** in die Geschichte des „Dritten Reiches“ ein. Einer dieser Fälle wurde im sogenannten Ravensbrück-Prozess verhandelt, wie wir auch aus der „Deutschen Zahnärztlichen Zeitschrift“ (DZZ) wissen. Dort hieß es 1947, der Zahnarzt Martin Hellinger (1904–1988) sei beschuldigt worden, „nach den Exekutionen im Krematorium des Lagers, den hingerichteten Frauen die Goldzähne entfernt zu haben. Der Angeklagte gab dies zu, erklärte aber, die Hinrichtungen für rechtmäßig angesehen zu haben"[90]. Allerdings war Hellinger auch wegen der Teilnahme an der Ermordung und Misshandlung von alliierten Staatsangehörigen angeklagt worden. Er wurde schlussendlich zu 15 Jahren Haft verurteilt, jedoch bereits 1954 begnadigt und entlassen[76,80]. In einer späteren Ausgabe desselben Jahres berichtet die Redaktion der DZZ über den in Nürnberg angeklagten früheren „Chefzahnarzt im SS-Führungshauptquartier, Hermann Pook, der in der Anweisung, den toten Häftlingen die Goldzähne zu entfernen und abzuliefern, nichts Anstößiges fand. Es seien doch bis dahin jährlich etwa vier Millionen Mark dadurch verloren gegangen, daß man den Toten das Gold beließ"[91]. Wie die Rekrutierung des Goldes vonstatten ging, gab Paul Weissmann (*1900), Häftling im KZ Neuengamme und „Schreiber" des dortigen „Krankenreviers", zu Protokoll. Er vermerkte 1946 zur Rolle des dortigen KZ-Zahnarztes und SS-Untersturmführers Alfred Kaiser (*1901):

> „Die verstorbenen Häftlinge wurden in der Leichenhalle aufgeschichtet, bis eine genügende Zahl, 100–200, vorhanden war, um sie zu verbrennen. Vor dem Verbrennungstag wurde Dr. Kaiser verständigt. Er kam in die Leichenhalle und ließ sich durch den Kalfaktor der Leichenhalle, ein Häftling, den Mund jeder Leiche öffnen. Er leuchtete mit einer Taschenlampe hinein. Entdeckte er einen Goldzahn oder eine Goldfüllung, ließ er sie durch den Kalfaktor herausbrechen. Hierauf versah ich die Leiche mit einem Stempel: ‚Zahnärztlich besichtigt'. Erst hiermit war die Leiche zur Verbrennung freigegeben [...] Bei einer Gelegenheit entdeckte Dr. Kaiser eine Goldfüllung von kaum mehr als Stecknadelkopf Größe. Daher entglitt diese der Zange und fiel in den Schlund der Leiche. Da die Leichen in etwa 5 Schichten übereinander lagen und die fragliche ganz unten war, veranlasste uns Dr. Kaiser alle Leichen fortzupacken, um das Gold zu retten. Als auch das vergebens war, zwang er uns, die Leiche kopfzustellen und solange zu schütteln, bis das Gold herausfiel"[4].

Neben dem eigentlichen Tatbestand des „Zahngoldraubes" kam es zu Fällen, in denen das den Leichen entnommene Zahngold unterschlagen, d. h. für persönliche Zwecke genutzt und nicht oder nur teilweise abgeführt wurde. Derartige Unterschlagungen wurden nach 1945 mehreren KZ-Zahnärzten und -Ärzten vorgeworfen – unter anderem auch dem leitenden Zahnarzt des KZ Sachsenhausen, Hans-Joachim Güssow (1889–1946)[76].

Auch für die dritte Aufgabe der KZ-Zahnärzte – die besagten „Selektionen" – lassen sich Details anführen: Willy Frank (1903–1989), Zahnarzt in den KZs Auschwitz und Dachau, beteiligte sich z. B. an der todbringenden Aussonderung von über 6.000 Häftlingen und traf so Entscheidungen über Leben und Tod[55]. Auch für die Zahnärzte Karl-Heinz Teuber (1907–1961) und Werner Rohde (1904–1946) (Abb. 19d) sind „Selektions"-Tätigkeiten belegt[65]. Ebenso konnte Willy Schatz (1905–1985) unlängst anhand ausgewerteter Fotos als selektierender Zahnarzt auf der Rampe von Auschwitz-Birkenau identifiziert werden[14,54]. Gerade für Auschwitz ist überliefert, dass die SS-Ärzte angesichts der häufigen „Transporte" mit dem „Selektionsdienst" zeitlich überfordert waren, sodass hier insbesondere 1944 auch SS-Zahnärzte für die Rampen-„Selektion" zuständig wurden[76]. Obwohl sich somit eine Reihe von Einzelbelegen zu „selektierenden" KZ-Zahnärzten finden lässt, ist nicht mehr genau zu klären, wie viele Zahnärzte in welchen KZs derartige Funktionen übernahmen.

Für einige KZ-Zahnärzte sind zudem sadistische bis mörderische Praktiken dokumentiert[32,37,76,88,99] – so für Georg Coldewey (1910–1994), der an Häftlingen unter anderem Zahnextraktionen ohne Anästhesie vornahm und auch bei

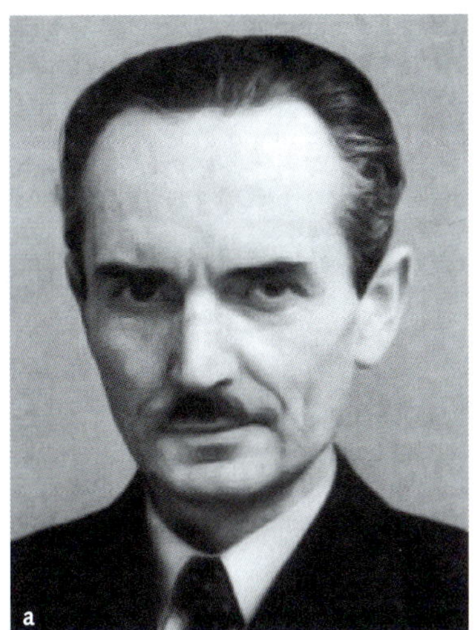

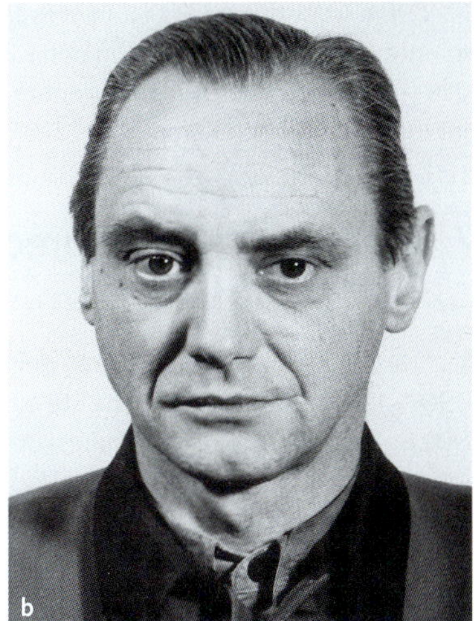

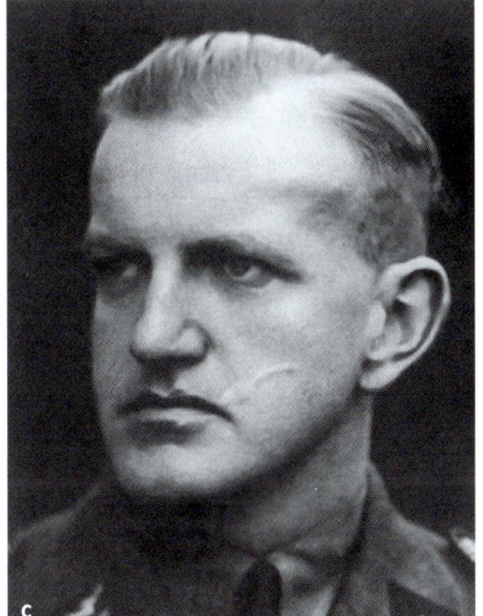

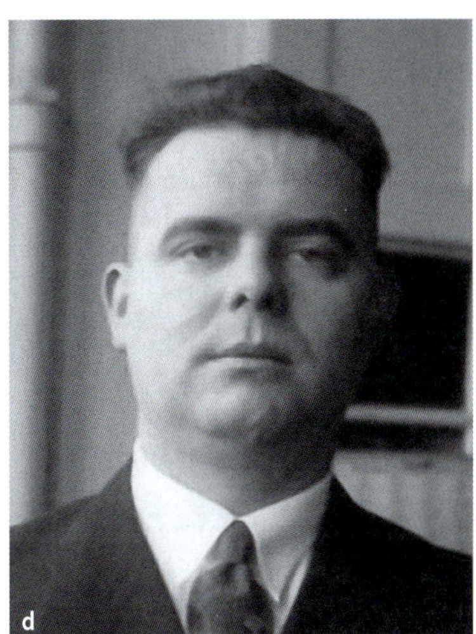

Abb. 19a bis d NS-Täter aus den Reihen der Zahnärzte:
a Hugo Blaschke,
b Hermann Pook,
c Helmut Johannsen und
d Werner Rohde

lebenden Inhaftierten gezielt „Goldzähne" entfernte. Oder für Walter Sonntag (1907–1948), der im „Frauen-KZ" Ravensbrück weibliche Häftlinge misshandelte. Ähnliches gilt für Willi Jäger (1902–1945), der zu persönlichen Übungszwecken Amputationen an KZ-Häftlingen durchführte, wobei er die Opfer letztlich mit tödlichen Injektionen ermordete. Auch der vorgenannte Zahnarzt und Arzt Werner Rohde[32,99] verabreichte vier Frauen im KZ Natzweiler-Struthof tödliche Phenol-Injektionen. Der KZ-Zahnarzt Friedrich Weigel (1912–1995) nahm im KZ Groß-Rosen an der Exekution sowjetischer Kriegsgefangener teil und wurde hierfür mit dem Kriegsverdienstkreuz II. Klasse ausgezeichnet. Der leitende Zahnarzt des KZ Sachsenhausen Hans-Joachim Güssow „selektierte" seinerseits nach einem Augenzeugenbericht sowjetische Kriegsgefangene zur Tötung, um nachfolgend ihre vollständigen Skelette einschließlich der Kiefer und Zähne an das **„Ahnenerbe"** zu geben – eine Forschungseinrichtung der SS, welche die angebliche rassische Überlegenheit des „arischen Menschen" nachweisen wollte.

Offen ist bisher die Frage, inwieweit Zahnärzte in systematische Humanexperimente (**Menschenversuche**) in den KZs involviert waren. Überliefert sind Einzelfälle – so führte etwa Walter Sonntag 1939/40 im KZ Sachsenhausen Versuche mit dem chemischen Kampfmittel Senfgas (Lost) durch[76,88].

7.6 Sonstige verbrecherische Praktiken von SS-Zahnärzten

Als „Henker von Belgrad" ging der schwäbische Zahnarzt Ernst Weinmann (1907–1947)[80,95] in die Geschichte ein. Der Befehlshaber des Sicherheitsdiensts (SD) in Belgrad und „Umsiedlungskommissar" für Serbien war bis 1944 mitverantwortlich für die zwangsweise Verschleppung Hunderttausender; außerdem war er Teil der Terror- und Vernichtungsaktionen der Wehrmacht gegen die Bevölkerung Serbiens.

Auch der rheinländische Zahnarzt Heinrich Theodor Müller (1901–1985)[25,67] fiel durch verbrecherische Praktiken auf. Der Waffen-SS-Mann hatte 1936 nach dürftigen Studienleistungen im fortgeschrittenen Alter in Bonn das Examen bestanden. Er war anschließend an der dortigen Zahnklinik tätig, fungierte aber zugleich als Leiter der Bonner Außenstelle des „Sicherheitsdienstes des Reichsführers-SS". Müller schikanierte sowohl an der Universität als auch in seiner Eigenschaft als Dienststellenleiter (vermeintliche) Gegner des Nationalsozialismus. So legte er u. a. dem jüdischen Professor für Mathematik, Felix Hausdorff (1868–1942), der mit seiner Gattin zur Behandlung in die Bonner Klinik kam, nahe sich zu suizidieren („Wenn ein Jude krank ist, soll er sich erhängen"). Tatsächlich setzte Hausdorff späterhin seinem Leben ein Ende, um der Einweisung in ein Vernichtungslager zu entgehen. Müller war auch beteiligt an der Hinrichtung polnischer Zwangsarbeiter und an der „**Deportation**" – der gewaltsamen Verschleppung – nichtarischer Familien, die sich 1944 zum Abtransport bei ihm in der SD-Dienststelle einfinden mussten. In der Bundesrepublik konnte Theodor Müller späterhin in Gelsenkirchen eine Zahnarztpraxis eröffnen, die er bis zum 81. Lebensjahr führte[25,67].

7.7 Zwangssterilisationen bei Patienten mit LKG-Spalten

Ein weiterer Verbrechenskomplex betrifft die Rolle der Zahnmediziner und Kieferchirurgen bei der Propagierung und Umsetzung des „Gesetzes zur Verhütung erbkranken Nachwuchses" (GzVeN). Hierbei stand die Frage der Zwangssterilisation von Spaltträgern im Mittelpunkt der Diskussion[94]. Das GzVeN war am 14. Juli 1933 erlassen worden. Demnach sollten Patienten oder Bekannte, bei denen der Verdacht auf eine „Erbkrankheit" bestand, an den jeweiligen Amtsarzt gemeldet werden. Der Amtsarzt stellte dann den Antrag auf „Unfruchtbarmachung" an das zuständige „**Erbgesundheitsgericht**" (EGG). Dabei handelte es sich um ein in jedem Landgerichtsbezirk etabliertes Gericht, das aus einem Amtsrichter als Vorsitzenden, einem beamteten Arzt und einem weiteren approbierten Arzt bestand und über derartige Anträge entschied. Etwaige Beschwerden wurden dann durch das „**Erbgesundheitsobergericht**" (EOG) verhandelt, das in letzter Instanz über die Anordnung der Unfruchtbarmachung befand. Wurde der Antrag auf Sterilisation definitiv beschieden, konnten Betroffene bei Weigerung zwangsweise eingewiesen werden. Schätzungen gehen von insgesamt 350.000 bis 400.000 Opfern der NS-Zwangssterilisation aus[101].

Lippen-Kiefer-Gaumenspalten wurden im Gesetzestext nicht explizit angeführt; manche Zahnärzte und Kieferchirurgen zählten sie jedoch zur allgemeinen Rubrik „schwere erbliche körperliche Mißbildung" (GzVeN, Ziffer 8) und machten entsprechende Meldungen. Um die „Unfruchtbarmachung" von Spaltträgern entflammte bald eine fachliche Kontroverse: Prominente Fachvertreter wie der Prothetiker und Kieferchirurg Reinhold Ritter (1903–1987)[31] und der bereits erwähnte Martin Waßmund sprachen sich für Zwangssterilisationen aus. So betonte Waßmund in seinem erfolgreichen Lehrbuch, „daß eine Ausrottung der Spaltbildungen für die betroffenen Familien und für das ganze Volk ein unendlicher Segen wäre"[98]. Andere, nicht minder renommierte Kieferchirurgen wie Wolfgang Rosenthal (1882–1971) und Georg Axhausen verurteilten diese Sichtweise[34,35,94]. Sowohl unter den Doppelapprobierten als auch unter den „reinen" Zahnärzten gab es Befürworter der Zwangssterilisation – dies zeigt auch eine aktuelle Auswertung der zahlreichen diesem Themenfeld gewidmeten zeitgenössischen zahnärztlichen und ärztlichen (Doktor-)Arbeiten[74].

Wie hoch die Zahl derartiger Fälle ist, die Zahnärzte und Kieferchirurgen zur Anzeige brachten, wissen wir nicht. Ebenso wenig existieren Zahlen zur absoluten Häufigkeit der Zwangssterilisation von LKG-Patienten, da diese nicht zentral registriert wurden. Allerdings konnte Thieme in aufwendigen Einzelrecherchen insgesamt 130 – verstreut dokumentierte – Fälle aufspüren, in denen bei Spaltpatienten die Prüfung einer „Unfruchtbarmachung" beantragt wurde[94]. Auch wenn von einer vielfach höheren Dunkelziffer auszugehen ist, gibt Thiemes verdienstvolle Sammlung wichtige Hinweise: Nur in 42 der 130 untersuchten Fälle wurde die Zwangssterilisation (32 %) „gerichtlich" abgelehnt; selbst in zwei Fällen, in denen lediglich eine Lippenspalte vorlag, wurde auf „Unfruchtbarmachung" erkannt[94]. Das Gros der Zwangssterilisierten schwieg nach 1945 aus Scham und Angst vor neuerlicher Diskriminierung[101,102] – und wartete zudem vergeblich auf ein Zeichen der Wiedergutmachung: Erst 1998 wurden die NS-Zwangssterilisationsbeschlüsse in der Bundesrepublik offiziell für nichtig erklärt, und erst 2007 wurde das GZ-VeN durch den Bundestag als „NS-Unrechtsgesetz" geächtet[27]. 2011 gestand der Bundestag dann den noch verbliebenen Opfern einen Entschädigungsanspruch im Rahmen des Allgemeinen Kriegsfolgengesetzes (AKG-Härterichtlinien) zu; bis dahin waren sie nicht zu den Verfolgten des Nationalsozialismus gezählt worden. Demnach erhielten die rund 5.000 noch lebenden und registrierten Zwangssterilisierten laufende monatliche Leistungen in Höhe von 291 Euro[68]. Seit dem 1. Januar 2021 erhalten alle Zwangssterilisierten monatlich 580 Euro – allerdings lebten im Februar 2021 nur noch 49 Entschädigungsberechtigte[1].

7.8 Zwangsarbeit unter der Verantwortung von Zahnärzten und Dentisten

Bisher kaum beleuchtet wurde die Beschäftigung von Zwangsarbeitern durch Zahnärzte und Dentisten. Bekannt ist, dass **Zwangsarbeit** – d. h. eine Tätigkeit, die sozial abhängige Menschen gegen ihren Willen ausführen müssen – im „Dritten Reich" nicht nur in den KZs, der Landwirtschaft, der Industrie und in öffentlichen Einrichtungen stattfand. Auch Praxisinhaber und Privatpersonen konnten Zwangsarbeiter anfordern, wobei Letztere zumeist aus den okkupierten osteuropäischen

Gebieten („Ostarbeiter") stammten. Sie wurden über die deutschen Arbeitsämter und die „Deutsche Arbeitsfront" (DAF) vermittelt[97]. Wäldner konnte 2018 im Rahmen einer Vorstudie in seiner Heimatstadt Hannover gleich drei Fälle von Zwangsarbeit bei Zahnärzten nachweisen; daneben fand er Hinweise auf zahnärztliche bzw. dentistische „Arbeitgeber" in etlichen weiteren Städten. In manchen Fällen handelte es sich um minderjährige Opfer, sodass letztlich die Tatbestände der Zwangs- und der Kinderarbeit erfüllt waren[97]. Gleichwohl fehlen bisher quantitative Studien.

7.9 Zahnärzte als Denunzianten und NS-Propagandisten

Der bereits erwähnte „Reichsdozentenführer" und „Blutordensträger" Karl Pieper (1886–1951) nutzte seine Machtstellung, um die Karrieren unliebsamer universitärer Kollegen durch kritische Stellungnahmen zu hintertreiben[41]. Nicht wenige linientreue Hochschullehrer griffen gegenüber andersdenkenden Kollegen proaktiv zum Mittel der Denunziation, um sich selbst als „wahre" Nationalsozialisten herauszustellen und die eigenen Karrierechancen zu verbessern. Der Marburger Zahnarzt und Ordinarius Hans Fliege (1890–1976), der in seiner Eigenschaft als „Vertrauensmann" der NSDAP reihenweise denunzierende Einschätzungen über politisch missliebige Hochschulkollegen verfasste, ist dafür ein Paradebeispiel[34]; er verdankte seine Universitätskarriere – ähnlich wie Pieper – nicht etwa fachlichen Leistungen, sondern seinen Beziehungen in NS-Kreisen. Hinzu kamen Hochschullehrer, die in Fachpublikationen, Lehrbüchern oder klinischen Kursen als Verfechter und Propagandisten der **„Rassenhygiene"** hervortraten und damit – direkt oder indirekt – der Ausgrenzung der „jüdischen Rasse" das Wort sprachen. Auch in diesen Bereichen lassen sich zahlreiche Zahnärzte ausmachen[15,60,96].

Zu Tätern wurden auch all diejenigen Zahnärzte, die sich in Standesorganen und auf Versammlungen zu Wortführern und Wegbereitern einer NS-Weltanschauung machten, die Teile der Bevölkerung (einschließlich missliebiger Berufskollegen) stigmatisierte bzw. ausgrenzte und vielfach die eigenen Patienten bzw. die individuelle Patientenversorgung in Gefahr brachte. Die „Zahnärztlichen Mitteilungen" der Jahre 1933 bis 1945 sind voll von derartigen, bisweilen hasserfüllten Wortmeldungen und Parolen zahnärztlicher Autoren[75]. In den Kontext der NS-Propaganda gehört auch die „weltanschauliche" und „berufsständische Schulung" von (leitenden) Zahnärzten in der 1935 gegründeten „Führerschule der Deutschen Ärzteschaft" in Alt Rehse (Mecklenburg). Als Redner traten hier neben NS-Funktionären und Ärzten auch zahnärztliche Standesvertreter und Hochschullehrer in Erscheinung[52].

Unter dem Dach der DGZMK wurde zudem 1938 eine „Arbeitsgemeinschaft für medizinisch-biologische Heilweisen" gegründet. Sie sollte die nationalsozialistischen Inhalte der **Neuen Deutschen Heilkunde** (NDH) vermitteln und diese zur „**Neuen Deutschen Zahnheilkunde**" (NDZH) weiterentwickeln. NDH und die NDZH vereinten Elemente aus Schulmedizin, Naturheilkunde und nationalsozialistischer „Rassenhygiene". Letztere hatte die Entwicklung „gesunder Erbanlagen" zur genetischen Verbesserung der „eigenen Rasse" zum Ziel; sie ging von der Überlegenheit der „arischen" gegenüber der „jüdischen Rasse" aus und propagierte die „Reinhaltung" der „arischen Rasse". NDH und NDZH standen letztlich für eine umfassende „Gesundheitsführung" auf der Grundlage „rassenhygienischen“ und erbbiologischen Denkens. Nicht die Fürsorge für den einzelnen Patienten, sondern die Stärkung des **„Volkskörpers“** stand im Mittelpunkt dieser Ideologie. Der Begriff „Volkskörper“ beschrieb die deutsche Bevölkerung als eine biologisch-rassische Einheit, die gegenüber Bedrohungen von außen zu schützen und „reinzuhalten“ sei. Zu den bekanntesten Vertretern der NDZH gehörten Hermann Euler und Erich Heinrich (1895–1982)[15,104]. Die zahnärztlichen Vertreter der NDZH traten teilweise über Jahre mit offen antisemitischen und hetzerisch-ausgrenzenden Parolen an die Fachöffentlichkeit, so insbesondere Erich Heinrich, Walther Klußmann (1889–1966), Paul Neuhäußer (1907–1987) und Otto Steiner (1891–1979)[15,96,104]. Ähnliches galt für die **„Biologische Zahnheilkunde“**, die eine Mixtur aus **Biologismus** und Alternativ- bzw. Naturheilkunde darstellte und mit der NDZH deutliche inhaltliche Schnittflächen aufwies[15,104]. Von „Biologismus“ spricht man, wenn biologische Maßstäbe und Begriffe nicht nur auf den biologischen, sondern auch auf den gesellschaftlichen Bereich angewendet werden – etwa, wenn Menschen nach ihren (vermeintlichen) Erbanlagen beurteilt bzw. hierauf reduziert werden. Zu den Zielen der „Biologischen Zahnheilkunde“ gehörte eine ausgeprägte Propaganda für den Verzehr von Vollkornbrot (vor allem aus Roggen). Durch eine solche „arteigene“ Ernährung sollten der „Volkskörper“ und die allgemeine Zahngesundheit gestärkt und „undeutsche“ Ernährungs- und Lebensweisen zurückgedrängt werden. Die in der „Brotfrage“ engagierten Zahnärzte fanden sich in der eigens gegründeten „Forschungsgemeinschaft für Roggenbroternährung“ (Forrog) zusammen; sie wurde von dem Zahnarzt Eduard Schrickel (1897–1979) angeführt, der zudem auch als Leiter der KZVD-„Hauptabteilung für Presse und Propaganda“ und als Hauptschriftleiter der „Zahnärztlichen Mitteilungen“ fungierte und die „Ernährungslehre“ mit rassistischer Hetze verband. Außerdem erschienen im Januar 1934 erstmals die von der „Verlags-Abteilung der Deutschen Zahnärzteschaft“ gedruckten „Forrog-Blätter für allgemeine Ernährungsphysiologie unter besonderer Berücksichtigung der Roggenbrotnahrung“[60,63,71]. Einrichtungen wie die „Arbeitsgemeinschaft für medizinisch-biologische Heilweisen“ oder die „Forrog“ sowie Initiativen wie die „Biologische Zahnheilkunde“ oder die „Neue Deutsche Zahnheilkunde“ waren stark ideologisch geprägt – sie alle fußten auf erbbiologisch-biologistischem, rassenhygienisch-rassistischem und antijüdisch-antisemitischem Denken[15,104].

Zahnärzte wie der 1895 geborene Hans Netter[20] forderten auch für die Zahnheilkunde – ähnlich wie in der Medizin – eine „familien-“ bzw. „zwillingspathologische“ Forschung[44,70]. Die Schulzahnkliniken verloren nun an Bedeutung: Während 1929 in Deutschland mehr als 1.000 Schulzahnpflegestätten bestanden, wurde der Sozialetat für diesen Bereich im „Dritten Reich“ erheblich zurückgefahren. Stattdessen wurde das System der mobilen Zahnpflegestationen gefördert, die, so die NS-Propaganda, auch die Versorgung der ländlichen Regionen sicherstellen sollten; sie wurden jedoch nicht zuletzt für „rassische“ Untersuchungen und (para-)militärische Zwecke eingesetzt[59]. Das Konzept für diese Aktion hatte der Zahnarzt, Gauleiter und Regierungspräsident von Mainfranken, Otto Hellmuth (1896–1968), entwickelt. Die mobilen Einrichtungen wurden bald von der „Nationalsozialistischen Volkswohlfahrt“ (NSV) übernommen und die Aktion sukzessive auf alle „Notstandsgebiete“ des Reiches ausgedehnt. Bis 1938 wurden 88 motorisierte Zahnstationen etabliert. Obwohl derartige mobile Einrichtungen ganz offenkundig die stationären Schulzahnkliniken nicht ansatzweise ersetzen konnten, wurde ihre Zahl weiter erhöht[71]; bis 1943 dürfte die NSV über etwa 140 fahrbare Zahnstationen verfügt haben[105].

7.10 Nach 1945: Zahnärzte vor Gericht

Die Annahme, dass sich nach 1945 nahezu keine Zahnärzte wegen NS-Verbrechen vor Gericht verantworten mussten, ist nicht länger haltbar. Tatsächlich konnte im Rahmen des vorgenannten Forschungsprojekts für insgesamt 48 Zahnbehandler eine Strafverfolgung nachgewiesen werden[8,80]. Unter diesen 48 Behandlern überwogen approbierte Zahnärzte (n = 29) gegenüber den nichtakademischen Dentisten bzw. Zahntechnikern. Dies ist deshalb erwähnenswert, weil die nichtakademischen Zahnbehandler noch in den 1930er Jahren die Mehrheit stellten. Ein möglicher Erklärungsansatz liegt darin, dass Zahnärzte in der Regel deutlich höhere Dienstränge und Positionen im NS-System innehatten als Dentisten und damit in der Regel eine höhere Verantwortung trugen – z. B. in den Konzentrationslagern als Leiter der Zahnstationen, aber auch in der Wehrmacht und in der Zivilgesellschaft. Damit boten sich ihnen auch mehr Handlungsspielräume, um Verbrechen zu verüben bzw. – allgemein gesprochen – Schuld auf sich zu laden[100]. 15 dieser 48 Zahnbehandler wurden zum Tode verurteilt – gleich sechs Todesurteile ergingen durch französische Gerichte, jeweils drei durch amerikanische und sowjetische Gerichtsbarkeiten, zwei durch britische Gerichte und eines durch ein Militärgericht in Belgrad. Die häufigsten Tatvorwürfe waren Kapitalverbrechen wie Mord und Totschlag, der Raub von Zahngold und die Beihilfe zum Mord bzw. Totschlag. Zehn Zahnärzte landeten dabei – eher spät – vor deutschen Gerichten: Dort gab es vergleichsweise milde Urteile, namentlich geringe Haftstrafen, Freisprüche oder Verfahrenseinstellungen. Ohnehin ist festzustellen, dass der Zeitpunkt des Urteils einen entscheidenden Einfluss auf die Strafe hatte: Die meisten Todesstrafen ergingen bis 1947, aber auch hohe Haftstrafen waren in dieser frühen Zeitphase (noch) häufiger[8,80].

Außerdem fällt auf, dass ein gewichtiger Teil der Zahnärzte, die zu NS-Tätern geworden waren, derartigen Gerichtsverfahren entging. So wurde z. B. Hugo Blaschke, der als „oberster Zahnarzt der SS" eine weitreichende Verantwortung für die KZ-Zahnstationen und den „Zahngoldraub" an den ermordeten Juden trug, im Rahmen der Nürnberger Prozesse lediglich als Zeuge vernommen. Er war wie viele Deutsche nach Kriegsende interniert, im Dezember 1948 aber wieder entlassen worden, ohne letztlich angeklagt worden zu sein[17,18]. Der oben erwähnte KZ-Arzt Willy Schatz[61,84] wurde zwar vor Gericht gestellt – doch erfolgte dies erst in den 1960er Jahren im Rahmen des ersten Frankfurter Auschwitzprozesses. Er wurde im Übrigen am 20. August 1965 freigesprochen, weil man ihm die tödliche „Selektion" von KZ-Häftlingen nicht zweifelsfrei nachweisen konnte. Erst 2015 – 30 Jahre nach seinem Tod – konnte sein verhängnisvoller Dienst an der „Rampe" anhand von neu ausgewerteten Fotos belegt werden[54,84]. Auch der erwähnte Zahnarzt und Gauleiter der NSDAP Otto Hellmuth kam, bemessen an seinen Taten, sehr glimpflich davon: Er war nicht nur an der Erschießung von notgelandeten alliierten Fliegern im September 1944 beteiligt, sondern hatte 1940 auch die Räumung der Heil- und Pflegeanstalt Werneck verlangt – mit fatalen Folgen, denn viele der dort untergebrachten Patienten wurden daraufhin, über verschiedene „Zwischenanstalten", in Tötungsanstalten gebracht und vergast[26,32,59]. Eine Recherche zu Hellmuth im US-amerikanischen Nationalarchiv in Pennsylvania erbrachte eine Fülle von Dokumenten, die letztlich Folgendes belegen[69]: Während Hellmuth am 10. Oktober 1947 vom General Military Court in Dachau zunächst zum Tod verurteilt worden war, wurde das Urteil am 24. Juni 1948 in lebenslängliche Haft umgewandelt und 1951 auf 20 Jahre reduziert.

Die Entlassung aus Landsberg erfolgte dennoch bereits am 8. Juni 1955 auf Bewährung. Die Bewährungsstrafe wurde wiederum am 14. März 1958 durch die Amerikaner aufgehoben[69] – und dies, obwohl Hellmuth keine Reue zeigte. So hatte er in der Haft bei einem gescheiterten Suizidversuch mit seinem eigenen Blut „Heil Hitler" an seine Zellenwand geschmiert[59]. Hellmuth konnte sich nach der Entlassung sogar um eine Kassenzulassung in Reutlingen bewerben – und erhielt dort unter insgesamt 22 Bewerbern den Zuschlag, trotz Protestes der Kassenärztlichen Vereinigung Unterfrankens und des Gewerkschaftsbundes. Dementsprechend ließ er sich ebenda 1958 als Kassenzahnarzt nieder[73]. Ohnehin fällt auf, dass die meisten verurteilten Zahnbehandler nach ihrer Entlassung bzw. Begnadigung ihre zahnärztlichen Karrieren fortsetzen konnten – oft in eigener Praxis. Sie erlangten gerade in kleineren, beschaulichen Städten den Status von ehrbaren Bürgern („Honoratioren"), von deren NS-Vergangenheit die meisten Patienten und Nachbarn nichts wussten[32,80].

7.11 Entnazifizierungsinstanzen als „Mitläuferfabriken"

Nach 1945 verfolgten die Alliierten das Ziel, die deutsche Gesellschaft von den Einflüssen des Nationalsozialismus zu befreien (**Entnazifizierung**). Etwa 8,5 Millionen Deutsche waren Mitglieder der NSDAP. Vor allem dieser Personenkreis sollte, wie die Alliierten in Potsdam 1945 bekräftigten, entnazifiziert werden. Die Verfahren wurden zunächst von den Alliierten, später dann von deutschen Spruchkammern und Entnazifizierungskommissionen durchgeführt. Besagte Spruchkammerverfahren sind dabei nicht zu verwechseln mit den oben erwähnten Strafgerichtsprozessen: In den Spruchkammerverfahren waren keine professionellen Juristen, sondern Laienrichter tätig; zudem war bei diesen Verfahren die Beweislast umgekehrt, d. h. der Betroffene musste nicht – wie in regulären Gerichtsverfahren üblich – einer Täterschaft überführt werden, sondern sollte seinerseits eine bestehende Schuldvermutung entkräften. Dies führte dazu, dass die Beschuldigten im Rahmen der Spruchkammerverfahren zahlreiche Leumundszeugnisse von Freunden und Bekannten beibrachten, die ihnen ein unpolitisches oder sogar politisch widerständiges Verhalten attestieren und sie so von Schuldvermutungen „reinwaschen" sollten; für besagte Entlastungszeugnisse prägte sich dementsprechend bald der Begriff **„Persilschein"** ein[51,72]. So legten etwa 55 % aller Angeklagten den Spruchkammern durchschnittlich zehn derartige Zeugnisse vor[72]. Die Betroffenen waren am Ende des Verfahrens in eine von insgesamt fünf Kategorien – Hauptschuldige, Belastete, Minderbelastete, Mitläufer, Entlastete – einzustufen. Mit **Mitläufer** waren dabei Personen gemeint, die sich der NS-Bewegung bzw. der Partei anschlossen, ohne sich dort aktiv engagiert zu haben. Die Einordnung in eine dieser fünf Kategorien sollte letztlich darüber entscheiden, ob die Entnazifizierten in ihre angestammten beruflichen Positionen und öffentlichen Ämter zurückkehren durften oder nicht.

Tatsächlich endeten die Entnazifizierungsverfahren weit überwiegend mit sehr milden Urteilen. So stellte Hochreither treffend fest[51]:

> „Je länger sich in den Westzonen die Verfahren hinschleppten, desto mehr mutierten die Spruchkammern zu wahren ‚Mitläufer'-Fabriken. Wechselseitig stellten sich alte Nazis ‚Persilscheine' aus und schafften es millionenfach, sich als verführte Unschuldige aus der Affäre zu mogeln".

Dieser Tatbestand lässt sich sehr gut am Beispiel bereits erwähnter zahnärztlicher Täter belegen: So wurde SS-General Hugo Blaschke von der zuständigen Spruchkammer schlussendlich als „Mitläufer" eingestuft. Ausgestattet mit diesem günstigen Resultat konnte er sich als Zahnarzt in Nürnberg niederlassen; er führte in der Bundesrepublik sogar den von Hitler verliehenen Professorentitel weiter[17]. Auch der oben erwähnte „Blutordensträger" Karl Pieper wurde als „Mitläufer" entnazifiziert[41]. Gleiches gilt für Paul Reutter, obwohl dieser bis 1943 als „Leitender Zahnarzt" für alle zahnärztlichen Belange in den Konzentrationslagern verantwortlich gewesen war[76]. Der vorgenannte NSDAP-„Vertrauensmann" und Denunziant Hans Fliege wurde ebenfalls in die Gruppe der „Mitläufer" eingereiht[29,34]. Selbiges gelang Hermann Euler – ungeachtet der von ihm an der Universität Breslau vollzogenen „Säuberungen" auf Kosten jüdischer Kollegen[39]. Derart „rehabilitiert" wurde Euler 1949 sogar die erneute Präsidentschaft der reaktivierten DGZMK angetragen[37]. Und der MKG-Chirurg Martin Waßmund, der während der Zeit des Nationalsozialismus schriftlich und mündlich das „rassenhygienische" Ziel der „Ausmerze" von LKG-Spalten propagiert hatte, wurde 1951 zum Gründungspräsidenten der heutigen „Deutschen Gesellschaft für Mund-, Kiefer- und Gesichtschirurgie" (DGMKG, damals noch DGKG) gewählt[77].

7.12 Zahnärztliche Ehrungen trotz NS-Vergangenheit

Vor dem Hintergrund dieser Nachkriegsentwicklungen kann es kaum überraschen, dass das frühere parteipolitische Bekenntnis zum Nationalsozialismus nach 1949 bei der Vergabe von Ehrenmitgliedschaften kein nennenswertes Problem darstellte. Tatsächlich belegt eine aktuelle Studie, dass 55 % der von 1949 bis 1993 verliehenen Ehrenmitgliedschaften und Ehrenmedaillen zahnärztlicher Fachgesellschaften in der Bundesrepublik, der DDR und der Republik Österreich an ehemalige NSDAP-Mitglieder gingen[103]. Auch hatten acht der neun zwischen 1906 und 1981 amtierenden DGZMK-Präsidenten im „Dritten Reich" der NSDAP angehört – wobei Gerhard Steinhardt (1904–1995) zum SS-Obersturmführer avanciert war[103].

Manche ehemaligen Parteimitglieder, SS-Führer und sonstigen NS-Funktionäre wurden in der Bundesrepublik sogar zu Namensgebern von Auszeichnungen und Institutionen erhoben, womit ihnen de facto ein Vorbildcharakter zugesprochen wurde. Bis vor wenigen Jahren war diese prekäre Konstellation nur für wenige Zahnärzte bekannt: Vor den bereits oben erwähnten Hochschullehrern Euler (Hermann-Euler-Medaille) und Waßmund (Martin-Waßmund-Preis) war v. a. Otto Loos (Otto-Loos-Medaille und der gleichnamige Preis) diesbezüglich in den Fokus geraten[57,58]. In diesen drei Fällen war es nach zum Teil heftigen Diskussionen zu Umbenennungen gekommen. Mittlerweile sind insgesamt rund 20 derartige Beispiele bekannt – in einigen Fällen nahmen die verantwortlichen Organisationen jüngst ebenfalls Namensänderungen vor. Dies betraf z. B. die Max-Apffelstaedt-Straße, den Oskar-Bock-Preis, den Eugen-Fröhlich-Preis, die Ewald-Harndt-Medaille, die Gustav-Korkhaus-Sammlung, den Otto-Walkhoff-Preis und die Ehrenmitgliedschaft Gerhard Steinhardts in der DGZMK.

7.13 Zahnärzte als Verfolgte des NS-Regimes

Doch Zahnärzte waren nicht nur Täter und Profiteure des NS-Systems, sondern auch Verfolgte: Parallel zur „Gleichschaltung" der zahnärztlichen Verbände kam es auf der Grundlage des „Gesetzes zur Wiederherstellung des Berufsbeamtentums" vom 7. April 1933 zu einer ersten Entlassungswelle von „nichtarischen" und politisch missliebigen Zahnärzten an den Universitäten, Kliniken und sonstigen staatlichen Institutionen. Als Juden bzw. **„Nichtarier"** galten in diesen Jahren nicht nur Angehörige der jüdischen Religionsgemeinschaft, sondern auch Mitbürger jüdischer Herkunft, die den jüdischen Glauben abgelegt und z. B. zum Christentum konvertiert waren. Der NS-Staat unterschied grundsätzlich **„Volljuden"** (mit 4 oder 3 jüdischen Großelternteilen), **„Halbjuden"** (mit zwei jüdischen Großeltern) und **„Vierteljuden"**. „Halbjuden", die im jüdischen Glauben erzogen worden waren, galten hierbei als **„Geltungsjuden"**; diese unterlagen denselben Sanktionen wie „Volljuden".

Aufgrund einer Verordnung vom 2. Juni 1933 wurde den betroffenen Zahnärzten bzw. zur Kassenbehandlung berechtigten Zahnbehandlern dann nach und nach die Kassenzulassung entzogen und zugleich eine Neuzulassung verhindert. Die im „Reichsverband der Zahnärzte Deutschlands" organisierten jüdischen bzw. politisch missliebigen Zahnärzte wurden ebenfalls rasch ausgeschaltet[93].

Auch das zahnärztliche Zeitschriftenwesen wurde einer **„Arisierung"** unterzogen, wie es in der beschönigenden Sprache der Zeit hieß. Dies bedeutete, dass Schriftleiter jüdischer Herkunft ihren Platz für regimetreue „arische" Redakteure räumen mussten, was gleich neun jüdische Zeitschriftenredakteure betraf[3].

Im Verlaufe der Jahre wurden die Restriktionen gegen jüdische und vermeintlich jüdische Zahnärzte immer weitreichender, wie sich an folgenden Zahlen ablesen lässt[89]: Am 1. Januar 1934 befanden sich bei insgesamt 11.332 Zahnärzten 1.064 Juden in Deutschland, die zum größten Teil noch eine Zulassung zur Kassenpraxis besaßen; allerdings waren zu diesem Zeitpunkt schon ca. 100 Zahnärzte jüdischer Herkunft aus politischen Gründen emigriert, sodass der Anteil der jüdischen Behandler an der Zahnärzteschaft 1933 vor dem Machtwechsel bei rund 10 % gelegen hatte[43]. Am 1. Januar 1938 gab es demgegenüber im gesamten Reichsgebiet nur noch 579 jüdische Zahnärzte und bis zum 1. Januar 1939 war ihre Zahl auf 372 zurückgegangen, wobei nur noch 250 eine (auf die Behandlung jüdischer Patienten begrenzte) Kassenzulassung besaßen. Letztere hatten sich „(jüdische) Zahnbehandler" zu nennen. Zu diesem Zeitpunkt war die Gesamtzahl der Zahnärzte indessen auf 15.006 angewachsen; demnach war der Anteil der Juden unter den zugelassenen Kassenzahnärzten auf 1,6 % gefallen[43,87]. Infolge der „Achten Verordnung zum Reichsbürgergesetz" vom 17. Januar 1939 wurde schließlich allen Zahnärzten jüdischer Herkunft die Approbation entzogen[89]. In vielen Fällen blieb es auf Seiten der jüdischen Zahnärzte nicht bei der Entlassung, dem Verlust der Kassenzulassung, der Enteignung bzw. dem Approbationsentzug; etliche sahen sich ihrer gesamten Lebensgrundlage und -perspektive beraubt[9,30,48,62,82].

Insgesamt lassen sich mehrere Gründe für die Verfolgung von Zahnärzten (und anderen Mitbürgern) differenzieren: Beim Gros der Verfolgten lagen die mehrfach erwähnten „rassischen" Gründe vor – betroffen waren hier in der Regel Kollegen jüdischer Herkunft oder „jüdisch versippte" (d. h. mit Juden familiär verbundene) Zahnärzte. Die zweite Gruppe betraf politisch verfolgte Zahnärzte – etwa Sozialdemokraten, (vermeintliche) Kommunisten bzw. enttarnte Widerstandskämpfer. Angehörige anderer Religionen konnten gleichfalls zu Verfolgten werden, wenn sie aus religiösen Gründen gegen die Politik des Regimes protestierten. Darüber hinaus wurden u. U. auch „enttarnte" homosexuelle Zahnärzte verfolgt[44], und schließlich konnten auch psychisch kranke Zahnärzte im Rahmen der „Euthanasie"-Verbrechen verfolgt werden oder gar ein tödliches Schicksal erleiden.

7.14 Zwangsemigration oder Verfolgung

Einer bislang nicht publizierten Statistik zufolge konnten bis 2019 insgesamt 1.791 verfolgte Zahnbehandler ermittelt werden, darunter 1.376 Zahnärzte, 66 Studierende sowie 327 Dentisten bzw. Zahntechniker. Bei 1.291 verfolgten Zahnbehandlern war das weitere Schicksal zu eruieren: Demnach sahen sich knapp zwei Drittel (63 %) zur Auswanderung gezwungen (**Zwangsemigration**)[36]. Letztere musste häufig überstürzt erfolgen – gleichsam „fluchtartig". Nicht immer wurde hierbei das Zielland auf direktem Weg erreicht. Häufig nutzten die Zwangsemigrierten zunächst einen Nachbarstaat des Deutschen Reiches als Transitland. Später – oft nach dem Beginn der deutschen Invasionen – emigrierten sie dann in entlegenere Staaten. Unter den Emigrationszielen dominierten letztlich die USA (29 %), Palästina, das damals unter britischem Mandat stand (21 %) und Großbritannien (19 %). Ein kleinerer Teil der Zahnärzte fand auch z. B. in China (5 %), den Niederlanden (4 %) oder in Frankreich (3 %) (vorübergehend) eine neue Heimat[23]. Zu den bekanntesten jüdischen Zwangsemigranten gehörten Alfred Kantorowicz (Abb. 12f) und Curt Proskauer (Abb. 13d).

Viele Emigranten konnten im neuen Heimatland nicht wieder als praktische Zahnärzte oder Kieferchirurgen arbeiten. Manche wurden als Zahntechniker tätig, andere ergriffen fachfremde bzw. ungelernte Berufe – wenn sie überhaupt ein Bleiberecht erwirken konnten. Vor allem in Großbritannien wurde es mit den Jahren immer schwieriger, eine Berufszulassung bzw. eine Aufenthaltsgenehmigung zu erhalten. Gerade jüdische Zahnärzte aus Österreich, die in der Regel erst ab 1938 – d. h. nach dem „Anschluss" ihres Heimatlandes an das Deutsche Reich – eine Emigration nach Großbritannien anstrebten, blieben hierbei oft erfolglos und versuchten dann ihr Glück in den USA. Dort standen die Chancen, beruflich Fuß zu fassen, insgesamt besser – gerade auch für universitär tätige Zahnärzte. Einer noch unveröffentlichten Studie von Lena Norrman und Dominik Groß zufolge konnten 20 zwangsemigrierte Hochschullehrer aus Deutschland und Österreich identifiziert werden, die in die USA auswanderten. 15 derselben konnten tatsächlich eine Anstellung im amerikanischen Hochschulbereich finden, mehrheitlich sogar als ordentliche Professoren. Zwei Drittel von ihnen ließen sich in den Bundesstaaten New York und Illinois nieder – keine anderen Regionen boten für wissenschaftlich ausgerichtete Emigranten ähnlich günstige Bedingungen, obschon die Hürden auch hier keinesfalls niedrig waren. In der Regel mussten sich die Immigranten erneut an den Universitäten einschreiben und einen US-amerikanischen Abschluss als „American dentist" erlangen.

Diejenigen, die nicht flohen, sondern in Deutschland verblieben, mussten nach der Phase der sozialen und wirtschaftlichen Ausgrenzung damit rechnen, in Ghettos oder Konzentrationslager deportiert zu werden. Tatsächlich wurden 23 % der oben erwähnten 1.291 Zahnbehandler deportiert – wobei die Mehrheit derselben zu Tode kam. 6 % überlebten (i. d. R. berufs- und mittellos) in Deutschland, 4 % verstarben, ohne dass die Todesumstände bekannt wurden und weitere 4 %

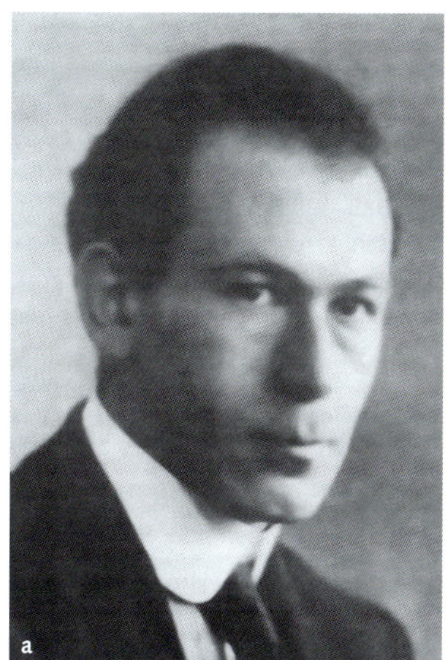

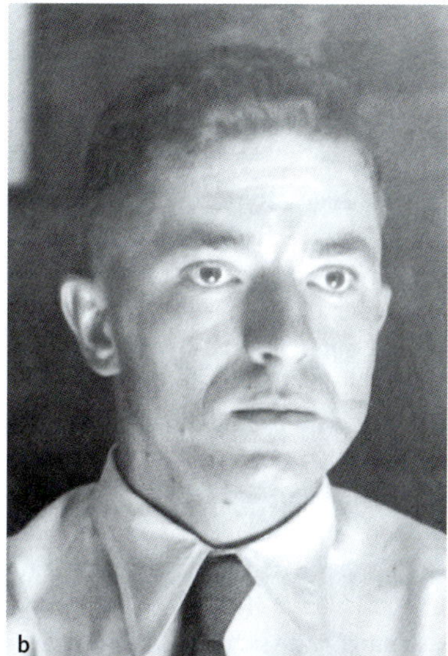

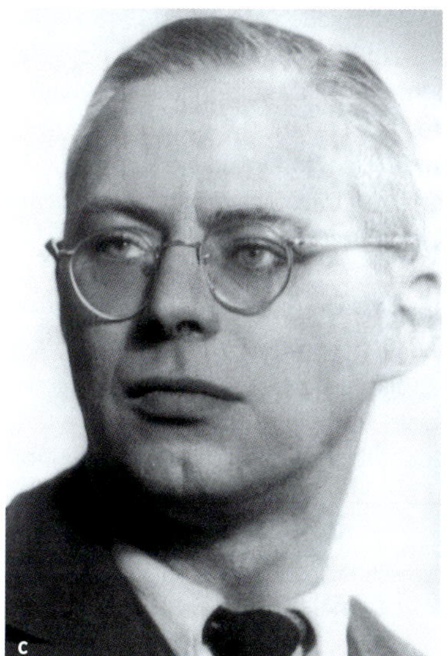

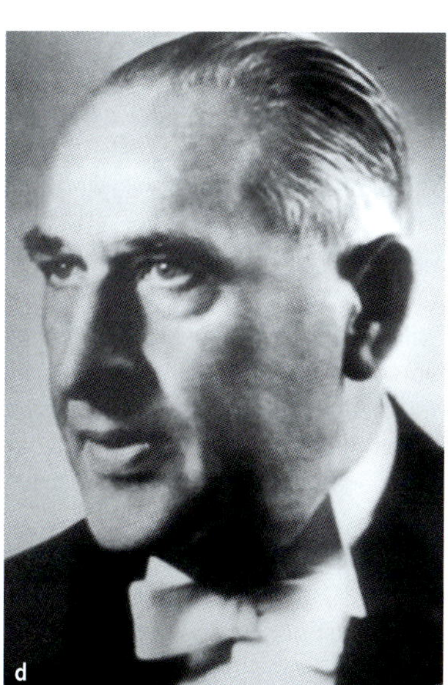

Abb. 20a bis d Widerstandskämpfer aus den Reihen der Zahnärzte:
a Ewald Fabian,
b Helmut Himpel,
c Paul Rentsch und
d Ulrich Boelsen

setzten ihrem Leben selbst ein Ende – darunter auch der erwähnte jüdische Hochschullehrer Hans Moral (Abb. 14d)[23].

Nur sehr wenige „arische" Zahnärzte wandten sich gegen die Entrechtung dieser Kollegen; insgesamt dominierten pronationalsozialistische Stimmen[24,89]. Hinzu kam, dass sich die Arbeitsmarktlage der „arischen" Zahnärzte in der NS-Zeit deutlich besserte: War das Durchschnittseinkommen der Zahnärzte von 1929 bis 1933 von 8.393 auf 5.716 RM gefallen, so lag es 1934 wieder bei 6.361 RM und 1938 gar bei 9.181 RM[21,40]. Wohl auch vor diesem Hintergrund nahm die Mehrzahl der Zahnärzte die Ausgrenzung der Juden aus dem zahnärztlichen Berufsleben und dem Studium der Zahnheilkunde bereitwillig hin: Immerhin gingen die vakant gewordenen Praxen der jüdischen Kollegen – häufig zu sehr günstigen finanziellen Rahmenbedingungen – an „arische" Zahnärzte; auch hier sprach man von „Arisierung"[45]. So wurden viele Zahnärzte zu persönlichen Nutznießern der Ausgrenzung von Kollegen.

Forschungsbedarf besteht weiterhin in der Frage nach dem quantitativen Ausmaß des zahnärztlichen Widerstands gegen den NS-Staat. Zu den bekanntesten oppositionellen Zahnärzten zählte Ewald Fabian (1885–1944) (Abb. 20a). Er fungierte bis 1933 als Schriftführer des „Vereins sozialistischer Ärzte" und Herausgeber der Zeitschrift „Der sozialistische Arzt", bevor er nach Prag floh und dort das „Internationale ärztliche Bulletin" aufbaute, das sich gegen den NS-Unrechtsstaat richtete. Auch Helmut Himpel (1907–1943) gehörte zum Widerstand (Abb. 20b). Er war mit einer „Halbjüdin" verlobt, aber selbst – wie Fabian – „arischer" Herkunft. Himpel gehörte dem Kreis der politisch oppositionellen „Roten Kapelle" an. Paul Rentsch (1898–1944), ebenfalls nichtjüdischer Herkunft, trat als Widerstandskämpfer der „Gruppe Europäische Union" hervor (Abb. 20c). Fabian starb in New York eines frühen, aber natürlichen Todes; Himpel und Rentsch wurden von den Nationalsozialisten verhaftet, abgeurteilt und hingerichtet[46,57]. Demgegenüber überlebte Ulrich Boelsen (1900–1990) die NS-Zeit: Der in Neu-Isenburg[20] niedergelassene Zahnarzt hatte sich der Widerstandsgruppe „Leuschner-Netzwerk" angeschlossen; nach dem Krieg nahm er seine Praxis am selben Ort wieder auf (Abb. 20d).

Nur sehr wenige geflüchtete Zahnärzte entschieden sich nach 1945 zur **Remigration**, d. h. zur Rückkehr ins Herkunftsland. Viele hatten in ihrer zweiten Heimat Fuß gefasst und eine Familie gegründet. Sie empfanden Dankbarkeit gegenüber dem Aufnahmeland; zudem fehlte den meisten die Zuversicht, im Nachkriegsdeutschland geläuterte Mitbürger vorzufinden und mit offenen Armen empfangen zu werden. Tatsächlich war ein beträchtlicher Teil der Deutschen nach Kriegsende weiterhin judenkritisch eingestellt. Auch die zahnärztlichen Organisationen taten wenig, um entrechtete jüdische Kollegen in ihrer Mitte willkommen zu heißen. So gingen z. B. nur 2 % der zwischen 1949 und 1993 von deutschen und österreichischen Fachgesellschaften ausgesprochenen Ehrenmitgliedschaften an jüdische Zahnärzte[103]; die besagten Organisationen ließen damit die Gelegenheit, ihre im „Dritten Reich" entrechteten Kollegen zu würdigen und so eine Form der moralischen Wiedergutmachung zu leisten, ungenutzt.

Merke (Zahnärzte als Täter)

- Die politische Belastung der Zahnärzteschaft im „Dritten Reich" wurde erst in jüngster Zeit im Rahmen eines nationalen Forschungsvorhabens in der Breite aufgearbeitet.
- Mehr als 60 % der Dozenten und Professoren der Zahnheilkunde, die das „Dritte Reich" als Erwachsene erlebten, schlossen sich der NSDAP an – darunter acht von neun Präsidenten der DGZMK.
- Mehr als 300 Zahnärzte taten Dienst in der Waffen-SS und rund 100 Zahnärzte waren in den KZs für den Zahngoldraub sowie teilweise für tödliche „Selektionen" und für Misshandlungen verantwortlich.
- Insgesamt wurden nach dem Ende des Zweiten Weltkrieges mindestens 48 Zahnbehandler wegen diverser Verbrechen vor Gericht gestellt; dabei ergingen 15 Todesurteile.
- Die ab 1945 durchgeführten Entnazifizierungen endeten weit überwiegend mit sehr milden Urteilen – auch zweifelsfrei NS-belastete Zahnärzte konnten ihre (wissenschaftlichen) Karrieren i. d. R. anschließend fortsetzen und vielfach sogar ausbauen.

Merke (Zahnärzte als Verfolgte)

- Etwa 1.800 Zahnärzte wurden nach heutigem Kenntnisstand im „Dritten Reich" verfolgt – weit überwiegend aufgrund ihrer jüdischen Herkunft.
- Die bekanntesten Widerstandskämpfer aus den Reihen der Zahnärzte waren Ewald Fabian („Verein sozialistischer Ärzte"), Helmut Himpel („Rote Kapelle"), Paul Rentsch („Gruppe Europäische Union") und Ulrich Boelsen („Leuschner-Netzwerk").
- Nahezu zwei Drittel der im „Dritten Reich" verfolgten Zahnärzte flüchteten – oft über Nachbarstaaten, die als Transitländer dienten – ins Ausland („Zwangsemigration").
- Unter den Zielländern der Emigranten dominierten die USA, Palästina und Großbritannien, die insgesamt mehr als zwei Drittel der Verfolgten aufnahmen; die besten beruflichen Chancen boten hierbei die USA.
- Nur sehr wenige geflüchtete Zahnärzte entschieden sich ab 1945 zur Remigration. Die führenden zahnärztlichen Organisationen in der BRD, der DDR und Österreich taten nach 1945 wenig, um entrechtete jüdische Kollegen zu (re-)integrieren. So gingen nur 2 % der zwischen 1949 und 1993 ausgesprochenen Ehrenmitgliedschaften an jüdische Kollegen, aber 55 % an frühere NSDAP-Mitglieder.

Literatur

1. Arbeitsgemeinschaft Bund der „Euthanasie"-Geschädigten und Zwangssterilisierten, https://www.euthanasiegeschaedigte-zwangssterilisierte.de/themen/entschaedigung/zeittafel-entschaedigungspolitik-fuer-zwangssterilisierte-und-euthanasie-geschaedigte/ [21.10.2022]
2. Arndt LE, Groß D, Schmidt M: Helmut Johannsen – SS-Obersturmbannführer und leitender Zahnarzt im KZ Buchenwald. Zahnärztl Mitt 2020;110(14):68–70
3. Bergmann C, Westemeier J, Groß D: Dental Editors and Their Role in the Third Reich and after 1945. A Sociodemographic Study. J Hist Med All Sci 2022;77(1):48–80
4. Bericht von Paul Weissmann an das Komitee vom 26.02.1946. In: BA (Bundesarchiv) SAPMO (= Stiftung Archiv der Parteien und Massenorganisationen der DDR) BY5V 297/70
5. Bernhardt H: Rezension zu: N. Guggenbichler, Zahnmedizin unter dem Hakenkreuz, Frankfurt 1988. Zahnärztl Prax 1990;41(7):272
6. Bitterich LA, Groß D: The Signatories of the "Einheitsfront der Zahnärzte" (United Front of Dentists) during the Third Reich and after 1945. An In-depth Study. Sudhoffs Arch 2020;104(1):101–132
7. Bitterich LA, Groß D: University Teachers of Dentistry in the Third Reich and Post-war Germany. Social Background, Affinity to the Nazi Party and Career Development, Sudhoffs Arch 2021;105(1):89–111
8. Bitterich LA, Rinnen C, Groß D: Nazi Dentists Before British Courts: Aspects on the Role of the German Dental Profession in the Third Reich. Brit Dent J 2021;231(10):647–653
9. Blank D: Die „Ausschaltung" jüdischer Ärzte und Zahnärzte in Wiesbaden durch den Nationalsozialismus. Diss. med. dent. Mainz 1984
10. Blaschke H: Der zahnärztliche Gesundheitsdienst in der Waffen-SS und Polizei. Zahnärztl Mitt 1941;32:128
11. Buddrus M, Fritzlar S: Die Professoren der Universität Rostock im Dritten Reich. Ein biografisches Lexikon. München 2007
12. Bunge H: Akademiker ohne Raum. Zahnärztl Mitt 1931;22:255–259
13. Bunge H: Zahnärztliche Vorprüfungen und Approbationen im Ersatzbedarf für den zahnärztlichen Beruf. Zahnärztl Mitt 1941;16:184f.
14. Busch C, Hördler S, van Pelt RJ (Hrsg.): Das Höcker-Album. Auschwitz durch die Linse der SS. Darmstadt 2016
15. Busch-Dohr A: Synthesebestrebungen zwischen konventioneller Zahnmedizin und Naturheilkunde in der Phase der „Neuen Deutschen Heilkunde" von 1933 bis 1945: Eine medizinhistorische Untersuchung. Diss. med. dent. Aachen 2004

16. Caspari W: Der Rückgang der Volkswirtschaft und seine Folgen für die zahnärztliche Praxis. Zahnärztl Mitt 1931;22:677–680
17. Deprem-Hennen M: Hitlers Leibzahnarzt: Hugo Johannes Blaschkes Leben zwischen Politik und Zahnheilkunde. Diss. med. dent. Düsseldorf 2007
18. Deprem-Hennen M, Westemeier J: SS-Brigadeführer Hugo Johannes Blaschke – Hitlers „Leibzahnarzt“. In: Schmidt M, Groß D, Westemeier J (Hrsg.): Die Ärzte der Nazi-Führer – Karrieren und Netzwerke (= Medizin und Nationalsozialismus, 5). Berlin, Münster 2018, 105–126
19. Deutsche Zahnärzte lehnten schon 1909 die Juden ab! Zahnärztl Mitt 1941;32:23–25
20. Deutsches Zahnärzte-Buch 1932/33, Teil C. Berlin 1932, 200, 382
21. Die Arbeitsmarktlage verbessert sich für unseren Nachwuchs. Zahnärztl Mitt 1938;29:560f.
22. Die Einheitsfront der Zahnärzte einschließlich Dozentenschaft. Zahnärztl Mitt 1933;24:728
23. Ergebnisse des Forschungsprojekts „Zahnmedizin und Zahnärzte im Nationalsozialismus“. Pressemappe NS-Forschungsprojekt KZBV BZAEK DGZMK 2019-11-28, https://www.kzbv.de/pressemitteilung-vom-28-11-2019.1348.de.html [30.01.2022]
24. Euler H: Zum Geleit. Dtsch Zahnärztl Wschr 1934;37:666
25. Forsbach R: Die Medizinische Fakultät der Universität Bonn im „Dritten Reich“. München 2006
26. Freyeisen A: Verbohrt bis zuletzt – Gauleiter Dr. Otto Hellmuth und das Ende des Nationalsozialismus in Unterfranken. Mainfränk Jb Gesch Kunst 2005;57:280–328
27. Fuchs P: „Ich rechne für jeden Fall 20 Minuten“ – Zur Tätigkeit des Potsdamer Erbgesundheitsgerichts in der Zeit von 1934 bis 1945. In: Westermann S, Kühl R, Groß D (Hrsg.): Medizin im Dienst der „Erbgesundheit“. Beiträge zur Geschichte der Eugenik und „Rassenhygiene“ (= Medizin und Nationalsozialismus, 1). Berlin, Münster 2009, 23–37
28. Gemeinsame Stellungnahme der Herausgeberschaft und der DGMKG, MKG-Chir 2012;5:5
29. Gerz Y: Die Situation der Medizinischen Fakultät Marburg in der Nachkriegszeit: 1945–1950. Diss. med. dent. Marburg 2008
30. Golan I: Schicksal der jüdischen Zahnärzte und Dentisten aus Freiburg und Umgebung aus der Zeit der Nationalsozialismus. Diss. med. Freiburg i. Br. 1997
31. Groß D: „Die Grundfarbe der Geschichte ist grau [...].“ Reinhold Ritter (1903–1987) – Leben und Rezeptionsgeschichte. In: Groß D, Westemeier J, Schmidt M, Halling T, Krischel M (Hrsg.): Zahnärzte und Zahnheilkunde im „Dritten Reich“ – Eine Bestandsaufnahme (= Medizin und Nationalsozialismus, 6). Berlin, Münster 2018, 285–321
32. Groß D: Zahnärzte als Täter. Zwischenergebnisse zur Rolle der Zahnärzte im „Dritten Reich“. Dtsch Zahnärztl Z 2018;73(3):164–178
33. Groß D: Die Geschichte des Zahnarztberufs in Deutschland. Einflussfaktoren – Begleitumstände – Aktuelle Entwicklungen. Berlin 2019
34. Groß D: Lexikon der Zahnärzte und Kieferchirurgen im „Dritten Reich“ und im Nachkriegsdeutschland. Täter, Mitläufer, Oppositionelle, Verfolgte, Unbeteiligte. Bd. 1. Berlin, Leipzig 2022
35. Groß D: Lexikon der Zahnärzte und Kieferchirurgen im „Dritten Reich“ und im Nachkriegsdeutschland. Täter, Mitläufer, Oppositionelle, Verfolgte, Unbeteiligte. Bd. 2. Berlin, Leipzig 2022
36. Groß D, Krischel M: Zahnärzte als Täter und Verfolgte im „Dritten Reich“. Zahnärztl Mitt 2020;110(1/2):26–29
37. Groß D, Rinnen C: Walter Sonntag – Zahnarzt und zum Tode verurteilter Kriegsverbrecher. Zahnärztl Mitt 2020;110(9):54–56
38. Groß D, Schäfer G: Geschichte der DGZMK 1859–2009. Berlin 2009
39. Groß D, Schmidt M, Schwanke E: Zahnärztliche Standesvertreter im „Dritten Reich“ und nach 1945 im Spiegel der Lebenserinnerungen von Hermann Euler (1878–1961) und Carl-Heinz Fischer (1909–1997). In: Krischel M, Schmidt M, Groß D (Hrsg.): Medizinische Fachgesellschaften im Nationalsozialismus. Bestandsaufnahme und Perspektiven (= Medizin und Nationalsozialismus, 4). Berlin, Münster 2016, 129–171
40. Groß D, Schwanke E, Krischel M: Zahnärzte und Dentisten im Nationalsozialismus. Forschungsstand und aktuelle Forschungsfragen. Med Hist J 2016;51(1):2–39
41. Groß D, Westemeier J, Schmidt M: Zahnheilkunde und Zahnärzteschaft im Nationalsozialismus – Ein Problemaufriss. In: Groß D, Westemeier J, Schmidt M, Halling T, Krischel M (Hrsg.): Zahnärzte und Zahnheilkunde im „Dritten Reich“ – Eine Bestandsaufnahme (= Medizin und Nationalsozialismus, 6). Berlin, Münster 2018, 15–37
42. Grüttner M: Biographisches Lexikon zur nationalsozialistischen Wissenschaftspolitik (= Studien zur Wissenschafts- und Universitätsgeschichte, 6). Heidelberg 2004
43. Guggenbichler N: Zahnmedizin unter dem Hakenkreuz. Zahnärzteopposition vor 1933. NS-Standespolitik 1933–1939. Frankfurt a. M. 1988

44. Häussermann E, Benz C, Hundsdorfer E: Deutsche Zahnärzte 1933 bis 1945: Verfolger und Verfolgte. Eine Dokumentation von zm-Veröffentlichungen 1996 und 1997. Köln 1998, 16
45. Halling T, Sparing F, Krischel M: Erinnerungskulturen als Teil einer integrierten Geschichte des Holocausts. Der Düsseldorfer Zahnarzt Waldemar Spier (1889–1945). In: Groß D, Westemeier J, Schmidt M, Halling T, Krischel M (Hrsg.): Zahnärzte und Zahnheilkunde im „Dritten Reich" – Eine Bestandsaufnahme (= Medizin und Nationalsozialismus, 6). Berlin, Münster 2018, 215–237
46. Hannemann S: Robert Havemann und die Widerstandsgruppe „Europäische Union". Eine Darstellung der Ereignisse und deren Interpretation nach 1945 (= Schriftenreihe des Robert-Havemann-Archivs, 6). Berlin 2001
47. Hausser P: Soldaten wie andere auch. Der Weg der Waffen-SS. 2. Aufl. Osnabrück 1982
48. Heidel CP: Ärzte und Zahnärzte in Sachsen 1933–1945. Frankfurt a. M. 2005
49. Heidel CP: „... in erster Linie nur um das Wohl und Wehe der Zahnärzte" – „Reichszahnärzteführer" Ernst Stuck (1893–1974). NTM 2007;15:198–219
50. Heit A, Westemeier J, Groß D, Schmidt M: „It's All Over Now." The Dentist Helmut Kunz and the Killing of Reich Propaganda Minister Joseph Goebbels' Children at the End of the Third Reich. Brit Dent J 2019;227(11):997–1000
51. Hochreither I: Entnazifizierung. Eine zweite Chance für Hitlers Helfer. Stern. 22.03.2005, https://www.stern.de/politik/geschichte/entnazifizierung-einezweite-chance-fuer-hitlers-helfer-3545212.html [21.10.2022]
52. Holzhauer W: Alt-Rehse – Schule zwischen See und Wald. Zahnärztl Mitt 1941;32:378–381, 402–406
53. Hördler S: Ordnung und Inferno. Das KZ-System im letzten Kriegsjahr. Göttingen 2015
54. Hördler S, Kreutzmüller C, Bruttmann: Auschwitz im Bilde – Zur kritischen Analyse der Auschwitz-Alben. Z Geschichtswiss 2015;63:609–632
55. Huber B: Der Regensburger SS-Zahnarzt Dr. Willy Frank. Diss. med. dent. Regensburg 2009
56. Kater MH: Ärzte als Hitlers Helfer. Hamburg, Wien 2000
57. Kirchhoff W (Hrsg.): Zahnmedizin und Faschismus. Marburg 1987
58. Kirchhoff W: Die ZHK im NS-Staat und Aspekte späterer Bewältigung, in: „Bis endlich der langersehnte Umschwung kam...". Von der Verantwortung der Medizin unter dem Nationalsozialismus. Herausgegeben von der Fachschaft Medizin der Philipps-Universität Marburg. Marburg 1991, 113–146
59. Kirchhoff W: Schulzahnärzte im NS-System. In: Groß D, Westemeier J, Schmidt M, Halling T, Krischel M (Hrsg.): Zahnärzte und Zahnheilkunde im „Dritten Reich" – Eine Bestandsaufnahme (= Medizin und Nationalsozialismus, 6). Berlin, Münster 2018, 147–167
60. Kirchhoff W, Heidel CP: „... total fertig mit dem Nationalsozialismus"? Die unendliche Geschichte der Zahnmedizin im Nationalsozialismus. Frankfurt a. M. 2016
61. Klee E: Das Personenlexikon zum Dritten Reich. Wer war was vor und nach 1945. 4. Aufl. Frankfurt a. M. 2013
62. Köhn M: Zahnärzte 1933–1945. Berufsverbot. Emigration. Verfolgung. Berlin 1994
63. Krajewski M: Die Bedeutung der Vitamin B-Gruppe für die Zahnheilkunde. Diss. med. dent. Breslau 1936
64. Kröncke A: Rezension zu: N. Guggenbichler, Zahnmedizin unter dem Hakenkreuz, Frankfurt 1988. Dtsch Zahnärztl Z 1989;44:172
65. Kudlien F: Ärzte im Nationalsozialismus. Köln 1985
66. Langewiesche D: Die Universität Tübingen in der Zeit des NS: Formen der Selbstgleichschaltung und Selbstbehauptung. Gesch Ges 1997;23:618–646
67. Mertens A: Katholischer Arbeitersohn, SD-Außenstellenleiter und geläuterter Zahnarzt. Der Lebensweg des Bonner SD-Führers Heinrich Müller (1901–1985). In: Lambrecht R, Morgenstern U (Hrsg.): „Kräftig vorangetriebene Detailforschungen". Aufsätze für Ulrich von Hehl zum 65. Geburtstag. Leipzig, Berlin 2012, 57–76
68. Möhrle A: „Euthanasie"-Geschädigte und Zwangssterilisierte. Gegen Vergessen – Für Demokratie, http://www.gegen-vergessen.de/initiativen/euthanasieopfer-und-zwangssterilisierte.html [21.10.2022]
69. National Archives and Records Administration (NARA): College Park, Maryland 549. Entry No. A1–2242, Box 56–57. Hellmuth, Otto
70. Netter H: Zahnheilkunde, Volk und Rasse. Zahnärztl Mitt 1933;24(36):1005–1012
71. Nickol T, Schenkel S: Zur Entwicklung der Zahnheilkunde in Deutschland von 1933–1945. In: Thom A, Caregorodcev GI (Hrsg.): Medizin unterm Hakenkreuz. Berlin 1989, 307–336
72. Niethammer L: Die Mitläuferfabrik: Die Entnazifizierung am Beispiel Bayerns. Berlin, Bonn 1982

73. Otto Hellmuth. Der Spiegel 1958;12:64
74. Paprotka S: Zwangssterilisation bei Lippen-Kiefer-Gaumenspalten. Zahnärztliches und kieferchirurgisches Handeln im Nationalsozialismus. Diss. med. dent. Berlin 2017
75. Priehn-Küpper S: ZM-Geschichte: 90 Jahre alt, aber topfit. Zahnärztl Mitt 2000;24:58
76. Pukrop M: SS-Mediziner zwischen Lagerdienst und Fronteinsatz. Die personelle Besetzung der Medizinischen Abteilung im Konzentrationslager Sachsenhausen 1936–1945. Diss. phil. Hannover 2015
77. Rehrmann A: Prof. Dr. Dr. Martin Wassmund – Berlin. Zahnärztl Mitt 1956;44:246–247
78. Riaud X: Etude des pratiques dentaires dans les camps de l'Allemagne nazie. Saarbrücken 2010
79. Riaud X: Chirurgie dentaire et nazisme. Paris 2015
80. Rinnen C, Westemeier J, Groß D: Nazi Dentists on Trial. On the Political Complicity of a Long-neglected Group. Endeavour 2020;44(1/2):100710
81. Schmidt M, Groß D, Westemeier J: Dr. Hermann Pook – „Leitender Zahnarzt" der Konzentrationslager. In: Krischel M, Schmidt M, Groß D (Hrsg.): Medizinische Fachgesellschaften im Nationalsozialismus. Bestandsaufnahme und Perspektiven (= Medizin im Nationalsozialismus, 4). Berlin, Münster 2016, 113–127
82. Schröder U: Schicksale jüdischer Zahnärzte und Dentisten in Leipzig nach 1933. Diss. med. dent. Leipzig 1991
83. Schulz W: Zur Organisation und Durchführung der zahnmedizinischen Versorgung durch die Waffen-SS in den Konzentrationslagern während der Zeit des Nationalsozialismus. Diss. med. dent. Bonn 1989
84. Schwanke E, Groß D: Progressive Entanglements? Activity Profiles, Responsibilities and Interactions of Dentists at Auschwitz: The Example of 2nd SS Dentist Willi Schatz. Med Hist 2020;64(3):374–400
85. Staehle HJ, Eckart WU: Hermann Euler als Repräsentant der zahnärztlichen Wissenschaft während der NS Zeit, Dtsch Zahnärztl Z 2005;60:677–694
86. Staehle HJ, Eckart WU: Hermann Euler versus Otto Riesser – zwei widersprüchliche Biographien vor, während und nach der Ära des Nationalsozialismus. Dtsch Zahnärztl Z 2008;63:36–52
87. Stand der Zahnärzte Ende 1937. Zahnärztl Mitt 1938;29:935
88. Stoll K: Walter Sonntag – ein SS-Arzt vor Gericht. Z Geschichtswiss 2002;50:918–939
89. Stuck E: Die Ausschaltung der Juden aus der deutschen Zahnheilkunde. Zahnärztl Mitt 1939;30:84
90. Tagesgeschichte. Dtsch Zahnärztl Z 1947;2:207
91. Tagesgeschichte. Dtsch Zahnärztl Z 1947;2:723
92. Tannenbaum J: Medizin im Konzentrationslager Flossenbürg 1938 bis 1945. Biographische Annäherungen an Täter, Opfer und Tatbestände. Frankfurt a. M. 2017
93. Tascher G: Die Gleichschaltung der standespolitischen und wissenschaftlichen Verbände der Zahnärzte nach 1933. In: Groß D, Westemeier J, Schmidt M, Halling T, Krischel M (Hrsg.): Zahnärzte und Zahnheilkunde im „Dritten Reich" – Eine Bestandsaufnahme (= Medizin und Nationalsozialismus, 6). Berlin, Münster 2018, 41–64
94. Thieme V: Gedemütigt, entwürdigt, verstümmelt – die „rassen-hygienische Ausmerze" der Lippen-Kiefer-Gaumen-Spalten im Dritten Reich. Studie zur Situation der Betroffenen und zur Position der Ärzte im Dritten Reich. Teil II: Erbbiologische Forschung als Vehikel der sozialen Degradierung der Spaltträger und die Auseinandersetzungen unter den deutschen Spaltchirurgen um die Bewahrung eines humanistischen Menschenbildes. Rosenthal, Ernst, Axhausen, Waßmund. MKG-Chir 2012;5:62–72
95. Uhlendahl H, Gross D, Schmidt M: Ernst Weinmann – Der „Henker von Belgrad". Zahnärztl Mitt 2020;110(12):66–68
96. Vigna M: Rassenhygienische Inhalte im „Zentralblatt für die gesamte Zahn-, Mund- und Kieferheilkunde" (1936–1945) (= Schriften des Aachener Kompetenzzentrums für Wissenschaftsgeschichte, 18). Kassel 2017
97. Wäldner CA: Zwangsarbeit bei Zahnärztinnen, Zahnärzten und Dentisten. In: Groß D, Westemeier J, Schmidt M, Halling T, Krischel M (Hrsg.): Zahnärzte und Zahnheilkunde im „Dritten Reich" – Eine Bestandsaufnahme (= Medizin und Nationalsozialismus, 6). Berlin, Münster 2018, 187–193
98. Waßmund M: Lehrbuch der praktischen Chirurgie des Mundes und der Kiefer. Bd. 2. Leipzig 1939
99. Webb AM (Hrsg.): Trial of Wolfgang Zeuss, Magnus Wochner, Emil Meier, Peter Straub, Fritz Hartjenstein, Franz Berg, Werner Rohde, Emil Bruttel, Kurt aus dem Bruch and Harberg (The Natzweiler Trial). London, Edinburgh, Glasgow 1949

100. Westemeier J, Groß D, Schmidt M: Der Zahnarzt in der Waffen-SS – Organisation und Arbeitsfeld. In: Groß D, Westemeier J, Schmidt M, Halling T, Krischel M (Hrsg.): Zahnärzte und Zahnheilkunde im „Dritten Reich“ – Eine Bestandsaufnahme (= Medizin und Nationalsozialismus, 6). Berlin, Münster 2018, 93–112
101. Westermann S: Verschwiegenes Leid. Der Umgang mit den NS-Zwangssterilisationen in der Bundesrepublik. Köln, Weimar, Wien 2010
102. Westermann S, Kühl R, Groß D (Hrsg.): Medizin im Dienst der „Erbgesundheit“. Beiträge zur Geschichte der Eugenik und „Rassenhygiene“ (= Medizin und Nationalsozialismus, 1). Berlin, Münster 2009, 5–9
103. Wilms KF, Groß D: Blind in the Right Eye? The Practice of Awarding Honorary Memberships by German and Austrian Dental Societies (1949–1993) to Nazi Dentists: A Study on the Role of National Socialism in Post-war Dentistry. Endeavour 2020;44(4):100751
104. Wündrich B: „Biologische“ Zahnmedizin im Nationalsozialismus – Entwurf und Entwicklung einer „neuen deutschen Zahnheilkunde“ zwischen 1933 und 1945 und ihre Beziehung zur alternativ-ganzheitlichen Zahnmedizin von heute. Diss. med. dent. Heidelberg 2000
105. Zahnärztl Mitt 1943;34:44
106. Zentner C, Bedürftig F: Das große Lexikon des Dritten Reiches. München 1985

Die Geschichte der Zahnheilkunde und des Zahnarztberufs[1]

Urgeschichte	Erste (unsystematische) Zahnbehandlungen; Hinweise auf Zahnwurmglaube
ab 14. Jh.	Vorzahnärztliche Zeit: gering qualifizierte fahrende Operateure („Zahnbrecher", „Zahnreißer") als Zahnbehandler
1825	Erste explizite Nennung der Zahnärzte als Gruppierung im „Preußischen Medizinal-reglement" – „Geburtsjahr" des Zahnarztberufes in Deutschland
1835/36	Preußischer Erlass: zahnärztliche Tätigkeit nach zweijähriger Ausbildung (1835); Tertiareife als schulische Mindestbildung (1836)
1859	Gründung der ersten nationalen zahnärztlichen Organisation („Central-Verein Deutscher Zahnärzte", CVdZ)
1869/71	Zahnärztliche Prüfungsordnung: Nachweis der Primareife, zweijähriger Universitätsbesuch, zusätzliche praktische Übungen – zunächst im Norddeutschen Bund (1869), nachfolgend (ab 1871) im Deutschen Reich
1869/72	*Freigabe der (Zahn-)Heilkunde („Kurierfreiheit") für Laienbehandler (1869 im Norddeutschen Bund, 1872 im Deutschen Reich) – Entstehung des „Zahnkünstler"-Berufs*
1880	*Gründung der ersten nationalen Organisation nichtapprobierter Zahnbehandler („Verein deutscher Zahnkünstler", VdZ)*
1883ff.	„Krankenversicherungsgesetz" (KVG) im Deutschen Reich: Rechtsanspruch der Versicherten auf „freie ärztliche Behandlung" (jedoch keine explizite Berücksichtigung von Zahnbehandlungen); in den Folgejahren sukzessive Ausweitung des Kreises der Pflichtversicherten
1884	Gründung des ersten universitären zahnärztlichen Instituts in Berlin
1889	Neue zahnärztliche Prüfungsordnung im Deutschen Reich: weiterhin Primareife als Studienvoraussetzung; Verlängerung der Ausbildung auf drei Jahre
1891	Gründung des „Vereinsbundes Deutscher Zahnärzte" (berufspolitischer Fokus)
1899ff.	Verabschiedung einer neuen „Prüfungsordnung für Ärzte, Zahnärzte und Apotheker": Öffnung der genannten Berufe für weibliche Studierende; zögerliche Umsetzung der Bestimmung an den deutschen Universitäten
1900	*Erstes „Zahntechnisches Lehrinstitut" für deutsche Zahnkünstler (Berlin)*
1902	Erste Schulzahnklinik im Deutschen Reich (Straßburg)
1904	Erstes Aufnahmegesuch einer Zahnärztin in den „Central-Verein deutscher Zahnärzte" (positiv beschieden)
1906	Erste Zahnärztekammer auf deutschem Boden (Baden)
1908	*Umbenennung des „Verein deutscher Zahnkünstler" in „Verein der Dentisten im Deutschen Reich" (VDDR); schleichende Etablierung der Berufsbezeichnung „Dentist" trotz heftiger zahnärztlicher Proteste*
1908	Konstituierung der „Deutschen Gesellschaft für Kieferorthopädie" (DGKFO) als „Deutsche Gesellschaft für [zahnärztliche] Orthodontie"
1909	Neue zahnärztliche Prüfungsordnung im Deutschen Reich: Abitur als Studienvoraussetzung, Aufstockung der Studiendauer auf sieben Semester
1910	Gründung des „Wirtschaftlichen Verbandes deutscher Zahnärzte" (WVdZ) – mit Fokus auf die Frage der Kassenzulassung („Kassenfrage")
1910	Gründung der „Zahnärztlichen Mitteilungen" als Presseorgan des WVdZ
1911/14	Verkündung/Inkraftsetzung der Reichsversicherungsordnung (RVO): Zulassung von Zahnärzten und *Dentisten* als Kassenbehandler

1 Entwicklungen, die speziell die Berufsgruppe der Dentisten betrafen, sind aus Gründen der besseren Unterscheidbarkeit in *grau* wiedergegeben und kursiviert.

1914	*Erste staatliche Prüfung für Dentisten (Elsaß-Lothringen)*
1919	Zahnärztliches Promotionsrecht an deutschen Universitäten („Dr. med. dent.")
1920–1923	Vorübergehende Promotionsmöglichkeit für Zahnärzte ohne Abitur (an einigen Fakultäten)
1920	*Neue Zulassungsverordnung für Dentisten („staatliche Dentistenprüfung")*
1922	*Gründung des „Reichsverbands Deutscher Dentisten"; explizite Abgrenzung des dentistischen Berufsstandes von den Laboratoriums-Zahntechnikern*
1923	Einführung des Habilitationsrechts für zahnärztliche Universitätsdozenten
1924	Umbenennung des WVdZ in „Reichsverband der Zahnärzte Deutschlands" (RV)
1924	Gründung der „Deutschen Gesellschaft für Parodontologie" (DGParo) als „Arbeitsgemeinschaft für Paradentosen-Forschung" (ARPA)
1930	Anerkennung des „Gewerbes der Zahntechniker" als selbstständiges Handwerk durch das Deutsche Handwerk (unterstützt von Zahnärzteschaft)
1933	Gleichschaltung des „Reichsverbands der Zahnärzte Deutschlands" (RV); Ernennung eines „Reichszahnärzteführers" (Ernst Stuck)
1933	„KZVD-Verordnung": zwangsweise Erfassung aller Kassenzahnärzte in der neu gegründeten KZVD
1933	Gründung der „Deutschen Gesellschaft für Zahn-, Mund- und Kieferheilkunde" (DGZMK) als Nachfolgeorganisation des CVdZ
1933–1939	Zunehmende Entrechtung „nichtarischer" und politisch missliebiger Zahnärzte bzw. Bürger – vom „Gesetz zur Wiederherstellung des Berufsbeamtentums" (1933) bis zur „Achten Verordnung zum Reichsbürgergesetz" (1939)
1935	Umbenennung des RV in „Deutsche Zahnärzteschaft" (DZ, 1935)
1935	Gründung der „Deutschen Gesellschaft für Prothetische Zahnmedizin und Biomaterialien" (DGPro) als „AG für Prothetik und Werkstoffkunde"
1935	Gründung der „Deutschen Gesellschaft für Zahnerhaltung" (DGZ) als „AG für Zahnerhaltung(skunde)"
1946	Gründung des „Interzonenausschusses der Zahnärzte" (je ein Delegierter der drei westlichen Besatzungszonen und ein Vertreter aus Berlin)
1946	Gründung der „Deutschen Zahnärztlichen Zeitschrift" (DZZ) (Bundesrepublik)
1949/50	Rekonstituierung der DGZMK (1949) (Bundesrepublik); Übernahme der DZZ als Presseorgan der DGZMK (1950)
1949ff.	Etablierung des „Einheitsstandes" aus Zahnärzten und Dentisten in Sowjetzone/späterer DDR (März 1949); weitere Ausführungsbestimmungen (1949ff.) – *zugleich Aufhebung des Dentistenberufs*
1951	Gründung der Zeitschrift „Deutsche Stomatologie" (DDR) (1991 eingestellt)
1951	Gründung der „Deutschen Gesellschaft für Mund-, Kiefer- und Gesichtschirurgie" (DGMKG) als „Deutsche Gesellschaft für Kiefer- und Gesichtschirurgie" (DGKG) (Bundesrepublik)
1952	Wiederaufnahme der deutschen Zahnärzteschaft in die „Fédération Dentaire Internationale" (FDI)
1952/53	„Gesetz über die Ausübung der Zahnheilkunde" (1952) (Bundesrepublik): *Aufhebung des Dentistenberufs*, Etablierung des zahnärztlichen„Einheitsstandes" (1952/53)
1953	Etablierung der „Bundeszahnärztekammer" (BZÄK) als „Bundesverband der Deutschen Zahnärzte" (BDZ) (Bundesrepublik)
1954	Gründung der „Kassenzahnärztlichen Bundesvereinigung" (KZBV) als „Arbeitsgemeinschaft der Kassenzahnärztlichen Vereinigungen" (Bundesrepublik)
1955	Verabschiedung der „Prüfungsordnung für Zahnärzte" (Bundesrepublik) (seit 1987: „Approbationsordnung"): 10-semestriges Regelstudium

1955	Gründung des „Freien Verbands Deutscher Zahnärzte" (FVDZ) als „Notgemeinschaft Deutscher Zahnärzte" (Bundesrepublik)
1958	„Hamburger Abkommen" (Bundesrepublik): erklärter Verzicht der Berufsgruppe der Zahntechniker auf Eingliederung des Zahnersatzes am Patienten
1962	Bundeseinheitlicher „Bewertungsmaßstab für zahnärztliche Leistungen" (BEMA-Z) – nachfolgend Neugestaltung der kassenzahnärztlichen Gebührenordnung (Bundesrepublik)
1964	Konstituierung der „Gesellschaft für Stomatologie der DDR" (DGfS) als „Deutsche Gesellschaft für Stomatologie" (DDR) (1990 aufgelöst)
1965–1969	Gründung diverser nationaler stomatologischer Fachgesellschaften (DDR) – um 1990 aufgelöst bzw. aufgegangen in den westdeutschen Fachgesellschaften
1970	Gründung der „Deutschen Gesellschaft für Zahnärztliche Implantologie" (DGZI) (Bundesrepublik)
1972	Bundesverfassungsgerichtsurteil betreffs Numerus Clausus (NC) (Bundesrepublik): Zulassungsbeschränkung zum Studium der Zahnheilkunde
1972ff.	Sukzessive Leistungsausweitung der kassenzahnärztlichen Versorgung (Kieferorthopädie, Parodontopathien, Prothetikleistungen)
1973	Gründung der „Deutschen Gesellschaft für Kinderzahnheilkunde" (DGKiZ) als „AG für Kinderzahnheilkunde und Prophylaxe" (Bundesrepublik)
1974	Gründung der „Akademie Praxis und Wissenschaft" (APW) als Tochterorganisation der DGZMK
1987	Gründung des „Instituts der Deutschen Zahnärzte" (IDZ) durch BZÄK und KZBV (1989: erste Erhebung zur Mundgesundheit in Deutschland)
1990	Gründung der „Deutschen Gesellschaft für Alterszahnmedizin" (DGAZ) als „Arbeitskreis für Gerostomatologie" (AKG)
1994	Gründung der „Deutschen Gesellschaft für Implantologie" (DGI) als Zusammenschluss der „Arbeitsgemeinschaft für Implantologie in der DGZMK" und der „Gesellschaft für Orale Implantologie"
2001	Etablierung der/des „Zahnmedizinischen Fachangestellten"; zugleich Abkehr von den Bezeichnungen „Zahnarzthelfer/in" bzw. „Stomatologische Schwester"
2004	Gesundheitsmodernisierungsgesetz (GMG): Fortbildungspflicht der Vertragszahnärzte, geregelt im Sozialgesetzbuch (§ 95d SGB V)
2005	„Empfehlungen zur Weiterentwicklung der Zahnmedizin an den Universitäten in Deutschland" des Wissenschaftsrats: Forderung nach verbesserter Ausbildung und verstärkter wissenschaftlicher Orientierung des Zahnarztberufs
2013	Erste weibliche Präsidentin in der DGZMK-Geschichte (Bärbel Kahl-Nieke)
2015/16	Ausschreibung/Bewilligung eines nationalen Forschungsvorhabens zur Aufarbeitung der Rolle der Zahnärzteschaft im „Dritten Reich" (BZÄK, KZBV und DGZMK)
2019/21	Neue „Approbationsordnung für Zahnärzte und Zahnärztinnen" (Juli 2019, geändert September 2021)

II Teilbereich Ethik

8 Medizinethik und Ethik in der Zahnheilkunde: Einleitende Überlegungen und Definitionen

Zunächst gilt es ein paar grundlegende Begriffe zu klären[2,3,8]: Was bedeutet etwa der Begriff „Ethik"? Was ist gemeint, wenn auf das (zahn-)ärztliche „Standesethos" Bezug genommen oder die Wahrung der „beruflichen Etikette" angemahnt wird? Und was haben diese Fachtermini eigentlich mit Moral zu tun? Diese Fragen sind keineswegs naiv: Nicht nur in der Alltagssprache, sondern auch in Teilen der Medien werden z. B. die beiden Begriffe „Moral" und „Ethik" synonym verwendet. Ebenso wird bisweilen von „Standesethos" gesprochen, wenn eigentlich Fragen der Etikette gemeint sind.

8.1 Moral vs. Ethik, (Standes-)Ethos vs. (berufliche) Etikette

Tatsächlich versteht man unter **Moral** (lat. mos = die Sitte) Wertmaßstäbe und -vorstellungen, die das Handeln eines Einzelnen, einer Gruppierung oder einer Gesellschaft leiten. Es geht also um wertebasierte Handlungsregeln bestimmter Individuen oder Kollektive. Wer sich konform zu jenen Normen verhält, handelt in den Augen derer, die diese Regeln anlegen, „moralisch", wer sie missachtet, dagegen „unmoralisch".

Die **Ethik** (gr. ēthikē = das sittliche Verständnis) befasst sich dagegen mit der Analyse derartiger moralischer Wertmaßstäbe oder Überzeugungen. Ethik ist also die wissenschaftliche Beschäftigung mit Moral bzw. – noch einfacher ausgedrückt – die „Theorie" von (der) Moral. Sie versucht letztlich moralische Probleme zu analysieren und fundierte Grundlagen und „Instrumente" für einen adäquaten Umgang mit diesen zu liefern. Ein zentrales Ziel von Ethikern ist es dementsprechend, die praktische Urteilskraft des Einzelnen zu schulen und zu schärfen.

Deutlich enger gefasst ist der Fachterminus **Ethos**: Unter Ethos (gr. ethos = Brauch) versteht man einzelne Regeln und Wertvorstellungen, die in einer Gruppe oder einer bestimmten Gemeinschaft – etwa einem Berufsstand – als gültig und identitätsstiftend angesehen werden („Berufs-" oder „Standesethos"). Ein klassisches Beispiel ist das ärztliche Ethos. Als traditionsreichster Ausdruck dieses Ethos gilt der in der Antike formulierte **Hippokratische Eid**[7], der nach Hippokrates von Kos (um 460 v. Chr. – um 370 v. Chr.) benannt ist (→ Kapitel 1), aber wohl nicht von diesem stammt. Tatsächlich beinhaltet dieser Eid einzelne Grundwerte, die das ärztliche Standesethos über Jahrhunderte hinweg kennzeichneten, namentlich:

1. das Gebot, den Kranken nicht zu schaden
2. die Ablehnung ärztlicher Sterbehilfe
3. das Gebot, keinen Schwangerschaftsabbruch vorzunehmen bzw. zu veranlassen
4. das Verbot sexuellen Missbrauchs
5. die Pflicht zur Verschwiegenheit (vgl. Abbildung 21 mit entsprechenden Kursivierungen).

Abb. 21 Der Hippokratische Eid (deutsche Übersetzung)[7]

Ich schwöre und rufe Apollon, den Arzt, und Asklepios und Hygieia und Panakeia und alle Götter und Göttinnen zu Zeugen an, dass ich diesen Eid und diesen Vertrag nach meiner Fähigkeit und nach meiner Einsicht erfüllen werde.

Den, der mich diese Kunst gelehrt hat, gleich meinen Eltern zu achten, ihn an meinem Unterhalt teilnehmen zu lassen, ihm, wenn er in Not gerät, von dem Meinigen abzugeben, seine Nachkommen gleich meinen Brüdern zu halten und sie diese Kunst zu lehren, wenn sie sie zu lernen verlangen, ohne Entgelt und Vertrag, und meine Söhne und die meines Lehrers und die vertraglich verpflichteten und nach dem ärztlichen Gesetz vereidigten Schüler an Vorschriften, Vorlesungen und aller übrigen Unterweisung teilnehmen zu lassen, sonst aber niemanden.

Diätetische Maßnahmen werde ich treffen zum Nutzen der Kranken nach meiner Fähigkeit und meinem Urteil; *(1) vor Schaden und Unrecht werde ich sie bewahren. (2) Auch werde ich niemandem ein tödliches Mittel geben, wenn ich darum gebeten werde, und werde auch niemanden dabei beraten; (3) gleicherweise werde ich keiner Frau ein abtreibendes Vaginalzäpfchen geben.*

Rein und heilig werde ich mein Leben und meine Kunst bewahren.

Ich werde nicht schneiden, sogar Steinleidende nicht, sondern werde das den Männern überlassen, die diese Tätigkeit ausüben.

In alle Häuser, in die ich komme, werde ich zum Nutzen der Kranken hineingehen, *(4) frei von jedem bewussten Unrecht und jeder Übeltat, besonders von sexuellen Handlungen an den Körpern von Frauen und Männern, Freien und Sklaven.* Was ich bei der Behandlung oder auch außerhalb der Behandlung im Umgang mit Menschen sehe und höre, *(5) das man nicht weiterreden darf, werde ich verschweigen und als Geheimnis bewahren.*
Wenn ich diesen Eid erfülle und nicht breche, so sei mir beschieden, in meinem Leben und in meiner Kunst den Lohn zu erlangen, indem ich Ansehen bei allen Menschen für alle Zeit gewinne; wenn ich ihn aber übertrete und meineidig werde, so geschehe mir das Gegenteil.

Das Nichtschadensgebot, die ärztliche Schweigepflicht und das Verbot des (sexuellen) Missbrauchs von Patienten gelten noch heute als Merkmale des ärztlichen Standesethos. Aktive Sterbehilfe (genauer: **Tötung auf Verlangen**) ist in Deutschland strafbar und Schwangerschaftsabbrüche finden hierzulande nur unter definierten Rahmenbedingungen statt.

Der (beruflichen) **Etikette** (franz. étiquette = Verhaltensregel) kommt im Arzt- und Zahnarztberuf ebenfalls eine wichtige Rolle zu. Wie Ethik und Moral werden auch Berufsethos und berufliche Etikette häufig vermengt. Letztere regelt das „korrekte" Verhalten der Angehörigen der betreffenden Berufsgruppe untereinander, ohne dass es sich hierbei um genuin ethische Kriterien handelt. Beispiele sind die Einhaltung bestimmter Regeln bei zahnärztlicher Werbung oder im kollegialen Miteinander, etwa beim Umgang mit überwiesenen Patienten. Die berufliche Etikette soll standesschädigende Verhaltensweisen verhindern. Sie ist demnach wichtig für reibungslose Abläufe innerhalb der Profession (**Intraprofessioneller Umgang, Kollegialität**), aber damit letztlich auch für das Bild, das ein Berufsstand in der Öffentlichkeit abgibt (vgl. Tabelle 4).

Tabelle 4 Zentrale Begriffe und ihre Bedeutung

Begriff	Bedeutung
Moral	Wertmaßstäbe und wertebasierte Handlungsregeln
Ethik	Wissenschaftliche Beschäftigung mit Moral
Ethos	Wertvorstellungen, die für eine Gruppierung (z. B. Berufsstand) identitätsstiftend sind und von ihren Mitgliedern geteilt werden
(Berufliche) Etikette	Verhaltensregeln für den kollegialen Umgang

8.2 Medizinethik und Ethik in der Zahnheilkunde

Wie aber verhält sich nun die **Medizinethik** (Medizinische Ethik) zur Ethik[3,12,13]? Erstere ist ein *Teil*gebiet der Ethik und setzt sich spezifisch mit den moralischen Wertvorstellungen in Medizin und Gesundheitswesen auseinander. Sie ist gewissermaßen die Wissenschaft vom moralischen Urteilen und Handeln der im Gesundheitswesen engagierten Personen (Heil- und Pflegepersonal, aber auch z. B. Gesundheitspolitiker), Organisationen, Institutionen sowie der Patienten und deren Vertreter bzw. Organisationen. Da sich die Medizinethik auf einen spezifischen Bereich der Ethik bezieht, spricht man hierbei auch von einer **Bereichsethik**.

An den medizinischen Fakultäten übernehmen die Vertreter des Fachs Medizinethik Aufgaben in der Lehre (z. B. Ausbildung von Studierenden der Medizin und der Zahnheilkunde) und der Forschung (z. B. Durchführung wissenschaftlicher Projekte, Verfassen von Fachpublikationen, Vortragstätigkeit). Viele engagieren sich zudem in universitären Gremien zur Sicherung guter wissenschaftlicher Praxis, in **medizinischen Ethikkommissionen** und in **klinischen Ethik-Komitees**. Während Ethikkommissionen die Aufgabe haben, Anträge auf Forschung am Menschen ethisch und rechtlich zu prüfen und dabei den Schutz teilnehmender Personen zu gewährleisten, ist es das Ziel von Ethik-Komitees, schwierige Therapieentscheidungen bei kritisch kranken Patienten zu beraten (**Klinische Ethikberatung, Klinische Ethik**). Daneben gehört es zu den Aufgaben von Ethikberatern, die Angehörigen der Gesundheitsberufe für ethische Fragen und dilemmahafte Situationen in ihrem Berufsalltag zu sensibilisieren und ihnen das nötige Grundwissen sowie die erforderlichen Fertigkeiten für die Lösung derartiger Probleme zu vermitteln. Nicht selten betätigen sich Medizinethiker zudem in der Politikberatung bzw. beteiligen sich an öffentlichen Diskursen zu gesellschaftlich relevanten medizinethischen Fragen (vgl. Tabelle 5).

Tabelle 5 Aufgaben von (universitären) Vertretern des Fachs Medizinethik

Tätigkeitsfeld	Aufgaben (Beispiele)
Lehre	Aus- und Fortbildung (Ärzte, Zahnärzte, Pflegende)
Forschung & Wissenschaft	Projektarbeit, Publikationen und Vorträge, universitäre Gremienarbeit
Krankenversorgung	Klinische Ethikberatung, ethische Leitlinien („Klinische Ethik“)
Öffentlichkeitsarbeit	Politikberatung, Beteiligung an öffentlichen Diskursen mit Medizinbezug

Auf internationaler Ebene ist der Begriff **Bioethik** („Bioethics") deutlich gängiger als der Begriff Medizinethik („Medical Ethics")[2,14]. Bei näherer Betrachtung fällt jedoch auf, dass es sich um unterschiedlich weitreichende Termini handelt: Bioethik (gr. bios = Leben) wird häufig definiert als die ethische Reflexion jeglichen Umgangs von Menschen mit der belebten Umwelt. Sie beinhaltet nach diesem Verständnis neben der Medizinethik auch die **Umweltethik** (welche das Verhältnis des Menschen zur äußeren nicht-menschlichen Natur reflektiert) und die **Tierethik** (die sich mit den Prinzipien und Normen befasst, die dem menschlichen Umgang mit Tieren zugrunde liegen).

Ethik (in) der Zahnheilkunde ist ihrerseits die Bereichsethik, die sich mit ethisch relevanten Fragen in der Zahnheilkunde und den dort tätigen Personen sowie den betreffenden Organisationen beschäftigt. Im angloamerikanischen Raum ist hierfür der Terminus „Dental Ethics" (lat. dens = Zahn; gr. ēthikē = das sittliche Verständnis, Ethik) gebräuchlich; dieser wird bisweilen auch im deutschen Sprachraum genutzt[3,4,5].

Wie lässt sich aber nun das Verhältnis zwischen Medizinethik und Ethik (in) der Zahnheilkunde beschreiben? Geht man vom Tätigkeitsgebiet – hier: der Zahnheilkunde – aus und versteht dieses Gebiet als integralen Bestandteil der Heilkunde, so lässt sich die Ethik (in) der Zahnheilkunde durchaus als Teilbereich der Medizinethik interpretieren. Schaut man dagegen auf die jeweiligen Heilpersonen, so lässt sich ebenso gut argumentieren, dass die Ethik in der Zahnheilkunde nicht (vollständig) in der Medizinethik aufgeht, da es sich bei den Behandlern – den Ärzten einerseits und den Zahnärzten andererseits – um zwei eigenständige Berufsgruppen mit jeweils eigenen akademischen Studiengängen, Berufsordnungen und Standesorganisationen handelt (**Ärztliche** vs. **Zahnärztliche Ethik**). Für diese zweite Sichtweise spricht auch die Tatsache, dass einige vieldiskutierte Bereiche der ärztlichen Tätigkeit im zahnärztlichen Alltag kaum eine Rolle spielen: Beispiele hierfür sind strittige Entscheidungen am Lebensende („End of life decisions", etwa ärztlich assistierter Suizid, Tötung auf Verlangen, Hirntod und Todeskriterien, Zustimmung zur Obduktion) wie auch am Lebensanfang („Beginning of life decisions", etwa Ethik embryonaler Stammzellforschung, therapeutisches Klonen, Präimplantationsdiagnostik, Pränataldiagnostik, Schwangerschafts[-spät-]abbrüche, Umgang mit extremer Frühgeburtlichkeit). Ähnliches gilt für „klassische" medizinethische Themen wie den Umgang mit Organtransplantationen (Organspende und -verteilung), die Frage der Triage bei einer Verknappung von intensivmedizinischen Einheiten oder etwa den Umgang mit pharmakologischem **Neuroenhancement** („Gehirndoping")[10,13,14,16].

Das Faktum, dass es in der Zahnheilkunde in der Regel nicht „um Leben und Tod" geht[15], verleitet manche zu der Annahme, dass diese Disziplin nur am Rande von ethischen Fragen betroffen sei. Doch klärungsbedürftige ethische Fragen stellen sich nicht allein bei vitaler Bedrohung. Tatsächlich kommt einigen Themenbereichen in der Zahnheilkunde sogar eine spezifische normative Bedeutung zu: Man denke an den ethisch herausfordernden Umgang mit Angst- und Phobie-Patienten, die in der Zahnarztpraxis besonders häufig anzutreffen sind (**Zahnbehandlungsphobie**, Dentalphobie) oder an die in spezifischer Weise erschwerte Kommunikation zwischen Zahnarzt und Patient (die zu behandelnde Körperregion ist hier identisch mit dem „Sprechwerkzeug" des Patienten). Fragen der Verteilungsgerechtigkeit spielen ebenfalls eine besondere Rolle: In kaum einem Gesundheitsbereich sind z. B. private Zuzahlungen von Patienten so hoch wie in der Zahnheilkunde, und bestimmte Leistungen (z. B. Implantatversorgungen) sind de facto nur solventen Patienten zugänglich (→ Kapitel 12.1). Außerdem wirft der Umgang mit medizinisch nicht indizierten Patientenwünschen erheblichen Klärungsbedarf auf (→ Kapitel 12.2)[3,4,5]. Die hohen Erwartungen an den Zahnarzt als „Gesundheitslotsen" haben ebenfalls ethische Implikationen: Zahnärzte werden vom Kleinkind- bis zum Seniorenalter regelmäßig frequentiert; dementsprechend erhofft man sich von ihnen frühe Hinweise auf etwaige Kindeswohlgefährdungen, aber auch eine Frühdiagnostik oraler Manifestationen schwerwiegender Erkrankungen (z. B. Bulimie, bestimmte Formen der Leukämie, Diabetes). Eine weitere Besonderheit des Zahnarztberufs ist der ausgeprägte „freiberufliche Identitätskern"[11]: Während sich Ärzte weit mehrheitlich in einem angestellten oder beamteten Beschäftigungsverhältnis befinden – v. a. in Krankenhäusern und Kliniken, aber zunehmend auch in medizinischen Versorgungszentren –, sind Zahnärzte überwiegend in eigenen Praxen tätig. Insofern finden beide Berufsgruppen z. T. auch sehr verschiedene Arbeitswirklichkeiten und wirtschaftliche Rahmenbedingungen vor, die ihrerseits unterschiedliche ethische Herausforderungen bergen.

8.3 Ethische Konflikte und ethische Dilemmata

Wenn Medizinethiker in ihrer Eigenschaft als Klinische Ethikberater zu einem Patienten gebeten werden, liegt häufig ein **ethischer Konflikt** (lat. confligere = zusammentreffen, kämpfen) vor. Von einem solchen spricht man in Fällen, in denen z. B. die moralischen Überzeugungen der involvierten Personen oder die gebotenen (Entscheidungs-)Optionen nicht vereinbar erscheinen und demzufolge „konfligieren". Eine besondere Form des Konflikts ist das **Dilemma**: Dilemma (gr. dilemma) bedeutet wörtlich „Zwiegriff" oder „zweigliedrige Annahme"[1]. Kliemt nennt drei Kennzeichen eines ethischen Dilemmas:

- Einer ethisch gebotenen Option steht (mindestens) eine ethisch ebenfalls gebotene, jedoch damit unvereinbare alternative Option gegenüber (wobei keine Vorrangregeln existieren),
- eine der unvereinbaren Optionen muss realisiert werden und
- es gibt einen Entscheidungsträger, der in der Verantwortung steht, eine der Optionen zulasten der anderen zu wählen[9].

Ein solches Dilemma besteht z. B. bei Schwangerschafts(-spät-)abbrüchen. Nehmen wir den Fall einer Schwangeren, die eine Frauenärztin nach ausführlicher Aufklärung und eingehender Reflexion um einen Abbruch bittet. Aus der Perspektive der Ärztin besteht hier eine Unvereinbarkeit zwischen der Wahrung der Interessen der Schwangeren (welche einen Abbruch nahelegen) und der grundsätzlichen Schutzwürdigkeit des ungeborenen Lebens (welche einem Abbruch entgegensteht). Die Ärztin kann nur eine dieser beiden Optionen realisieren und muss vor ebendiesem Hintergrund entscheiden, ob sie den Abbruch durchführt oder nicht (und dann ggf. auf eine Kollegin verweisen, die den Abbruch vornimmt).

Ethische Konflikte bzw. Dilemmata treten auch im zahnärztlichen Berufsalltag regelmäßig auf; einige derselben werden in diesem Buch im Rahmen von klinischen Fallanalysen angesprochen (→ Kapitel 14).

8.4 Medizinethik vs. Medizinrecht

Medizinethik und **Medizinrecht** gelten als normative Fächer – d. h. sie orientieren sich an ethischen bzw. an rechtlichen Normen – und werden daher häufig in einem Atemzug genannt. Und doch gibt es maßgebliche Unterschiede[6]:

Die Medizinethik fragt nach dem *ethisch gebotenen* Handeln. Sie untersucht, welche Prinzipien oder Werte hierfür beachtet und ggf. gegeneinander abgewogen werden müssen, um schlussendlich das „Richtige" zu tun. Ob eine solche als richtig eingestufte Entscheidung oder Handlung mit der Rechtslage bzw. der Rechtspraxis übereinstimmt, ist eine zweite Frage: Dies kann, muss aber nicht der Fall sein.

Außerdem sind ethische und rechtliche Entscheidungen unterschiedlichen Prozessen unterworfen: Manche nationalen Gesetzesinitiativen werden z. B. nur dann zu geltendem Recht, wenn sie im Einklang mit existierenden (EU-)Gesetzen stehen. Zudem müssen sich für Gesetzesentwürfe politische Mehrheiten finden. Sie stellen daher in der Regel mehrheitsfähige Kompromisse dar. Dagegen orientiert sich eine Entscheidungsfindung im Bereich der Ethik nicht an der Mehrheitsmeinung, sondern an dem, was den Entscheidungsträgern geboten erscheint (oder nicht). So ist z. B. die Todesstrafe in einigen US-Staaten rechtens und entspricht dort u. U. auch der Mehrheitsmeinung der Bevölkerung; gleichwohl ist dieses Strafmaß aus ethischer Sicht höchst umstritten.

Hinzu kommt, dass Medizinethiker oft mit Fragen befasst sind, die rechtlich noch nicht (eindeutig) geregelt sind. Insofern gehört es auch zu den Aufgaben der Ethik, rechtliche Klärungsbedarfe anzuzeigen und gesellschaftliche Diskurse anzustoßen oder mitzugestalten. Tatsächlich sind viele im Medizinrecht relevanten Gesetze auf den Weg gebracht worden, um Praktiken, die als ethisch fragwürdig erkannt worden sind, einzudämmen oder bestehende Rechtslücken zu schließen (z. B. Transplantationsgesetz [1997], Stammzellgesetz [2002], Patientenverfügungsgesetz [2009]).

Die Einsicht, dass Ethik und Recht nicht deckungsgleich sind, darf Ethiker indessen nicht dazu verleiten, bestehendes Recht zu ignorieren. Es ist vielmehr ein fester Bestandteil ethischer Beratungen zu prüfen, ob im betreffenden Beratungsfall relevante rechtliche Aspekte zu beachten sind und – wenn ja – ob die maßgeblichen rechtlichen Regelungen ausreichend bzw. ethisch vertretbar sind.

Merke

- Ethik ist die wissenschaftliche Beschäftigung mit Moral, d. h. mit den Werten und Normen, die das Handeln von Personen leiten.
- Während „Ethos" für die Wertvorstellungen steht, die in einer bestimmten Gemeinschaft – z. B. Berufsstand – als identitätsstiftend angesehen werden, bezeichnet (berufliche) Etikette vornehmlich Verhaltensregeln für den intraprofessionellen Umgang.
- Die Medizinethik ist das Teilgebiet der Ethik, das sich mit den moralischen Wertvorstellungen in Medizin und Gesundheitswesen auseinandersetzt.
- Ethik (in) der Zahnheilkunde (Dental Ethics) ist die Bereichsethik, die sich mit ethisch relevanten Fragen in der Zahnheilkunde und den dort tätigen Personen beschäftigt; sie besitzt Schnittflächen mit der Medizinethik.
- Unter einem ethischen Dilemma versteht man eine Entscheidungssituation, in der zwei oder mehr Handlungen gleichzeitig geboten sind, diese sich aber ausschließen, sodass eine Abwägung erfolgen muss.

Literatur

1. Brune JP: Dilemma. In: Düwell M, Hübenthal C, Werner MH (Hrsg.): Handbuch Ethik. 3. Aufl. Stuttgart 2011, 331–337
2. Düwell M, Hübenthal C, Werner MH (Hrsg.): Handbuch Ethik. 3. Aufl. Stuttgart 2011
3. Groß D: Ethik in der Zahnmedizin. Ein praxisorientiertes Lehrbuch mit 20 kommentierten klinischen Fällen. Berlin 2012
4. Groß D, Nitschke I (Hrsg.): Themenheft Dental Ethics – Ethik in der Zahnmedizin. Ethik Med 2017;29(1)
5. Groß D, Wolfart S, Schilling B, Schäfer G: Ethik in der zahnärztlichen Ausbildung. Ergebnisse des deutschen Pilotprojekts „Dental Ethics". Dtsch Zahnärztl Z 2013;68(8):483–489
6. Hick C: Klinische Ethik. Heidelberg 2007
7. Hippokrates: Die Heilkunst. Aus dem Griechischen übersetzt von Hans Diller, ausgewählt, herausgegeben und mit einer Einleitung und Erläuterungen versehen von Karl-Heinz Leven. Ditzingen 2021, 116–130
8. Hübenthal C, Wils J-P (Hrsg.): Lexikon der Ethik. Paderborn 2006
9. Kliemt H: Ethische Konflikte im Gesundheitswesen. Perspektiven der Wirtschaftspolitik 2006;7(Suppl. 1):27–48
10. Marckmann G (Hrsg.): Praxisbuch Ethik in der Medizin. 2. Aufl. Berlin 2022
11. Micheelis W, Bergmann-Krauss B, Reich E: Rollenverständnisse von Zahnärztinnen und Zahnärzten in Deutschland zur eigenen Berufsausübung – Ergebnisse einer bundesweiten Befragungsstudie. IDZ-Information 1 (2010). Februar 2010
12. Schöne-Seifert B: Grundlagen der Medizinethik. Stuttgart 2007
13. Stoecker R, Neuhäuser C, Raters M-R (Hrsg.): Handbuch Angewandte Ethik. Stuttgart 2011
14. Sturma D, Heinrichs B, Spaeth A (Hrsg.): Handbuch Bioethik. Stuttgart 2015
15. Wasem J, Plugmann P, Matusiewicz D: Ambulante zahnmedizinische Versorgung. In: Wasem J, Matusiewicz D, Neumann A et al. (Hrsg.): Medizinmanagement. Grundlagen und Praxis des Managements in Gesundheitssystem und Versorgung. 2. Aufl. Berlin 2019, 261–270
16. Wittwer H, Schäfer D, Frewer A. (Hrsg.): Handbuch Sterben und Tod. Geschichte – Theorie – Ethik. 2. Aufl. Berlin 2020

9 Ethiktheorien und -konzeptionen: Grundlagen medizinethischen Handelns

Wie können Zahnärzte in konflikthaften Situationen zu einer ethisch vertretbaren Lösung gelangen? Wie gehe ich vor, wenn ich derartige Entscheidungen *nicht* intuitiv, also nicht auf der Grundlage eines „Bauchgefühls", treffen möchte?

Antworten und Lösungswege liefern sogenannte Ethik-Theorien und -Konzeptionen. Dabei lassen sich grundsätzlich „klassische" Ethik-Theorien, die „Kasuistische Ethik" und die Prinzipienethik – die eine Art „Mittelweg" darstellt – unterscheiden.

9.1 Ethik-Theorien

Tatsächlich gibt es nicht *die eine* Ethik-Theorie, sondern eine Vielzahl unterschiedlicher Konzeptionen. Sie lassen sich v. a. danach unterscheiden, welche Kriterien sie für die Bestimmung des moralisch Guten zugrunde legen[5,7,10,21,22]. Einige dieser Theorien sollen im Folgenden in aller Kürze beleuchtet werden.

9.1.1 Tugendethiken

Der Begriff **Tugendethiken** subsumiert Ethik-Theorien, die die menschliche Tugend in den Mittelpunkt stellen, d. h. hier werden nicht etwa einzelne *Handlungen* einer Person fokussiert und bewertet, sondern die *handelnde Person selbst* – namentlich ihre Charaktereigenschaften bzw. Tugenden[14]. Unter Tugend (dt. taugen im Sinne von Tauglichkeit) versteht man eine Haltung, die eine Person veranlasst, das Gute „mit innerer Neigung" zu tun. Für Tugendethiker ist die richtige Handlungsweise mithin nicht (vorrangig) aus allgemeinen Regeln ableitbar, sondern aus der Tugendhaftigkeit einer Person. Demnach ist ein tugendhafter Mensch aufgrund seiner Einstellung und Charaktereigenschaften in Entscheidungssituationen in der Lage, ethisch angemessen zu agieren.

Als die vier klassischen **Kardinaltugenden** oder Grundtugenden gelten Klugheit (Weisheit), Gerechtigkeit, Tapferkeit und Mäßigung. Die Christliche Ethik führte ihrerseits die drei Tugenden Glaube, Hoffnung und (Nächsten-)Liebe ein. Zusammen ergibt dies die „Siebenzahl" der Tugenden. Vor diesem Hintergrund erklären sich auch traditionelle Verbindungslinien zwischen Christlicher Ethik und Tugendethik. In der modernen Interpretation der Tugendethik wird Tugendhaftigkeit indessen nicht mehr so sehr als Summe von Einzeltugenden, sondern vielmehr als tugendhafte Lebenseinstellung verstanden.

Kritiker verweisen auf die Grenzen der Tugendethik: So werden die (guten oder schlechten) *Folgen* einer Handlung in dieser Ethik-Konzeption kaum mitgedacht. Auch bietet die Tugendethik keine Lösungen zu konkreten Einzelfragen (wie z. B. Schwangerschaftsabbruch, Sterbehilfe) und liefert keine Begründungen für bestimmte gesellschaftliche Verbote (Mord, Hehlerei etc.) oder Gebote (Grundrechte, Menschenrechte).

9.1.2 Deontologische Ethiken

Demgegenüber stehen die Termini **Deontologische Ethik** oder „Pflichtenethik" (gr. deon = das Gesollte, die Pflicht) für eine Ethik-Konzeption, die das menschliche Handeln an der Erfüllung grundlegender Pflichten ausrichtet[24]: Ich tue, was ich als meine Pflicht erkenne, um das Handeln mir und anderen gegenüber gut zu gestalten. Hier stehen mithin Gebote (Pflichten) sowie Verbote (Unterlassungspflichten) im Blickpunkt. Die Pflichtenethik geht davon aus, dass Handlungen, unabhängig von ihren Konsequenzen, „in sich selbst" gut oder schlecht sind. Sie wird vielfach mit dem deutschen Philosophen Immanuel Kant (1724–1804) verknüpft (sog. Kantianische Deontologie) und mit der Selbstzweckformel des „Kategorischen Imperativs" von Kant verdeutlicht. Diese lautet: „Handle so, dass du die Menschheit sowohl in deiner Person als auch in der Person eines jeden anderen, jederzeit zugleich als Zweck, niemals bloß als Mittel brauchst"[13]. Gemeint ist hiermit das Unterlassen von Handlungen, bei denen betroffene Personen als bloßes Mittel zu einem anderen Zweck betrachtet werden.

„Gemäßigte" Deontologen gestehen nicht allein den Handlungen, sondern auch den Konsequenzen eine gewisse moralische Relevanz zu. Demgegenüber sind bestimmte Handlungen bei „strengen" Deontologen kategorisch – d. h. unter allen Umständen – zu vermeiden. Bei Letzteren würde z. B. das Tötungsverbot auch für den Fall gelten, dass durch das Töten einer (schuldigen) Person die Tötung vieler Unschuldiger verhindert werden könnte. Kritiker deontologischer Ethiken sehen u. a. hierin ein Problem: Sie bezweifeln, dass Handlungen ausnahmslos als in sich gut oder in sich schlecht bewertet werden können.

9.1.3 Teleologische Ethiken

Teleologische Ethiken fokussieren dagegen auf das Ziel einer Handlung (gr. telos = Ziel, Zweck, Vollendung). Als bekanntester teleologischer Ansatz gilt die **Konsequentialistische Ethik** (auch Konsequentialismus, lat. consequentia = Folge, Folgerung)[11]. Dabei werden Handlungen anhand der Folgen bzw. Konsequenzen für die Betroffenen beurteilt. Wichtig ist hier also v. a., dass der beabsichtigte Zweck erreicht wird. Diese Ethik-Theorie unterscheidet sich damit grundlegend von der deontologischen Ethik (die davon ausgeht, dass eine Handlung an sich gut oder schlecht ist), aber auch von der Tugendethik (bei welcher die Tugendhaftigkeit der Handelnden im Fokus steht).

Kritiker der konsequentialistischen Ethik bemängeln, dass diese nicht den intrinsischen, d. h. „inneren" Charakter einer Handlung berücksichtige, sondern allein deren Konsequenzen für moralisch relevant ansehe. Sie verdeutlichen den Konsequentialismus überspitzt durch den Sinnspruch „Der Zweck heiligt die Mittel".

Als die bekannteste Form einer solchen zweckorientierten (teleologischen) Ethik gilt der **Utilitarismus**: Grundlage für die ethische Bewertung einer Handlung ist hiernach deren allgemeine Nützlichkeit (lat. uti = nützen). Eine Handlung wird dann als nützlich und somit gut angesehen, wenn sie – soweit absehbar – das Wohlergehen der von der Handlung Betroffenen maximiert („aggregierter Gesamtnutzen"). Der Kern des Utilitarismus lässt sich demnach in folgender Maxime zusammenfassen: „Handle so, dass das größtmögliche Maß an Glück entsteht." Die utilitaristische Ethik orientiert sich mithin an der Frage, welche Verhaltensweise für die meisten Menschen den größtmöglichen Nutzen erbringt.

Gegen utilitaristische Ansätze wird v. a. eingewendet, dass sie nur die Summe des Nutzens im Blick hätten, nicht aber die Bedarfe des Einzelnen. So wäre es z. B. aus utilitaristischer Perspektive nahe liegend, in der Transplantationsmedizin die wenigen verfügbaren Spenderorgane gezielt denjenigen Patienten zukommen zu lassen, die durch die Transplantation einen besonders großen Nutzen (d. h. eine mutmaßlich lange Überlebenszeit bei mutmaßlich guter Lebensqualität) davontragen würden. So wäre der Gesamtnutzen der Transplantationen maximiert. Jüngere Patienten und solche mit wenigen Begleiterscheinungen wären hier im Vorteil. Ältere und multimorbide Patienten hätten dagegen bei einer solchen Herangehensweise kaum Chancen auf ein Organ. Gegner utilitaristischer Denkweisen sprechen daher bisweilen auch von einer möglichen „Opferung" des Einzelnen für den Gesamtnutzen.

9.1.4 Theologische Ethik

Die **Theologische Ethik** oder Christliche Ethik untersucht das moralisch Gute im Kontext christlicher Theologie[8,9,15,20]. Sie fußt auf vier Grundsätzen: (1) Gott hat die Welt geschaffen und dem Menschen anvertraut. (2) Der Mensch wurde von Gott nach dessen Vorbild erschaffen, und seine Würde und Schutzbedürftigkeit beruhen nicht zuletzt auf ebendieser Gottesebenbildlichkeit. (3) Das Gebot der Liebe ist das höchste Gesetz des menschlichen Handelns. (4) Der Mensch wird durch die an Gott gerichtete Dankbarkeit dazu motiviert, Gutes zu tun.

Somit ist die Liebe zu Gott und dem Nächsten ein besonderes Gebot dieser Ethikkonzeption; sie zeigt sich insbesondere im solidarischen Verhalten gegenüber Schwächeren und Benachteiligten. Je größer die Bedürftigkeit eines (kranken, unterdrückten, benachteiligten oder marginalisierten) Patienten ist, desto dringlicher wird demnach die Verpflichtung, ihm zu helfen.

Die Geschichte der Theologischen Ethik weist deutliche Verbindungslinien zur Tugendethik (christliche Tugenden) auf. Innerhalb der modernen theologischen Ethik können ein glaubensethischer („moraltheologischer") und ein autonomer Ansatz differenziert werden. Bei Ersterem wird ein christliches Verständnis für das vollständige Begreifen des Guten und für dessen Begründung vorausgesetzt; bei Letzterem geht man dagegen von einer autonomen Moralbegründung aus.

Vor allem der moraltheologische Ansatz sieht sich dem Vorwurf einer reinen „Glaubensethik" ausgesetzt, d. h. die Akzeptanz dieser Ethikkonzeption hängt maßgeblich vom Glauben an die christliche Religion ab (Glaubensakt). Sie verfügt dementsprechend, so ein Kritikpunkt, in einer zunehmend säkularisierten Gesellschaft nur über eine begrenzte Legitimation.

9.1.5 Diskursethik

Im Mittelpunkt der v. a. von Jürgen Habermas (*1929) geprägten **Diskursethik** steht der Prozess der Entscheidungsfindung: Maßgeblich ist hierbei, nach welchem Verfahren eine moralische Entscheidung zustande kommt (daher auch „Verfahrensethik")[25]. Im Mittelpunkt steht das kommunikative Handeln der beteiligten Akteure. Habermas propagiert hierbei einen **Herrschaftsfreien Diskurs**. Damit meint er, dass die betreffenden Diskussionen frei von äußeren Zwängen sind und kein Diskutant aufgrund sozialer Faktoren (Alter, Autorität etc.) Vorrechte besitzt. Das Konzept des herrschaftsfreien Diskurses ist konsensorientiert,

d. h. am Ende sollte eine Entscheidung stehen, die gemeinschaftlich getroffen und getragen werden kann.

Kritiker der Diskursethik merken an, dass in jeder diskursiven Auseinandersetzung ein Machtaspekt vorhanden sei, auch wenn dieser nicht zwingend offen zutage trete. Insofern sei der propagierte herrschaftsfreie Diskurs faktisch unerreichbar. Moniert wird auch, dass bestimmte Interessen – z. B. die Positionen von Ungeborenen und Unmündigen – im Diskurs nicht berücksichtigt werden, obwohl die ausgehandelten Entscheidungen für die Betroffenen durchaus folgenreich sein können. Um diesem Vorwurf entgegenzutreten, schlug Habermas ersatzweise sogenannte **Advokatorische Diskurse** vor, d. h. Diskussionen, bei denen die Interessen der nicht real Teilnehmenden bewusst „mitgedacht" und kommunikativ berücksichtigt werden.

9.1.6 Care-Ethik

Auch die **Care-Ethik** (engl. care = Pflege, Fürsorge) ist eher neueren Ursprungs[2]. Diese Konzeption ist an menschlichen Beziehungen und damit verbundenen Verantwortlichkeiten ausgerichtet. Sie geht davon aus, dass das Verhältnis zwischen Behandler und Patient bzw. zwischen Pflegeperson und Patient konkrete Verpflichtungen und Ansprüche mit sich bringt. Mit anderen Worten: Beziehungen begründen eine moralische Verantwortung der Beteiligten, und Angehörige von Gesundheitsberufen handeln dann verantwortlich, wenn sie im Rahmen dieser „Beziehungsgefüge" adäquat auf die spezifischen Bedürfnisse ihrer Bezugspersonen reagieren.

Da die Sorge um leidende Personen und das Mitgefühl der Bezugspersonen als Richtschnur des Handelns dienen, weist die Care-Ethik ebenfalls Verbindungslinien zur Tugendethik auf. Kritiker der Care-Ethik betonen, dass diese in ihrem Ansatz zu einseitig auf die konkrete Beziehung zum jeweiligen Gegenüber beschränkt bleibe, während sie „die Konsequenzen bestimmter Handlungsweisen für unbekannte Dritte" zu wenig berücksichtige[17].

9.1.7 Verantwortungsethik

Die u. a. von Hans Jonas (1903–1993) entwickelte **Verantwortungsethik** zieht ihrerseits die Spät- und Fernwirkungen einer Entscheidung als Beurteilungsmaßstab heran[12]. Das Postulat lautet: „Handle so, dass die Wirkungen deiner Handlung verträglich sind mit der Permanenz echten menschlichen Lebens auf Erden!" – eine an Kants kategorischen Imperativ angelehnte Maxime.

Jonas argumentiert also – ähnlich wie die Vertreter des Konsequenzialismus – teleologisch, d. h. von den Folgen des Handelns her, wenn auch mit einem spezifischen Fokus: Es ist Jonas' Verdienst, mit seinem Ansatz auf die (schwer vorhersehbaren) Gefahren moderner (Medizin-)Techniken und noch wenig erprobter Behandlungsmethoden aufmerksam gemacht zu haben. Das „Prinzip Verantwortung" folgt hierbei der Maxime „in dubio pro malo": Im Zweifelsfall sei von der schlimmeren Erwartung auszugehen und deshalb auf fragliche Maßnahmen zu verzichten, um die Risiken einer unerwünschten Spät- oder Fernwirkung zu vermeiden.

Kritik entzündet sich v. a. an der praktischen Umsetzbarkeit des Konzepts, da die Folgen und Fernwirkungen neuer und kaum erprobter Anwendungen oft nur schwer abschätzbar seien.

Tabelle 6 Ethik-Theorien und ihre Ausrichtung (Auswahl)

Ethiktheorie	Ausrichtung an
Tugendethiken	Tugendhaftigkeit der handelnden Person
Pflichtenethiken	Erfüllung grundlegender Pflichten
Teleologische Ethik	Zweck (Konsequenzen) einer Handlung
Theologische Ethik	Christlichen Werten und Gottesebenbildlichkeit
Diskursethik	Prozess der Entscheidungsfindung
Care-Ethik	Beziehungen und resultierenden Verantwortlichkeiten
Verantwortungsethik	Potenziellen Spät- und Fernwirkungen einer Handlung

Die Fülle konkurrierender Ethik-Theorien zeigt, dass es keinen „Goldstandard“ – d. h. keine allgemein anerkannte Ethik-Konzeption – gibt. Manche sehen in diesem Befund ein Manko; andere werten gerade die bestehende Vielfalt in den Ansätzen und Herangehensweisen als Bereicherung.

Im Übrigen sind die hier skizzierten Theorien z. T. nur begrenzt auf konkrete klärungsbedürftige klinische Fälle anwendbar. Daher favorisierten einige Ethiker eine rein fallbezogene – kasuistische – Herangehensweise.

9.2 Kasuistische Ethik

Der Begriff **Kasuistische Ethik** (lat. casus = Fall) (auch Kasuistik; engl. Casuistry) steht für ein primär fallorientiertes und damit „theoriearmes“ Vorgehen. Die Verfechter dieses Ansatzes betrachten einen konkreten Fall, beschreiben diesen und vergleichen ihn dann mit ähnlich gelagerten, paradigmatischen Kasuistiken, für die bereits eine klare Lösung dokumentiert ist[3,10].

Die Besonderheit des kasuistischen Ansatzes liegt mithin darin, dass die Analyse und Beurteilung von Einzelfällen selbst als eine maßgebliche Erkenntnisquelle angesehen wird („Einzelfallerkenntnis“). Doch auch Kasuistiker können zu allgemeinen ableitbaren Regeln und Gesetzmäßigkeiten gelangen. Die „Theorie“ besteht dabei in der nachfolgenden Systematisierung von Einzelfällen auf der Grundlage von Analogien oder Disanalogien (Bottom-up-Verfahren). Demgegenüber werden die weiter oben genannten Ethik-Theorien auf den Einzelfall bezogen (Top-down-Verfahren).

Kritiker der rein kasuistischen Ethik weisen v. a. darauf hin, dass es bei jeder ethischen Analyse eines „moralischen Orientierungsrahmens“ bedürfe; ebendieser sei aber bei einem rein fallbezogenen Ansatz nicht gegeben. Andere merken an, dass fallbezogene Urteile letztlich immer vor dem Hintergrund bestehender und anerkannter Regeln getroffen würden und somit nie ganz fallspezifisch seien – auch wenn dies den Betreffenden nicht bewusst sei.

9.3 Prinzipienethik nach Beauchamp und Childress

Sowohl die eingangs genannten Ethik-Theorien als auch die Kasuistische Ethik können in gewisser Weise als „fundamentalistisch“ gelten, da sie „einen bestimm-

Tabelle 7 Die vier Prinzipien nach Beauchamp/Childress (2019)[1]

Prinzip	Bedeutung
Respekt vor der Patientenautonomie	Anerkennung der Selbstbestimmung des Patienten
Non-Malefizienz	Nichtschadensgebot (gegenüber dem Patienten)
Benefizienz	Gebot des Wohltuns (gegenüber dem Patienten)
Gerechtigkeit	Ausgleich der Interessen und gerechte Verteilung von Gütern und Chancen (auch gegenüber Dritten)

ten Bereich des moralischen Inventars – dort die komplexe Theorie, hier die Einzelfallerkenntnis – zum festen, unverhandelbaren Fundament erklären"[21].

Einen pragmatischen „Mittelweg" beschreiten die amerikanischen Medizinethiker Tom L. Beauchamp (*1939) und James F. Childress (*1940)[1,4,7,10]: Sie liefern mit der **Prinzipienethik** ein undogmatisches Begründungsmodell. Der Begriff **Prinzip** bezeichnet eine übergeordnete Gesetzmäßigkeit; Beauchamp und Childress verstehen darunter aber eher eine Regel bzw. Richtlinie oder einen Grundsatz. Die vier betreffenden Prinzipien sind (1) Respekt vor der **Patientenautonomie** (d. h. die Achtung des Selbstbestimmungsrechts des Patienten), (2) **Non-Malefizienz** (Nichtschadensgebot oder Primum nil nocere, d. h. das ärztliche Verbot, dem Patienten einen ungerechtfertigten Schaden zuzufügen und im Zweifelsfall Schaden zu vermeiden), (3) **Benefizienz** (Gebot des Wohltuns, d. h. die ärztliche Verpflichtung auf das Wohl des Patienten) und (4) **Gerechtigkeit** (d. h. die Verpflichtung auf ein gerechtes Verhalten) (vgl. Tabelle 7).

Die vier Prinzipien sind aus der allgemeinen Moralität abgeleitet und erfreuen sich gerade unter ethisch interessierten Ärzten und Zahnärzten einer großen Popularität. Sie sind auch in den vorgestellten Fallanalysen (→ Kapitel 14) ein wichtiger Bezugspunkt, sodass es sinnvoll erscheint, dieses Konzept ausführlicher darzustellen:

9.3.1 Respekt vor der Patientenautonomie

Das erste Prinzip betont die Achtung der Selbstbestimmung des Patienten. Das Selbstbestimmungsrecht des Patienten lässt sich in Anlehnung an Hick in drei Aspekte aufgliedern[10]:

- Recht auf Nicht-Einmischung: Gemeint ist – ex negativo definiert – das Recht des Patienten, vorgeschlagene Eingriffe in die körperliche Integrität zurückzuweisen. Dieses Abwehrrecht kann in vielen Handlungen seinen Ausdruck finden – z. B. auch in der Festlegung des Patienten, wer über seine Angelegenheiten (nicht) informiert werden darf (**Informationelle Selbstbestimmung**) oder z. B. in vorsorglichen Bevollmächtigungen von Vertrauenspersonen für den Fall einer späteren Entscheidungsunfähigkeit (z. B. **Vorsorgevollmacht**).
- **Handlungsfreiheit**: Positiv definiert meint Selbstbestimmung das persönliche Recht, über den eigenen Lebensplan und die eigene Lebensführung ohne Einflussnahme Dritter zu entscheiden.
- **Selbstzweckhaftigkeit**: Respekt vor der Autonomie heißt schließlich auch anzuerkennen, dass jeder Mensch ein Zweck an sich selbst ist. Die Selbstzweckhaftigkeit des Menschen macht seine Würde aus (**Menschenwürde**) und begründet zugleich das so genannte **Instrumentalisierungsverbot**, d. h. das Verbot, einen Menschen als Mittel zum Zweck zu benutzen, also zu instrumentalisieren.

9.3.2 Non-Malefizienz

Während es sich beim Respekt vor der Patientenautonomie um ein Prinzip handelt, das erst in der zweiten Hälfte des 20. Jahrhunderts an Bedeutung gewann, lässt sich der Grundsatz der Non-Malefizienz (auch: Nichtschadensgebot) auf den Hippokratischen Eid und damit auf die Antike zurückführen. Er fußt auf dem lateinischen Grundsatz „Primum nil nocere" (auch: „Primum nihil nocere", „Primum non nocere" oder „Neminem laedere" = zuerst einmal nicht schaden, niemandem schaden). Gemeint ist das Verbot, Patienten einen ungerechtfertigten Schaden zuzufügen oder ungerechtfertigten Belastungen oder Risiken auszusetzen. Gerechtfertigte Schäden sind hiermit nicht gemeint: z. B. kann eine akute Pulpitis die Trepanation des schuldigen Zahnes erforderlich machen – hier ist das „Opfern" von Zahnsubstanz unvermeidlich und somit gerechtfertigt.

Das Nichtschadensgebot bezieht sich im Übrigen nicht nur auf das Verursachen eines vermeidbaren Schadens; auch das leichtfertige oder vorsätzliche *Unterlassen* einer gebotenen Maßnahme kann als Schädigung – und damit als Verstoß gegen das Nichtschadensgebot – angesehen werden.

9.3.3 Benefizienz

Das Prinzip der Benefizienz (lat. bonum facere = wohltun, engl. Beneficence) oder Gebot des Wohltuns beschreibt die Verpflichtung, Handlungen vorzunehmen, die das Wohlergehen des Patienten fördern[10]. Während das Nichtschadensgebot eher auf Vermeidung bzw. Unterlassung abzielt, beinhaltet das Gebot des Wohltuns positive Handlungen – etwa konkrete Hilfeleistungen wie Schmerzbeseitigung, kurative oder rehabilitative Maßnahmen. Eine Missachtung des Nichtschadensgebots ist vergleichsweise leicht nachzuweisen und juristisch zu sanktionieren – etwa dann, wenn der Zahnarzt eine gebotene Handlung unterlässt oder eine Behandlungsmaßnahme ohne vorherigen **Informed consent** (Zustimmung nach Aufklärung) des Patienten durchführt. Das Gebot des Wohltuns dagegen verlangt häufig ein Abwägen zwischen verschiedenen Optionen und die letztliche Entscheidung für die Option, die das größte Wohl für den Patienten verheißt. Dementsprechend sind Verstöße gegen das Gebot des Wohltuns schwerer nachzuverfolgen und zu ahnden.

Das Prinzip der Benefizienz wird gelegentlich auch als Rechtfertigung für (zahn-)ärztlichen **Paternalismus** (lat. pater = Vater) missbraucht – also für eine Konstellation, in welcher der Arzt (ähnlich einem Familienvater gegenüber seinem Kind) Entscheidungen zum vermeintlichen Besten des ihm anvertrauten Kranken trifft und hierbei die Selbstbestimmung des Patienten missachtet. Während sich ein „starker Paternalismus" definitionsgemäß gegen den Willen einer autonomen, eigentlich entscheidungsfähigen Person richtet, steht der Terminus „schwacher Paternalismus" für eine Einflussnahme bei Personen, die nicht autonom entscheiden können (z. B. Kinder oder ggf. psychisch kranke Patienten).

Richtig verstandene Fürsorge muss grundsätzlich darauf ausgerichtet sein, die Selbstbestimmung des Patienten wiederherzustellen bzw. zu fördern, anstatt sie zu beschneiden.

9.3.4 Gerechtigkeit

Das vierte Prinzip des Ansatzes von Beauchamp und Childress ist das der Gerechtigkeit (lat. iustitia, engl. Justice). Es ist das Einzige der vier Kriterien der Prinzipienethik, das über den betroffenen Patienten und die direkte (Zahn-)Arzt-Patient-Beziehung hinausweist und die Interessen dritter Personen sowie grundsätzliche Fragen der Gesundheitsversorgung und der gerechten Verteilung von Versorgungsleistungen in den Blick nimmt.

Besagtes Prinzip ist aber auch deshalb besonders komplex, weil der Begriff „Gerechtigkeit" verschiedene Bedeutungen in sich trägt und dementsprechend unterschiedlich verstanden werden kann[16,23]. Im Kern lassen sich drei Gerechtigkeitskonzeptionen unterscheiden: Die **Iustitia legalis**, die **Iustitia commutativa** und die **Iustitia distributiva**. Die „Iustitia legalis" (lat. legalis = gesetzlich) bezieht sich auf die in einer Gemeinschaft bestehenden Gesetze und Regeln; gemäß dieser Gerechtigkeitskonzeption ist dasjenige gerecht, was dem Gesetz oder den Regeln entspricht (gesetzliche Gerechtigkeit). Der Begriff „Iustitia commutativa" (lat. commutare = verändern, austauschen) bezieht sich auf den Austausch von Gütern oder Dienstleistungen zwischen Menschen und wird auch (Aus-)Tausch- oder ausgleichende Gerechtigkeit genannt; Ziel ist es hierbei, individuelle Benachteiligungen (z. B. erhöhte individuelle Gesundheitsrisiken, geringere ökonomische Leistungsfähigkeit) solidarisch auszugleichen. Die „Iustitia distributiva" (lat. distribuere = verteilen) stellt wiederum die gerechte *Verteilung* verfügbarer Güter, Dienstleistungen und Chancen in den Mittelpunkt (Verteilungsgerechtigkeit). Allerdings herrschen durchaus unterschiedliche Auffassungen vor bzgl. der Frage, wie eine gerechte Distribuierung in der Praxis auszusehen hat: Bei *prozeduralen* Ansätzen richtet sich das Augenmerk auf das *Verfahren* der Verteilung, d. h. auf gerechte Verteilungsregeln. Bei *materialen* Ansätzen stehen *inhaltliche* Verteilungskriterien im Zentrum der Betrachtung (z. B. „Jedem nach seinem Bedarf"; „Jedem das, was ihm zusteht" o. Ä.). Dabei spiegelt z. B. die Maxime „Jedem nach seinem Bedarf" eine Auffassung wider, die unter dem Begriff **Bedarfsgerechtigkeit** firmiert, während die Maxime „Jedem das, was ihm zusteht" auf dem Verständnis von **Leistungsgerechtigkeit** basiert. Allerdings sind unterschiedliche Vermögens- bzw. Gesundheitsverhältnisse und unterschiedliche Beitragszahlungen unter den Bürgern eines Staates nicht (allein) auf die eigene Leistungsbereitschaft bzw. das eigene Gesundheitsverhalten zurückzuführen, sondern stets (auch) von Umständen abhängig, die der Einzelne nicht oder nur bedingt beherrschen kann und demzufolge auch nicht (uneingeschränkt) zu verantworten hat.

Gerechtigkeitsfragen können sich auf ein einzelnes staatliches Gesundheitssystem beziehen (z. B. auf das deutsche System) oder Aspekte der weltweiten Gesundheitsversorgung im Blick haben (**Globale Gerechtigkeit**). Große Bedeutung kommt schließlich auch der **Intergenerationellen Gerechtigkeit**, d. h. der Gerechtigkeit zwischen den Generationen[6,19] zu: Sie geht aus von der Frage, was die Bevölkerung der Gegenwart zukünftigen Menschen schuldet und wie der gerechte Umgang mit gesellschaftlichen Herausforderungen – z. B. Gesundheitskosten oder Klimapolitik – aussehen sollte, um die Lebens- und Beteiligungsrechte der betroffenen Generationen nicht zu gefährden. Auch die konkrete Frage, wie eine künftige Gesundheitsreform ausgestaltet sein müsste, um „zukunftsfähig" zu sein, wird unter dem Aspekt der intergenerationellen Gerechtigkeit diskutiert. Ähnliches gilt für Diskussionen über etwaige Einschränkungen von medizinischen Leistungen im hohen Lebensalter (→ Kapitel 11.2).

Tabelle 8 Konzeptionen von Gerechtigkeit

Fachterminus	Bedeutung
Iustitia legalis	Gesetzliche Gerechtigkeit
Iustitia commutativa	Ausgleichende Gerechtigkeit, (Aus-)Tauschgerechtigkeit
Iustitia distributiva	Verteilungsgerechtigkeit

9.3.5 Mittlere Reichweite und Gleichrangigkeit

Den vier Prinzipien von Beauchamp und Childress wird eine „mittlere Reichweite" zugeschrieben. Damit ist zum Ersten gemeint, dass die Prinzipien eine *mittlere Begründungstiefe* haben: Verglichen mit den vorgenannten, komplexen Ethik-Theorien ist die Prinzipienethik deutlich weniger theoretisch fundiert bzw. begründet. Sie bewegt sich diesbezüglich in der Mitte zwischen den Ethik-Theorien und dem rein kasuistischen (und damit kaum theoriegeleiteten) Ansatz. Zum Zweiten zeigt der Zusatz „mittlere Reichweite" aber auch eine *mittlere Geltungsweite* an: Jedes Prinzip unterliegt nämlich – angesichts der Tatsache, dass es jeweils noch drei weitere, grundsätzlich gleichrangige Prinzipien gibt, die mit dem betrachteten Prinzip in Konflikt geraten können – einer potenziellen Beschränkung durch ein anderes Prinzip oder mehrere andere Prinzipien. Alle Prinzipien sind somit relativierbar – sie gelten nicht absolut.

Mit Hilfe der vier Prinzipien lassen sich nahezu alle medizinethischen Problemfälle analysieren. Wenn nicht alle Prinzipien umsetzbar sind, weil sie (teilweise) unvereinbar scheinen, ist es erforderlich, eine Abwägung vorzunehmen (**Güterabwägung**). Beauchamp und Childress betonen, dass es keine Hierarchie zwischen den vier Prinzipien gibt. Insofern liegt es letztlich im Ermessen des jeweiligen (Zahn-)Arztes, welche Abwägung er persönlich zwischen den Prinzipien vornimmt. Die Gewichtung wie auch die hieraus abzuleitende Entscheidung können bei unterschiedlichen Behandlern durchaus verschieden ausfallen. Entscheidend ist, dass der Behandler seinen Entschluss begründen kann.

9.3.6 Würdigung der Prinzipienethik

Dafür, dass sich die Prinzipienethik gerade unter Ärzten und Zahnärzten einer besonderen Akzeptanz und Beliebtheit erfreut, sind im Wesentlichen vier Gründe anzuführen[7,18]:

- Die vier Prinzipien setzen nur geringe philosophisch-theoretische Vorkenntnisse voraus und sind somit auch für „Ethik-Laien" verständlich (*Plausibilität und Intuitivität der Prinzipien*). Demgegenüber sind „klassische" Ethik-Theorien z. T. deutlich komplexer.
- Die Prinzipienethik ist nicht-fundamentalistisch, d. h. sie ist nicht an bestimmte ideologische und/oder religiöse Vorannahmen gebunden (*undogmatischer Ansatz der Prinzipienethik*).
- Die grundsätzliche Relevanz der vier Prinzipien wird kaum ernsthaft bestritten. Sie stellen insgesamt eine Art Minimalliste von Richtlinien dar, denen (nahezu) jeder Entscheidungsträger im Grundsatz zustimmt (*Konsensfähigkeit der Prinzipien*).

- Während manche Ethik-Theorien eher praxisfern erscheinen bzw. sich nicht ohne Weiteres auf konkrete Fallsituationen anwenden lassen, eignen sich die Prinzipien sehr gut für die Analyse konkreter Fälle (*Nutzerfreundlichkeit der Prinzipien*).

9.3.7 Kritikpunkte gegenüber der Prinzipienethik

Freilich werden auch gegen die Prinzipienethik Vorbehalte geltend gemacht[4]. Kritisiert wird z. B. die missverständliche Bezeichnung[10]: „Prinzipien" sind der strengen Wortbedeutung nach, wie erwähnt, übergeordnete Gesetzmäßigkeiten – gewissermaßen „Gesetze des Handelns". Diesen Anspruch stellen Beauchamp und Childress allerdings nicht: Tatsächlich verstehen sie ihre Prinzipien eher als „Richtlinien".

Wegen ihrer Herkunft und der breiten, vermeintlich unkritischen Anwendung wird die an der Georgetown University entwickelte Prinzipienethik gelegentlich auch abwertend-spöttisch als **Georgetown-Mantra**, also als eine gebetsmühlenartig rezitierte, aus Georgetown stammende Formel bezeichnet. Vor allem die Verfechter einer theoriegestützten Ethik kritisieren zudem, dass es der Prinzipienethik an Systematizität mangele und dass sie einer umfassenden ethischen Theorie entbehre – ja, dass sie letzten Endes lediglich eine „Checkliste" aus vier Positionen darstelle, die keine Kohärenz zeigten, d. h. untereinander in keinem systematischen Verhältnis stünden; dennoch würden die Prinzipien als Ethik-Konzeption „verkauft".

Befürworter der Prinzipienethik zeigen sich von diesen Argumenten wenig beeindruckt; sie wähnen die Kritiker ihrerseits in einem „Elfenbeinturm der Theorie"[18], verweisen auf positive praktische Erfahrungen mit den Prinzipien und auf die Tatsache, dass Beauchamp und Childress ihren Ansatz seit der fünften Auflage ihres 2019 in neunter Auflage publizierten Standardwerkes ausführlich theoretisch zu untermauern versuchen[1,21].

Merke

- Es gibt eine Vielzahl unterschiedlicher Ethik-Theorien; sie lassen sich v. a. danach unterscheiden, welche Kriterien sie für die Bestimmung des moralisch Guten zugrunde legen.
- Während z. B. bei den Tugendethiken die Tugendhaftigkeit der handelnden Person in den Fokus rückt, sind deontologische Ethiken auf die Erfüllung grundlegender Pflichten und teleologische Ethiken auf den Zweck einer Handlung ausgerichtet.
- Im Unterschied zu komplexen Ethik-Theorien steht die „Kasuistische Ethik" für ein primär fallbezogenes Vorgehen; dabei wird geprüft, ob für einen bestimmten Fall eine Gesetzmäßigkeit gefunden werden kann.
- Eine mittlere Begründungstiefe hat demgegenüber die „Prinzipienethik", bei der vier Grundsätze als Entscheidungsgrundlage dienen (Respekt vor der Patientenautonomie, Non-Malefizienz, Benefizienz, Gerechtigkeit).
- Die Prinzipienethik ist aus der allgemeinen Moralität abgeleitet, gilt als undogmatisch, intuitiv und „anwenderfreundlich" und erfreut sich so gerade unter Klinikern großer Beliebtheit.

Literatur

1. Beauchamp TL, Childress JF: Principles of Biomedical Ethics. 8th ed. New York 2019
2. Conradi E, Vosman F (Hrsg.): Praxis der Achtsamkeit. Schlüsselbegriffe der Care-Ethik. Frankfurt a. M., New York 2016
3. Düwell M: Bioethik. Methoden, Theorien und Bereiche. Stuttgart 2008
4. Düwell M: Prinzipienethik. In: Düwell M, Hübenthal C, Werner MH (Hrsg.): Handbuch Ethik. 3. Aufl. Stuttgart 2011, 23–26
5. Düwell M, Hübenthal C, Werner MH (Hrsg.): Handbuch Ethik. 3. Aufl. Stuttgart 2011
6. Gaschick L: Generationengerechtigkeit als Ordnungsprinzip für die Staatsverschuldung: Eine Untersuchung aus ökonomischer und sozialethischer Sicht. Baden-Baden 2018
7. Groß D: Ethik in der Zahnmedizin. Ein praxisorientiertes Lehrbuch mit 20 kommentierten klinischen Fällen. Berlin 2012
8. Herder Korrespondenz: Schlagwörter. Christliche Ethik, https://www.herder.de/hk/schlagwoerter/christliche-ethik/ [21.10.2022]
9. Herms E: Theologie und Ethik (prostest. Sicht). In: Düwell M, Hübenthal C, Werner MH (Hrsg.): Handbuch Ethik. 3. Aufl. Stuttgart 2011, 525–529
10. Hick C: Klinische Ethik. Heidelberg 2007
11. Hübenthal C: Teleologische Ansätze. In: Düwell M, Hübenthal C, Werner MH (Hrsg.): Handbuch Ethik. 3. Aufl. Stuttgart 2011, 61–121
12. Jonas H: Das Prinzip Verantwortung. Versuch einer Ethik für die technologische Zivilisation. Berlin 2020
13. Kant I: Grundlegung zur Metaphysik der Sitten. Hrsg., eingel. und erl. von Timmermann J. Göttingen 2004
14. Maio G: Mittelpunkt Mensch: Ethik in der Medizin. Ein Lehrbuch. Stuttgart 2012
15. Mandry C: Theologie und Ethik (kath. Sicht). In: Düwell M, Hübenthal C, Werner MH (Hrsg.): Handbuch Ethik. 3. Aufl. Stuttgart 2011, 520–525
16. Mazouz N: Gerechtigkeit. In: Düwell M, Hübenthal C, Werner MH (Hrsg.): Handbuch Ethik. 3. Aufl. Stuttgart 2011, 371–376
17. Pauer-Studer H: Feministische Ethik (2.1 Care-Ethik). In: Düwell M, Hübenthal C, Werner MH (Hrsg.): Handbuch Ethik. 3. Aufl. Stuttgart 2011, 352–358
18. Quante M, Vieth A: Welche Prinzipien braucht die Medizinethik? Zum Ansatz von Beauchamp und Childress. In: Düwell M, Steigleder K (Hrsg.): Bioethik. Eine Einführung. Frankfurt a. M. 2003, 136–151
19. Rath K: Ein Grundrecht auf Generationengerechtigkeit? In: Verfassungsblog: On Matters Constitutional. 2021, https://verfassungsblog.de/ein-grundrecht-auf-generationengerechtigkeit/ [21.10.2022]
20. Scheule RM: Christliche Ethik. In: Stoecker R, Neuhäuser C, Raters M-R (Hrsg.): Handbuch Angewandte Ethik. Stuttgart 2011, 64–68
21. Schöne-Seifert B: Grundlagen der Medizinethik. Stuttgart 2007
22. Stoecker R, Neuhäuser C, Raters M-R (Hrsg.): Handbuch Angewandte Ethik. Stuttgart 2011
23. Veith W: Gerechtigkeit. In: Heimbach-Steins M (Hrsg.): Christliche Sozialethik. Ein Lehrbuch. Bd. 1. Regensburg 2004, 316–326
24. Werner MH: Deontologische Ansätze. Einleitung. In: Düwell M, Hübenthal C, Werner MH (Hrsg.): Handbuch Ethik. 3. Aufl., Stuttgart 2011, 122–127
25. Werner MH: Diskursethik. In: Düwell M, Hübenthal C, Werner MH (Hrsg.): Handbuch Ethik. 3. Aufl. Stuttgart 2011, 140–151

10 Die Zahnarzt-Patient-Beziehung in ethischer Sicht

10.1 Beziehungsmodelle zwischen Zahnarzt und Patient

Kennzeichen der Zahnarzt-Patient- oder Patient-Zahnarzt-Beziehung ist – zumindest zu Beginn – eine **strukturelle Asymmetrie**[10]: Auf der einen Seite steht hierbei der hilfesuchende Patient (lat. homo patiens = leidender Mensch), auf der anderen Seite der medizinische Experte. Diese ungleiche Rollenverteilung begründet eine asymmetrische Beziehung – also ein Verhältnis, bei dem sich die Betreffenden nicht auf gleicher „Augenhöhe" befinden.

10.1.1 Die initiale Beziehung zwischen Behandler und Patient

Diese Ungleichheit zeigt sich auf verschiedenen Ebenen:

1. Der Zahnarzt tritt als Fachmann auf, der Patient ist dagegen im Regelfall ein medizinischer Laie. Aufgrund seines Wissensvorsprungs besitzt der Zahnarzt eine **Expertenmacht**.
2. Behandler besitzen die Macht zu definieren, was gesund und was pathologisch ist (**Definitionsmacht).** Die Beurteilung eines Befundes als „normal" bzw. als „pathologisch" kann sich im Zeitverlauf ändern und hängt auch von soziokulturellen Rahmenbedingungen ab (Zeit- und Kontextabhängigkeit von Krankheitsbegriffen und -verständnissen).
3. Hinzu kommt die **Steuerungsmacht** des Zahnarztes: Sie zeigt sich darin, dass dieser den konkreten Umgang mit dem Patienten „navigieren" kann, indem er festlegt, ob, wann, wie und in welchem Umfang er Maßnahmen empfiehlt oder eben nicht.

Weitere, die beschriebene strukturelle Asymmetrie begünstigende Faktoren sind:

4. die durch den Zahnarzt repräsentierte **Institutionelle Macht**, die sich etwa bei der (zahn-)ärztlichen Beurteilung der Arbeitsfähigkeit und der Entscheidung über die Ausstellung einer Arbeitsunfähigkeitsbescheinigung zeigt,
5. der vergleichsweise hohe gesellschaftliche Status des akademischen Zahnarztes (**Sozialprestige**), der u. U. von einem Patienten mit niedrigem Bildungsgrad als Disparität wahrgenommen wird, und
6. ggf. Ungleichheiten in Bezug auf den aktuellen **Gesundheitsstatus**, womit gemeint ist, dass der Patient als (zahn)kranker, hilfesuchender Mensch in der Regel dem Zahnarzt als einem gesunden, Hilfe gewährenden Menschen gegenübertritt[10,12,15,20,24].

10.1.2 Modelle der Zahnarzt-Patient-Beziehung

Der Zahnarzt kann durch sein Verhalten und seine Kommunikation Einfluss darauf nehmen, ob die Beziehung asymmetrisch bleibt oder ob „Augenhöhe" hergestellt wird.

Tabelle 9 Modelle und Kennzeichen der Zahnarzt-Patient-Beziehung

Bezeichnung	Kennzeichen
Hippokratisches oder paternalistisches Modell	Asymmetrie, Tradition, ärztliches Expertenwissen und ärztlicher Paternalismus
Partnerschaftliches oder interaktives Modell	Shared decision making, Informed choice, Respekt vor der Patientenautonomie
Vertragsmodell oder kommerzielles Modell (Klient-Dienstleister-Beziehung)	Dienstleistungscharakter, Gesetzmäßigkeiten des Marktes (Kommerzialität), Kundenzufriedenheit

Grundsätzlich lassen sich verschiedene Beziehungsmodelle differenzieren (vgl. Tabelle 9).

Das **Hippokratische Modell** (auch: paternalistisches Modell) steht hierbei für die eingangs beschriebene, auf Asymmetrie basierende Beziehung. Sie entspricht dem traditionellen Verhältnis zwischen Zahnarzt und Patient: Ersterer agiert paternalistisch und tut das, was er aufgrund seiner Expertise für seinen Patienten als das Beste erachtet. Nicht die Selbstbestimmung des Patienten, sondern die ärztliche Fürsorge und „Verantwortungsübernahme" sind das charakteristische Kennzeichen dieser Beziehung. Besagtes Modell scheint heute – im Zeitalter der individuellen Selbstbestimmung – nicht mehr zeitgemäß. Allerdings gibt es Ausnahmen: So müssen Behandler in akuten Notfallsituationen u. U. paternalistisch agieren – umso mehr, wenn umgehende Entscheidungen erforderlich sind und der Patient (z. B. aufgrund einer Bewusstlosigkeit) nicht einwilligungsfähig ist. Auch gibt es weiterhin Patienten, die Therapieentscheidungen explizit „ihrem" Behandler überlassen und sich diesem dezidiert „anvertrauen" möchten.

Anstelle der beschriebenen traditionellen Beziehung wird heute eine Begegnung von Zahnarzt und Patient auf Augenhöhe angestrebt (**Partnerschaftliches Modell** oder interaktives Modell). Dies beinhaltet eine gemeinsame, geteilte Entscheidungsfindung von Zahnarzt und Patient (**Shared decision making**). Hierfür bedarf es zunächst einer umfassenden Patientenaufklärung – auf diese Weise kann die initial bestehende Asymmetrie reduziert bzw. überwunden werden. Das Beziehungsideal ist hier das einer Partnerschaft, in der beide einander vertrauen und aufeinander eingehen. Charakteristisches Merkmal ist die informierte Entscheidung (**Informed choice**)[27] – eine selbstbestimmte Entscheidung, die der Patient nach umfassender Information entweder allein oder gemeinsam mit einer fachkompetenten Person trifft[23]. Auch unter den Zahnärzten findet „das partizipative Modell der Zahnarzt-Patient-Beziehung" heutzutage den größten Zuspruch[6].

Zu guter Letzt sind in der (Zahn-)Medizin auch Klient-Dienstleister-Beziehungen anzutreffen (**Vertragsmodell** oder kommerzielles Modell): Hier finden wir anstelle eines Patienten einen Klienten, der von seinem Zahnarzt keine Heilung, sondern eine „Wunscherfüllung" erwartet. Ein Beispiel wäre das kosmetisch motivierte Bleaching aller Zähne (→ Kapitel 5.2). Der Patient zahlt hierbei aus eigener Tasche für eine Dienstleistung; Kennzeichen dieser Beziehung sind wirtschaftliche Erwartungen des Zahnarztes und die Zufriedenheit des „Kunden". Bei näherer Betrachtung ist fraglich, ob dieses Modell überhaupt als eine Form einer „Zahnarzt-Patient-Beziehung" aufgefasst werden kann, da der Zahnarzt hier keinen Heilauftrag ausführt – also nicht genuin zahnärztlich tätig wird – und der Klient im engeren Sinne auch nicht behandlungsbedürftig ist.

10.1.3 Veränderungen auf der begrifflichen Ebene

Die beschriebenen Veränderungen auf der Beziehungsebene gingen und gehen Hand in Hand mit Veränderungen in den Begrifflichkeiten[10,12]:

- **Adhärenz** statt **Compliance**: Der Begriff „Compliance" stand traditionell für die Bereitschaft des Patienten, den Anordnungen des (Zahn-)Arztes zu folgen. Tatsächlich bedeutet das Wort „Compliance" im Englischen „Befolgung" und „Fügsamkeit", ja sogar „Unterwürfigkeit". Die durch den Begriff implizierte Subordination des Patienten erschien vielen im Zeitalter eines partnerschaftlichen Verhältnisses von Behandler und Patient nicht mehr zeitgemäß. Vor diesem Hintergrund wurde der Terminus „Compliance" nach der Jahrtausendwende zunehmend durch die wertneutralen Begriffe „Adhärenz" (Einhaltung, Beachtung) oder „Therapietreue" ersetzt. Beide Termini bezeichnen das Ausmaß, in dem das Verhalten einer Person mit den mit dem Therapeuten vereinbarten Empfehlungen übereinstimmt.
- **Selbstermächtigung** des Patienten: Im Zentrum der (Zahn-)Arzt-Patient-Kommunikation steht heute nicht mehr die autoritative Wissensvermittlung, sondern die gezielte Information und Aufklärung des Patienten. Letzterer ist häufig schon vorinformiert bzw. stellt gezielte Fragen, die ihm bei der Entscheidungsfindung helfen sollen. Man kann diese Veränderungen als Weg vom autoritativen über das partizipative zum aktiven Kommunikationsmodell bezeichnen. Ziel ist die Förderung der Eigenständigkeit des Patienten, die häufig auch als „[Patient] empowerment" bezeichnet wird. Letzteres setzt einen aktiven, selbstbestimmten Patienten voraus; allerdings fühlt sich nicht jeder Patient in einer solchen Rolle wohl bzw. ist krankheitsbedingt dazu in der Lage.

10.1.4 Informed consent – Merkmale und Bedeutung

Der „Informed consent" – d. h. die vollständige Aufklärung des Patienten und die (hierauf fußende) ausdrückliche Einwilligung in die in Frage stehende Diagnostik und Behandlung – ist nicht nur eine rechtliche Notwendigkeit, sondern auch ein ethisches Gebot[8]. Die ethische Rationale des Informed consent ist der Respekt vor der Patientenautonomie – ein Aspekt, der auch zu den von Beauchamp und Childress formulierten Prinzipien gehört[1] (→ Kapitel 9).

Zum Ersten bedeutet die „informierte Einwilligung" eine konkrete Beteiligung des aufgeklärten Patienten an der Entscheidungsfindung und damit eine Stärkung der Patientenrechte. Zum Zweiten ist jedes gelungene Aufklärungsgespräch der Startpunkt für ein **Therapeutisches Bündnis**[10,15], d. h. für die Zusammenarbeit von (Zahn-)Arzt und Patient auf der Basis von wechselseitigem Respekt und Vertrauen. Tatsächlich fördert ein gelungenes Aufklärungsgespräch das Verständnis des Patienten für die gestellte Diagnose und die nächsten vereinbarten Schritte. Es bietet zudem die Möglichkeit, irrationale Ängste zu zerstreuen und eignet sich als Ausgangspunkt, um über künftige Verhaltensweisen und ggf. gebotene Verhaltensänderungen zu sprechen. Es stärkt im besten Fall das wechselseitige Vertrauen und legt die Grundlage für eine hohe Adhärenz des Patienten.

10.2 Aufklärungspflichten des Zahnarztes gegenüber dem Patienten und Rahmenbedingungen des Informed consent

Das Aufklärungsgespräch vor diagnostischen oder therapeutischen Maßnahmen sowie nach deren Durchführung stellt eine zahnärztliche Aufgabe dar und ist üblicherweise nicht an das nachgeordnete Fachpersonal delegierbar. Die Aufklärung kann nach § 630e Abs. 2 Nr. 1 Bürgerliches Gesetzbuch (BGB) nur dann durch eine andere Person vorgenommen werden, wenn diese so ausgebildet ist, dass sie die vorgesehene medizinische Maßnahme auch selbst durchführen könnte.

Grundsätzlich sind zwei verschiedene Hauptformen der Aufklärung zu unterscheiden: die Eingriffsaufklärung und die Sicherungsaufklärung[10,22,24]:

10.2.1 Eingriffsaufklärung

Die **Eingriffsaufklärung** (auch: Selbstbestimmungsaufklärung) umfasst den Befund und die resultierende Diagnose, die hieraus (möglicherweise) erwachsenden gesundheitlichen Folgen, die Art der vorgesehenen Maßnahme(n) bzw. der bestehenden Behandlungsalternativen, die erwarteten Heilungschancen und die mit den geplanten Maßnahmen (aber auch mit deren möglicher Unterlassung) verbundenen Gefahren und Risiken. Besagte Aufklärung muss jedweder Maßnahme, die in die körperliche Integrität des Patienten eingreift, vorausgehen. Sie hat das Ziel, dem Patienten eine Vorstellung von der Art und dem Schweregrad der Erkrankung und der möglichen Behandlung zu vermitteln und ihn so in die Lage zu versetzen, selbst kompetent über die zu treffenden Maßnahmen zu entscheiden.

Konkret lässt sich die Selbstbestimmungsaufklärung in die Diagnose-, Behandlungs-, Risiko- und Verlaufsaufklärung untergliedern:

- Die **Diagnoseaufklärung** umfasst die vollständige Information des Patienten über den medizinischen Befund und die hieraus abgeleitete(n) Diagnose(n).
- Die **Behandlungsaufklärung** beinhaltet die Ausführung der Art, der Dringlichkeit und der Erfolgsaussichten der geplanten Maßnahme(n), die Information über bestehende Alternativen und die Erläuterung der Folgen, die aus der Durchführung (bzw. der Unterlassung) der Maßnahme(n) resultieren könnten. Abschließend kann es sinnvoll sein, eine patientenspezifische Empfehlung zu geben; diese sollte deutlich erkennen lassen, dass es sich nicht um eine persönliche Behandlungspräferenz des Zahnarztes handelt.
- Die **Risikoaufklärung** soll die typischen Risiken und Komplikationen benennen, die mit der diskutierten medizinischen Maßnahme verbunden sein können. Auch über etwaige Behandlungsalternativen und deren Chancen und Risiken ist zu informieren. Als Faustregel gilt, dass diese Aufklärung umso detaillierter sein muss, je weniger dringlich bzw. je weniger indiziert der Eingriff ist; besonders hoch wäre demnach der Aufklärungsbedarf bei wunscherfüllenden Eingriffen – z. B. aus dem Bereich der kosmetischen Zahnheilkunde – *ohne* medizinische Indikation. Zu erwähnen sind im Übrigen nicht nur die möglichen Folgen eines Eingriffs, sondern auch die Risiken, die mit dem Unterlassen desselben verbunden sind.

- Die **Verlaufsaufklärung** beinhaltet ihrerseits Informationen über sichere Eingriffsfolgen, z. B. über entstehende Zahnlücken oder persistierende Operationsnarben sowie ganz grundsätzliche Angaben zum mutmaßlichen Zustand nach dem Eingriff. Darunter fallen auch Informationen über die Erfolgs- bzw. die Versagensquoten bei einem Eingriff, aber auch darüber, wie die Krankheit voraussichtlich künftig verlaufen wird, wenn der Patient dem Eingriff nicht zustimmt.

Im Rahmen des Aufklärungsgesprächs sollte sich der Zahnarzt durch regelmäßige Rückfragen versichern, dass die gegebenen Informationen beim Patienten angekommen sind und von ihm verstanden wurden; auch sollte Letzterem eine Bedenkzeit eingeräumt werden.

10.2.2 Sicherungsaufklärung

Die **Sicherungsaufklärung** (auch: therapeutische Aufklärung) ist ebenfalls eine therapeutische Pflicht. Sie erfolgt i.d.R. *nach* der Durchführung einer therapeutischen Maßnahme und hat das Ziel, den Heilerfolg abzusichern. Sie umfasst Hinweise auf mögliche Folgen inadäquaten Verhaltens (z. B. unzureichende körperliche Schonung nach einer Behandlung), Informationen über mögliche Unverträglichkeiten und/oder Empfehlungen konkreter, für den Heilungsprozess maßgeblicher Änderungen der Lebensführung (z. B. künftige Umstellung der Mundhygienemaßnahmen und Ernährungsgewohnheiten, Etablierung eigenverantwortlicher sekundärprophylaktischer Maßnahmen). Die Sicherungsaufklärung erstreckt sich ggf. auch auf eine gebotene (oder kontraindizierte) Medikation. Auch diagnostische Informationen können im Rahmen der Sicherungsaufklärung erforderlich werden – z. B., wenn eine Infektionskrankheit behandelt wird, die zugleich eine Ansteckungsgefahr für dritte Personen birgt, sodass der Achtsamkeit des behandelten Patienten im Umgang mit Kontaktpersonen besondere Relevanz zukommt.

Tabelle 10 Zentrale Formen der Aufklärung

Eingriffsaufklärung oder Selbstbestimmungsaufklärung	Sicherungsaufklärung oder therapeutische Aufklärung
■ Diagnoseaufklärung ■ Behandlungsaufklärung ■ Risikoaufklärung ■ Verlaufsaufklärung	■ Aufklärung über therapiegerechtes Verhalten nach der Durchführung einer Maßnahme zur Absicherung des Heilerfolges

10.2.3 Voraussetzungen und Grenzen eines Informed consent

Entscheidungen sind nur unter bestimmten Voraussetzungen als selbstbestimmt einzuordnen[8,10]: So muss der Patient (1) umfassend und verständlich aufgeklärt worden sein, (2) die betreffenden Informationen verarbeitet und verstanden haben und (3) bei seiner Entscheidungsfindung frei von äußeren Zwängen sein. Schließlich muss (4) eine maßnahmenbezogene Entscheidungs- und Einwilligungsfähigkeit gegeben sein, d. h. der Patient sollte die Bedeutung und Tragweite der besprochenen Maßnahme überschauen und ermessen können (vgl. Tabelle 11).

Tabelle 11 Voraussetzungen eines wirksamen Informed consent

1. Umfassende und verständliche Aufklärung
2. Aufnahme und Verständnis der Aufklärungsinhalte durch den Patienten
3. Freie Entscheidungsmöglichkeit ohne steuernde äußere Einflüsse oder Zwänge
4. Bestehende Entscheidungs- und Einwilligungsfähigkeit

10.2.4 Individuelle Beurteilung der Entscheidungsfähigkeit

Entscheidungsfähigkeit und **Geschäftsfähigkeit** sind nicht gleichbedeutend. Tatsächlich sagt etwa die Tatsache, dass ein Patient das 18. Lebensjahr vollendet hat und vor dem Gesetz die volle „Geschäftsfähigkeit" besitzt – also fähig ist, Rechtsgeschäfte vorzunehmen – noch nichts über seinen aktuellen kognitiven oder emotionalen Zustand aus. Die Kognition kann auch bei grundsätzlich geschäftsfähigen zahnärztlichen Patienten akut eingeschränkt sein – z. B. bei Personen mit ausgeprägter Zahnbehandlungsphobie oder mit extremen („rasenden") Zahnschmerzen (z. B. akute Pulpitis). Dies kann die Entscheidungsfähigkeit beeinträchtigen. Gleiches gilt u. U. bei Patienten, die gerade unter einer bestimmten Medikation bzw. unter Drogeneinfluss stehen. Eine reduzierte Entscheidungsfähigkeit kann aber auch bei einer akuten Depression vorliegen. Weitere Beispiele für eine *potenzielle* Entscheidungsunfähigkeit liefern Patienten, die an anderen psychischen Erkrankungen (z. B. akute Psychosen) oder an dementiellen Veränderungen leiden.

Andererseits ist es vielen Erkrankten auch im Falle einer eingeschränkten Entscheidungsfähigkeit noch möglich, ihren Willen zu bekunden, sodass sie im Rahmen der Möglichkeiten in Aufklärungsgespräche einzubinden sind. Letztlich ist jeder Patientenfall einzeln zu betrachten und zu beurteilen. Allerdings kann es Zahnärzten gerade bei psychisch kranken bzw. demenziellen (unbetreuten) Patienten schwerfallen, die Entscheidungsfähigkeit zu beurteilen – in diesen Fällen wäre u. U. ein konsiliarisches Urteil eines Psychiaters oder Neurologen vonnöten.

So wie eine volljährige Person nicht zwingend entscheidungsfähig ist, muss eine minderjährige Person keineswegs *nicht-entscheidungsfähig* sein: Für viele Fragestellungen wird man Patienten in der mittleren **Adoleszenzphase** – also vom 15. bis zum 18. Lebensjahr – i.d.R. als einwilligungsfähig einordnen. Maßgeblich ist hierbei, dass der Zahnarzt zu der Einschätzung kommt, dass die betreffende Person *die Tragweite der zu treffenden Entscheidung übersehen* kann (**Einsichtsfähigkeit**). In der Praxis wird angenommen, dass Personen bis etwa zum 14. Lebensjahr noch nicht die Reife zu einem Informed consent besitzen, sodass es geboten ist, (zusätzlich) die Einwilligung der Sorgeberechtigten (z. B. Eltern) einzuholen.

Bei einwilligungsunfähigen Patienten ist die „stellvertretende Einwilligung" des gesetzlichen Stellvertreters erforderlich – dies können (bei Minderjährigen) die Eltern/ein Elternteil oder aber (häufiger bei Erwachsenen) eine gesetzlich ernannte Betreuungsperson (Gesetzliche Betreuung) sein. Gleichwohl ist es geboten, stets auch nicht einwilligungsfähige Patienten so weit in die Entscheidung einzubinden, wie es ihrem Auffassungsvermögen entspricht.

Liegen die vier oben genannten Kriterien einer selbstbestimmten Entscheidung vor, so hat der geäußerte Patientenwille Gültigkeit – auch dann, wenn es sich z. B. um die Ablehnung einer empfohlenen Behandlung handelt, die dem Zahnarzt unvernünftig erscheint. Gleiches gilt analog für die Entscheidung eines gesetzlichen Stellvertreters. Umgekehrt kann aber auch der Zahnarzt vom Patienten nicht zu Maßnahmen „genötigt“ werden, für die Ersterer keine medizinische Indikation sieht.

10.2.5 Sonderfälle: Notfallsituation, Recht auf Nichtwissen und Therapeutisches Privileg

Nur in wenigen Ausnahmefällen ist es zulässig, die Aufklärung des Patienten zu unterlassen. Dies ist z. B. in einer Notfallsituation gegeben, bei der ein regelhaft durchgeführter Informed consent einen vital bedrohlichen Zeitverzug bedeuten würde. Wenn Gefahr im Verzug ist, darf der Behandler unterstellen, dass der Patient die erforderliche medizinische Maßnahme wünscht, und eine Art „Geschäftsführung ohne Auftrag“ übernehmen – z. B. dann, wenn ein Risikopatient auf dem Zahnarztstuhl kardial dekompensiert und Erste-Hilfe-Maßnahmen erforderlich werden[18]. Sofern der Patient ansprechbar ist, sollte in einer derartigen Situation nur die nötigste Information gegeben werden; die ausführliche Aufklärung über die vorgenommenen Maßnahmen kann dann zu einem späteren Zeitpunkt nachgeholt werden.

Zu erwähnen ist eine weitere Ausnahme: In seltenen Fällen möchten Patienten von ihrem **Recht auf Nichtwissen** Gebrauch machen. Letzteres schützt den Einzelnen davor, Informationen zu erhalten, die er nicht wünscht und betrifft damit Patienten, die auf ihr Informationsrecht bewusst verzichten möchten. Erfolgt dieser Wunsch ohne äußeren Zwang und bei bestehender Entscheidungsfähigkeit, ist er zu respektieren – denn besagtes Recht ist ebenso wie das Recht auf Wissen Ausdruck der informationellen Selbstbestimmung des Einzelnen. In diesen Fällen empfiehlt sich allerdings zahnärztlicherseits eine schriftliche Dokumentation dieses speziellen Patientenwunsches; zudem sollte der Zahnarzt auch in der Folge immer wieder die Bereitschaft signalisieren, den Patienten jederzeit über das weitere therapeutische Geschehen aufzuklären.

Äußerst umstritten ist heutzutage der Rückgriff auf das sogenannte **Therapeutische Privileg**. Gemeint ist hiermit das Vorrecht des Therapeuten, auf eine wahrhaftige Patientenaufklärung zu verzichten, wenn dem Kranken hierdurch ein erheblicher Schaden zugefügt würde. So kam es früher z. B. bei Krebspatienten mit infauster Prognose häufiger vor, dass diesen die Wahrheit über ihren Gesundheitszustand vorenthalten wurde – etwa wenn sie als suizidal eingestuft wurden oder der Arzt zu der Einschätzung gelangte, dass dem betreffenden Patienten die Kenntnis der (vollen) Wahrheit abträglich wäre. Heute findet das Therapeutische Privileg in unserem Kulturkreis kaum noch Zustimmung bzw. Anwendung. Tatsächlich sind mehrere Argumente gegen dieses Prinzip geltend zu machen: Zunächst ist *rechtlich* Vorsicht geboten. So kann das Verschweigen einer vital bedrohlichen Erkrankung als Verstoß gegen die ärztliche Sorgfaltspflicht gedeutet werden. Zudem gibt es praktische *medizinische* Gründe *für* eine Aufklärung: Um Patienten z. B. in der letzten Lebensphase zur Symptomkontrolle bestimmte Medikamente oder palliative Maßnahmen nahe zu legen, bedarf es einer umfassenden Aufklärung über die Hintergründe und Notwendigkeit derartiger Maßnahmen – und schlussendlich einer informierten Einwilligung des Patienten. Doch das Therapeutische Privileg ist auch aus *ethischer* Sicht schwerlich zu rechtfertigen – und dies gleich aus mehreren Gründen: Zum Ersten widerspricht es dem Prinzip der „Wahrhaftigkeit“ (engl. Veracity). (Zahn-)Ärzte schulden ihren Patienten die Wahrheit – auch, um ihnen z. B. eine letzte Lebensphase in Selbstbestimmung zu ermöglichen. Ein empathisches, aufrichtiges Aufklärungsgespräch festigt zudem das therapeutische Bündnis. Außerdem deuten Studien darauf hin, dass Krebskranke in der Regel eine wahrhaftige Aufklärung erwarten und dass es sie emotional stabilisiert, weil die Krankheit „einen Namen erhält" und so zermarternde Spekulationen (*Was habe ich wirklich? Kenne ich die ganze Wahrheit?*) beendet werden können[17,25]. Dies fördert die Krankheitsbewältigung. Außerdem bietet eine wahrhaftige Aufklärung Patienten die Möglichkeit, offene Angelegenheiten zu regeln und letzte wichtige Dinge in die Wege zu leiten (klärende private Aussprachen, Lebenswünsche erfüllen, Verfassen einer Patientenverfügung, Klärung betreuungsrechtlicher und testamentarischer Fragen).

Des ungeachtet kann es Situationen geben, in denen ein Behandler zunächst vor einer vollständigen Aufklärung zurückschreckt: Etwa bei Patienten, die deutlich signalisieren, dass sie die volle Wahrheit (aktuell) nicht ertragen können. In diesen Fällen empfiehlt es sich, eine Aufklärung in mehreren Etappen zu vollziehen, die sich an den jeweiligen Bedarfen des Patienten orientieren.

10.2.6 „Truth dumping" und „Nocebo-Effekt"

Doch auch eine allzu „risikoorientierte" Patientenaufklärung hat negative ethische Implikationen. Dies betrifft v. a. Fälle, in denen Patienten im Rahmen der Aufklärung in achtloser Weise mit allen denkbaren – auch abwegigen – Risiken- und Gefahrenschilderungen konfrontiert werden. Hierfür hat sich auch der Begriff **Truth dumping** – also das unsensible Ausschütten oder Abladen von statistischen Wahrscheinlichkeiten vor dem Patienten – etabliert. Truth dumping kann zu Ängsten und zu einer *negativen* Erwartungshaltung führen – mit der Folge, dass medizinische Komplikationen ausgelöst werden und sich die Gesundheitssituation des Patienten verschlechtert. Besagte Wirkung wird auch als **Nocebo-Effekt** bezeichnet[13,14]. Er ist das Gegenwort zum bekannteren **Placebo-Effekt**, der durch eine günstige Veränderung des Befindens nach der Gabe von Scheinwirkstoffen gekennzeichnet ist – als Ausdruck einer *positiven* Erwartungshaltung.

10.3 Zwischen Ethik und Recht: Die Reichweite der zahnärztlichen Schweigepflicht

Die (zahn-)ärztliche **Schweigepflicht** (auch: Verschwiegenheitspflicht) bezeichnet die rechtliche Verpflichtung von (angehenden) (Zahn-)Ärzten, ihnen anvertraute Patientengeheimnisse zu wahren und personenbezogene Daten wie z. B. schriftliche Mitteilungen des Patienten, Patientenbefunde und sonstige patientenbezogene Aufzeichnungen zu schützen[5,22,31]. Demnach bestimmt allein der Patient, wer über seine Angelegenheiten informiert werden darf und welche Informationen hierbei weitergegeben werden. Diese „informationelle Selbstbestimmung" ist Ausdruck des allgemeinen Persönlichkeitsrechts und wurde vom Bundesverfassungsgericht im sogenannten Volkszählungsurteil von 1983 als Grundrecht anerkannt[26].

Die Verschwiegenheitspflicht gilt über den Tod des Patienten hinaus. Ihr unterliegen gemäß § 203 Strafgesetzbuch (StGB) (Verletzung von Privatgeheimnissen) neben (angehenden) Ärzten und Zahnärzten auch Angehörige anderer „heilbehandelnder" Berufe. Ein Verstoß gegen die Schweigepflicht ist unter den Voraussetzungen des § 203 Abs. 1 StGB strafbar (Androhung von Geldstrafe oder Haft bis zu einem Jahr). Daneben drohen berufs- bzw. standesrechtliche Sanktionen.

10.3.1 Schweigepflicht zwischen Recht, Standesethos und Ethik

Schon aus den vorgenannten Merkmalen der Schweigepflicht lässt sich ableiten, dass Letztere nicht nur eine rechtliche, sondern auch eine ethische Dimension besitzt: Die Wahrung der Schweigepflicht durch den Zahnarzt ist ein Zeichen des Respekts vor der Selbstbestimmung des Patienten; zudem ist die Vertrauenswürdigkeit des Zahnarztes Grundvoraussetzung für ein erfolgreiches therapeutisches Bündnis zwischen ihm und seinem Patienten.

Anders als die sehr junge Idee des Informed consent besitzt die Schweigepflicht des Behandlers eine lange historische Tradition – sie gehört gewissermaßen zum Kernbereich des Berufsethos. Bereits der in der griechischen Antike entstandene Hippokratische Eid enthält ein explizites Schweigegebot[16] (→ Kapitel 8).

In der am 16. November 2019 verabschiedeten **Musterberufsordnung** der Bundeszahnärztekammer (MBO-Z)[19] findet sich in § 7 folgender Passus:

> „(1) Der Zahnarzt hat die Pflicht, über alles, was ihm in seiner Eigenschaft als Zahnarzt anvertraut worden und bekannt geworden ist (Berufsgeheimnisse), gegenüber Dritten Verschwiegenheit zu wahren. Gesetzliche Aussage- und Anzeigepflichten bleiben davon unberührt [...]. (4) Der Zahnarzt hat alle in der Praxis tätigen Personen über die gesetzliche Pflicht zur Verschwiegenheit zu belehren und dies zu dokumentieren. Dies gilt auch für Dritte."

Die Schweigepflicht gilt auch gegenüber den Vorgesetzten und den Angehörigen des Patienten (auch bei jugendlichen Minderjährigen, wobei hier jeweils Einsichtsfähigkeit und Alter zu berücksichtigen sind), gegenüber Heilpersonen, die nicht unmittelbar an der Behandlung des Patienten beteiligt sind und gegenüber anderen Dritten (z. B. Vertreter von Behörden, Versicherungsgesellschaften oder Medien), aber ebenso auch gegenüber engen Freunden und Familienangehörigen des Behandlers. Die Schweigepflicht wird flankiert vom Recht zur Zeugnisverweigerung vor Gericht (§ 383 Zivilprozessordnung [ZPO] im Zivilverfahren und § 53 Strafprozessordnung [StPO] im Strafverfahren).

10.3.2 Offenbarungsbefugnis und Offenbarungspflicht

Die **Offenbarungsbefugnis** bezeichnet das *Recht* einer Heilperson, ein Patientengeheimnis preiszugeben (§ 34 StGB). Analog bezeichnet der Terminus **Offenbarungspflicht** die *Verpflichtung* einer Heilperson zu einem solchen Schritt[22,31]. Hierzu heißt es in besagter MBO-Z[19], wiederum in § 7:

> „(2) Der Zahnarzt ist zur Offenbarung befugt, soweit er von dem Betroffenen oder seinem gesetzlichen Vertreter von der Schweigepflicht entbunden wurde oder soweit die Offenbarung zum Schutze eines höheren Rechtsgutes erforderlich ist. (3) Ausnahmsweise dürfen Berufsgeheimnisse gegenüber den Praxismitarbeitern sowie sonstigen Personen, die an der beruflichen Tätigkeit mitwirken, offenbart werden, soweit dies für die Inanspruchnahme von deren Tätigkeit erforderlich ist."

Tatsächlich lassen sich etliche Fallkonstellationen finden, in denen eine (zahn-) ärztliche Offenbarungsbefugnis gegeben ist:

10.3.2.1 Explizite Einwilligung

Der Begriff **Explitze Einwillung** steht für ein ausdrücklich bekundetes Einverständnis.

Beispiel: Eine Zahnärztin möchte bzgl. einer prothetisch herausfordernden Behandlungssituation die Zweitmeinung einer befreundeten, in der Nachbarstadt niedergelassenen Kollegin einholen und erhält von dem betreffenden Patienten ausdrücklich die Erlaubnis, zu diesem Zweck bestimmte Befunde und Daten an die betreffende Kollegin weiterzuleiten.

10.3.2.2 Konkludente Einwilligung

Die **Konkludente Einwilligung** geht davon aus, dass anhand des Verhaltens eines Menschen (stillschweigend) auf dessen Einverständnis geschlossen werden kann.

Beispiel: Eine Zahnärztin überweist ihre Patientin nach Absprache mit dieser an eine MKG-Chirurgin zur Entfernung eines Weisheitszahns und übermittelt der betreffenden Fachchirurgin hierfür zugleich die verfügbaren patientenbezüglichen Befunde.

10.3.2.3 Mutmaßliche Einwilligung

Bei der **Mutmaßlichen Einwilligung** wird angenommen, dass der Betroffene die Einwilligung geben würde, wenn er es könnte.

Beispiel: Ein herzkranker Patient kollabiert nach dem Zahnarztbesuch unmittelbar vor dem Verlassen des Praxisgebäudes. Die Zahnärztin verständigt den Notarzt, übermittelt dem eintreffenden Rettungsteam alle zum Patienten dokumentierten anamnestischen Angaben und teilt zudem Details zur vorausgegangenen Zahnbehandlung und zur Art und Menge der von ihr applizierten Lokalanästhetika mit.

10.3.2.4 Weitere Beispiele für eine Offenbarungsbefugnis oder -pflicht

In einzelnen Fällen kann, wie in der MBO-Z angesprochen, auch die Gefährdung eines höherwertigen Rechtsgutes, d. h. eines rechtlich geschützten Interesses oder eines rechtfertigenden Notstands gemäß § 34 StGB, vorliegen. Auch in diesen Fällen ist der Behandler von der Schweigepflicht entbunden.

Ein Beispiel bietet ein Zahnarzt, der in einem Gerichtsverfahren den Vorwurf eines Behandlungsfehlers (oder zivilrechtliche Schadensersatzansprüche) abwehren muss und daher patientenbezogene Daten und Befunde offenlegt, um sich selbst zu entlasten.

Ebenso denkbar ist der Fall eines Patienten mit einem schwerwiegenden, therapierefraktären Anfallsleiden, welches als Kontraindikation für das Führen eines PKW gilt. Wenn die behandelnde Neurologin erfährt, dass dieser trotz des Epilepsierisikos nicht auf das Fahren eines Autos verzichtet und so sich und andere Verkehrsteilnehmer in Gefahr bringt, ist sie gehalten, die Straßenverkehrsbehörde über diesen Sachverhalt zu informieren.

Ein drittes Beispiel wäre eine Zahnärztin, die sich dazu durchringt, die Schweigepflicht zu brechen, da sie klare Anhaltspunkte für eine Kindeswohlgefährdung (wiederholte Misshandlungen) gewonnen hat – bei einem Kind, das ebenso wie die sorgeberechtigten Eltern zu ihren Patienten gehört (§ 34 StGB). Hintergrund ist hier der Behandlungsvertrag, der dem Verhältnis von Behandler und Patient regelmäßig zugrunde liegt. Durch diesen kommt es zur **Garantenstellung**: D. h. die Zahnärztin wird durch dieses Behandlungsverhältnis verpflichtet, im Rahmen ihrer

Möglichkeiten Schaden vom kindlichen Patienten abzuhalten. Ebendies gelingt hier nur durch das Brechen der Schweigepflicht.

Besonderes Interesse rief auch ein 1999 ergangenes Urteil des Oberlandesgerichts (OLG) Frankfurt hervor, das ebenfalls auf die ärztliche Garantenstellung abhob: Dabei ging es um eine Klägerin, die in einer Lebensgemeinschaft mit einem (zum Klagezeitpunkt verstorbenen) HIV-positiven Patienten lebte. Der beklagte Arzt war der Hausarzt des Paares. Da der Mann seine Partnerin nicht über seine Infektion informiert hatte und es auch dem Arzt unter Verweis auf die Schweigepflicht untersagt hatte, der Partnerin diese Tatsache zu offenbaren, erfuhr Letztere erst nach dessen Tod von der Infektion. Ein Bluttest ergab dann bei der Klägerin ebenfalls einen positiven HIV-Befund, worauf diese Klage gegen den Arzt führte. Das OLG stellte fest, dass in diesem Fall eine ärztliche Offenbarungspflicht gegenüber der Klägerin bestanden habe: Wenn beide Lebenspartner Patienten des gleichen Arztes sind, sei dieser nicht nur berechtigt, sondern aufgrund seiner Garantenstellung sogar verpflichtet, den unwissenden Partner über die HIV-Infektion und die bestehende Ansteckungsgefahr aufzuklären. Auch hierbei wurde auf § 34 StGB verwiesen[21].

Ähnlich selten dürfte eine Anzeigepflicht (Offenbarungspflicht) im Zusammenhang mit der Verhütung einer schwerwiegenden Straftat gemäß § 138 StGB vorkommen. Ein Beispiel wäre hier ein Patient, der gegenüber einer Ärztin oder Zahnärztin eine gefährliche Körperverletzung oder einen Mord an einer dritten Person ankündigt. Wenn die Behandlerin die Aussage für glaubwürdig hält, ist auch hier eine Meldung unter Angabe der Patientendaten erforderlich.

Im Übrigen legen auch § 301 Fünftes Buch Sozialgesetzbuch (SGB V) sowie das Infektionsschutzgesetz Offenbarungspflichten fest. So besteht z. B. eine gewisse gesetzliche Auskunfts- bzw. Meldepflicht gegenüber den Sozialleistungsträgern (Sozialversicherungsrecht); hierbei müssen Beschäftigte einer Krankenanstalt der gesetzlichen Krankenkasse gemäß § 301 SGB V bestimmte patientenbezogene Daten übermitteln. Das Infektionsschutzgesetz verzeichnet seinerseits Krankheiten, bei denen eine namentliche Meldung erfolgen muss – z. B. wenn Ärzte bei Patienten eine behandlungsbedürftige Tuberkulose diagnostizieren oder wenn eine mikrobielle Lebensmittelvergiftung festgestellt wird.

Die beschriebenen Beispiele zeigen auf eindrucksvolle Weise, dass auch die Schweigepflicht als traditionelles Gut unter bestimmten Umständen gegen andere Güter abgewogen werden muss – aus rechtlichen wie aus ethischen Gründen. Die unter Zahnärzten immer noch weit verbreitete Annahme, dass Behandler *in jedem Fall* an die Schweigepflicht gebunden seien, ist demnach eindeutig falsch.

10.4 Wertschätzende Kommunikation: Ethisches Gebot und professionelles Erfordernis

10.4.1 Kommunikation: Definition und Konnotationen

Kommunikation (lat. communicare = mitteilen) ist definiert als interpersoneller „Austausch" oder die wechselseitige „Übertragung" von Informationen[11]. Diese kann sowohl mündlich (verbal) als auch durch Körpersprache (non-verbal) erfolgen. Das Kommunizieren ist letztlich eine soziale Handlung, bei der etwas

Gemeinsames entsteht (lat. communis = gemeinsam). Dabei nimmt die Art der Kommunikation erheblichen Einfluss auf das Verhältnis zwischen den Kommunikationspartnern.

Slogans wie „Erfolgreich kommunizieren" oder „Erfolgreich durch Kommunikation" sind heutzutage in aller Munde – doch nicht jeder versteht darunter das Gleiche. Marketingexperten verbinden damit Gesprächsstrategien, die sich niedergelassene Zahnärzte im Umgang mit ihren „Kunden" aneignen sollten, um ihre Praxis zu wirtschaftlichem Erfolg zu führen. Ethiker denken hierbei vielmehr an eine wertschätzende Kommunikation, die eine erfolgreiche Zusammenarbeit von Zahnarzt und Patient gewährleistet und eine vertrauensvolle partnerschaftliche Beziehung begründen soll.

10.4.2 Besonderheiten der Kommunikation zwischen Zahnarzt und Patient

Der kommunikative Austausch zwischen Zahnarzt und Patient birgt sehr spezifische Herausforderungen, weil das zentrale „Kommunikationswerkzeug" des Patienten – der Mundraum – gleichzeitig Gegenstand der zahnärztlichen Untersuchung bzw. Behandlung ist[2,10,11,12]. Entsprechend groß ist hier die Gefahr einer asymmetrischen Kommunikation. Dies wird besonders augenfällig, wenn z. B. ein Zahnarzt seine Patientin während der Befunderhebung oder Behandlung aufklärt – also Inhalte eines Aufklärungsgespräches mit ihr teilt. Die Patientin kann in dieser Situation nicht adäquat antworten, sondern allenfalls mit Augen- oder dezenten Kopfbewegungen reagieren. Schon vor diesem Hintergrund ist eine solche Gesprächsführung nicht angemessen. Dies gilt umso mehr, wenn die Patientin kognitiv eingeschränkt ist – etwa, weil sie starke Schmerzen verspürt oder eine ausgeprägte Erwartungsangst hat (z. B. bei einer vorliegenden Zahnbehandlungsphobie). In diesem Fall kann die situative Unfähigkeit, sich zu äußern, die vorhandenen Ängste und das Gefühl des Ausgeliefertseins (**Kontrollverlust**) weiter verstärken.

Umso wichtiger ist es, dass Zahnärzte sich dieser spezifischen Probleme bewusst sind und nicht der Versuchung erliegen, Teile der patientenbezogenen Aufklärung – etwa aus Gründen eines Zeitverzugs – *en passant* beim Behandeln „nachzureichen". Vielmehr ist es geboten, alle wesentlichen Anteile eines Zahnarzt-Patient-Gesprächs zeitlich *vor* der oralen Inspektion bzw. der Behandlung anzusiedeln. Dies gilt für Anamnesegespräche ebenso wie für Aufklärungsgespräche.

10.4.3 Klassische Kommunikationsfallen

Wie erwähnt, ist eine wertschätzende Kommunikation von zentraler Bedeutung für ein vertrauensvolles Verhältnis zwischen Zahnarzt und Patient. Im Folgenden werden einige häufige Kommunikationsfehler oder -fallen vorgestellt, die diese Beziehung auf die Probe stellen[10,15,28]:

- *Unzureichender Zeitansatz* bzw. *ungeeignetes Setting*: Die Verbraucherzentrale NRW beantwortet die Frage „Woran erkenne ich einen guten Zahnarzt?" auf ihrer Homepage mit der Antwort: „Das A und O einer guten Zahnarztpraxis ist eine verständliche und umfassende Beratung durch den Arzt auf Augenhöhe. Der Zahnarzt nimmt sich ausreichend Zeit und bespricht Diagnose, Therapie und Alternativen"[29]. Besagter Aussage ist fraglos beizupflichten. Dieser explizite Hinweis auf den Zeitfaktor als „Qualitätsmerkmal" zeigt aber auch, dass der Zeitansatz für Beratungen nicht in jedem Fall als ausreichend angesehen wird. Tatsächlich gehören allzu knappe Gespräche zwischen Zahnarzt und Patient zu den „Klassikern" unter den Kommunikationsfehlern. Aufgrund voller Wartezimmer neigen manche Zahnärzte und Ärzte dazu, das Gespräch mit dem Patienten zu straffen, indem sie hauptsächlich geschlossene Fragen stellen. Der Behandler begrenzt das Gespräch mit dem Kranken hierdurch nicht nur zeitlich, sondern dominiert es auch strukturell und inhaltlich – und verfestigt damit die oben beschriebene strukturelle Asymmetrie. Wichtige Gespräche – insbesondere Erstgespräche – mit Patienten sollten nicht unter Zeitdruck geführt werden. Ebenso wenig sollte ein patientenseitig bekundetes oder erkennbares Gesprächsbedürfnis aus Zeitgründen abgewehrt oder übergangen werden.

- *Ungeeignete Sprachwahl und „Dozieren" des Behandlers*: Nicht selten findet die Asymmetrie zwischen Zahnarzt und Patient auch einen Ausdruck in der Sprache bzw. Wortwahl. Bisweilen verwenden Zahnärzte Termini, die sie persönlich kaum (noch) als Fachbegriffe wahrnehmen, die vielen Patienten aber dennoch unklar sind (z. B. Aufbissschiene, Modellgussprothese, Prophylaxe, Messaufnahme). Auch neigen Zahnärzte bisweilen dazu, den Patienten mit einem detailreichen Expertenwissen zu „beeindrucken" oder „totzureden". Doch sowohl der Gebrauch von Fachtermini als auch eine dozierende Gesprächsführung schaffen Distanz und erschweren die wichtige Vertrauensbildung.
- *Fehlende Beachtung* bzw. *Registrierung nonverbaler Signale*: Ähnlich negativ wirkt sich die (unbeabsichtigte) Missachtung der nonverbalen Kommunikation des Patienten aus. Gerade in der Zahnheilkunde verdient Letztere ein besonderes Augenmerk: Während eine Orthopädin z. B. wenig Probleme haben dürfte, ein lädiertes Kniegelenk zu untersuchen und gleichzeitig die faziale Mimik oder einen bestimmten Tonfall ihrer Patientin zu registrieren, fällt dies bei einer zahnärztlichen Untersuchung des Mundraums naturgemäß wesentlich schwerer. Gleichwohl sind gerade Gestik und Mimik – Kopfnicken, Kopfschütteln, Augenkontakt oder dessen Vermeidung – sowie Lautstärke (z. B. leise Stimme) und Tonalität der Stimme (z. B. brüchig, weinerlich) v. a. bei ängstlichen oder agitierten Patienten wichtige kommunikative Signale. Nehmen Zahnärzte diese Zeichen nicht wahr, verkennen sie unter Umständen einen Teil der Probleme ihrer Patienten. Dies wird im Regelfall die Vertrauensbildung erschweren.
- *„Schweigepakt"* bzw. *„Schweigespirale"* von Behandler und Patient: Ebenso ungünstig ist es für die Entwicklung der Beziehung zwischen Zahnarzt und Patient, wenn beide Akteure bestimmte, für den Behandlungserfolg wichtige Aspekte aussparen. Ein Beispiel bietet eine ältere Dame, die unter starkem Mundgeruch leidet: Sie wagt es nicht, dieses ihr peinliche Problem beim Zahnarzt direkt anzusprechen, hofft aber umso mehr darauf, dass der Zahnarzt als Experte das Thema von sich aus anschneidet – und Abhilfe schafft. Spart der Zahnarzt diese Thematik dann ebenfalls aus – z. B. weil er aus dem Schweigen der Patientin fälschlich ableitet, dass diese kein Problem mit dem Fötor und dementsprechend auch keinen Leidensdruck aufweist –, so verfestigt sich dieses Schweigen (**Schweigepakt**): Der Foetor ex ore ist zu einem Tabu geworden. Wenn das Schweigen des Zahnarztes die Patientin dann darin bestärkt, das Thema auch künftig schamhaft auszusparen, wird aus dem Schweigepakt eine

Schweigespirale – und es wird nun beidseits zusehends schwerer, das Tabu zu durchbrechen. Unter Umständen wird die Patientin ihr Glück letztlich bei einem anderen Zahnarzt versuchen – in der Hoffnung, dort auf eine offenere Kommunikation zu stoßen.

- *Ausweichen bei heiklen (Nach-)Fragen*: Behandler sollten versuchen, auch unerfreuliche oder heikle Fragen bestmöglich zu beantworten. Ein Beispiel bietet eine Patientin, welche die konkreten Erfolgsaussichten einer endodontischen Behandlung an einem wichtigen Pfeilerzahn erfahren möchte. Auch wenn die Aussichten mäßig sind, sollte dies mitgeteilt werden. Gleichwohl kann man die ehrliche Antwort mit einem hoffnungsvollen Signal flankieren – etwa mit dem Hinweis, dass es den Versuch unbedingt lohnt, weil der mögliche Erhalt dieses Zahns die prothetische Planung wesentlich erleichtert bzw. die therapeutischen Optionen erweitert.
- *Gebrauch von „Killerphrasen" und „Totschlagargumenten"*: **Killerphrasen** sind Aussagen mit kategorischem Charakter, welche die weitere Kommunikation „abwürgen". Beispiele auf Seiten des Zahnarztes wären „Lassen Sie das ruhig mal meine Sorge sein" oder „Das ist hier doch gar nicht das Thema". Ein **Totschlagargument** ist insofern differenzierter, als es zumindest ein (scheinbares) Argument und somit eine Überzeugungsabsicht in sich trägt. Beispiele wären „Das kam bei mir noch nie vor", „Das ist eigentlich allgemein anerkannt" oder „Ich bin mit dieser Behandlungsmethode schon seit 30 Jahren erfolgreich". Dennoch signalisieren auch Totschlagargumente, dass der Zahnarzt eine weitere Aussprache über dieses Thema für nicht erforderlich oder wünschenswert hält. Freilich finden sich auch auf Seiten der Patienten derartige Scheinargumente wie z. B. „Bei mir hat noch nie eine Spritze gewirkt" oder „Bis jetzt war aber noch jeder Zahnarzt mit meiner Mundhygiene zufrieden". Solche Redewendungen müssen nicht konfrontativ gemeint sein, sondern sind häufig Ausdruck von Unsicherheit oder fehlender argumentativer Schlagkraft. In jedem Fall sollten Zahnärzte Killerphrasen und Totschlagargumente vermeiden, weil sie die Beziehung zum Patienten gefährden und zudem das Gegenüber u. U. brüskieren.
- *„Bagatellisierung" von Ängsten* bzw. *leichtfertige Andeutung von Gefahr*: Zur wertschätzenden Kommunikation gehört es auch, vermeintlich unbegründete Sorgen von Patienten ernst zu nehmen – seien es geäußerte Ängste vor dem Taubheitsgefühl im Rahmen einer zahnärztlichen Lokalanästhesie, vor dem „Rattern" des Rosenbohrers oder vor dem Würgereiz bei einer Abdrucknahme mit Alginat. In keinem Fall sollten derartige Probleme von Patienten heruntergespielt oder kleingeredet bzw. Scheinlösungen angeboten werden („Das kriegen wir schon hin", „Es ist noch immer gut gegangen", „Denken Sie einfach positiv"). Ebenso sollte man keinesfalls en passant bestehende Gefahren andeuten, ohne eine Erläuterung folgen zu lassen (z. B. „Der letzte Backenzahn unten links gefällt mir gar nicht; den müssen wir uns beim nächsten Termin unbedingt genauer anschauen!"). Entweder man vermeidet derart unkonkrete „Gefahrenmeldungen" oder aber man nimmt sich gleich die Zeit, um die nötigen Klärungen vorzunehmen.
- *Patienten als Gegenstand der Kommunikation*: Vor allem in Krankenhäusern, gelegentlich aber auch in (zahn-)ärztlichen Praxen findet man das Phänomen, dass anwesende Patienten in unangemessener Weise – zumeist als klinischer „Fall" – zum Gesprächsgegenstand gemacht werden. Derartige sprachliche Entgleisungen gibt es auf den Fluren von Krankenstationen (z. B. „Die Gallen-

blase auf Zimmer 207 kriegt wegen der OP heute noch kein Mittagessen") wie auch in den Räumen einer Zahnarztpraxis („Die Endo in Zimmer 2 hat immer noch keinen Kofferdam"). Sie sind umso fataler, wenn sie bei offenen oder angelehnten Türen von den betroffenen Patienten mitgehört werden. Derartige Verhaltensweisen sind nicht nur kommunikativ, sondern auch ethisch fragwürdig. Anwesende Patienten sind grundsätzlich als Personen und nicht als „Fälle" oder „Krankheiten" zu thematisieren.

10.4.4 Geeignete Rahmenbedingungen für die Gesprächsgestaltung

Kommunikation kann nicht nur Vertrauen zerstören, sondern unter bestimmten Voraussetzungen auch Vertrauen herstellen. Um dieses Wissen zu stärken, haben die Bundeszahnärztekammer und die Kassenzahnärztliche Bundesvereinigung unlängst Infomaterialien herausgegeben, die sich der adressatengerechten Patienteninformation widmen[4].

Für ein gelingendes Gespräch bedarf es zunächst geeigneter Rahmenbedingungen. Hierzu gehören:

- *ein adäquates Gesprächssetting:* Wer um wertschätzende Kommunikation bemüht ist, sollte zunächst auf ein passendes Gesprächsumfeld achten: Grundsätzlich sollten Unterredungen mit dem Patienten bei ruhiger Atmosphäre und hinreichender Privatheit (kein „Durchgangsverkehr", keine offenen Türen oder fremde Ohren) sowie genügendem Zeitansatz stattfinden.
- *eine anlassbezogene Gesprächsgestaltung:* Neben dem Setting sollten auch der Anlass des Gesprächs (*Geht es um einen planbaren elektiven Eingriff oder um einen Notfall-Eingriff? Handelt es sich um eine Behandlungsoption mit hohem Gefahrenpotenzial oder geringer Erfolgsquote oder um eine Aufklärung über Routinemaßnahmen?*) und das jeweilige Gesprächsziel (*Geht es um eine einmalige Behandlung im Rahmen eines Schmerzdienstes oder um eine langfristige bzw. intensive therapeutische Zusammenarbeit?*) Einfluss auf die Gesprächsgestaltung nehmen.
- *eine typgerechte bzw. personalisierte Gesprächsführung:* Auch patientenbezogene Faktoren – so etwa das medizinische Vorwissen des jeweiligen Patienten (in Bezug auf seine Krankheit), die persönlichen Vorerfahrungen, das Selbstbild und der Bildungsgrad desselben – sollten bei der Planung seines Gesprächs Berücksichtigung finden (*Hat es die Zahnärztin mit einer medizinnahen Patientin zu tun oder mit einer medizinischen Laiin? Besitzt die Patientin eine hohe formale Bildung oder entstammt sie einem bildungsfernen Milieu?* etc.)[7].

10.4.5 Konkrete Orientierungshilfen für eine wertschätzende Kommunikation

Abgesehen von den vorgenannten planerischen Aspekten gibt es konkrete Hilfestellungen für eine gelingende Kommunikation mit dem Patienten. Hierzu gehören[10,15,28,30]:

- *„Frage-Antwort-Kreis"* und *begrenzte „Kommunikationseinheiten"*: Grundsätzlich sollte der Patient im Mittelpunkt des Gesprächs stehen. Dies signalisiert die Behandlerin zu Beginn durch Fragen zum Vorwissen des Patienten (*Was weiß, was denkt der Patient über seine Krankheit? Wie deutet er sie?*), zu den Quellen seines Wissensbestandes (*Existieren Diagnosen von Vorbehandlern? Gibt es Selbstdiagnosen bzw. Diagnoseversuche via Internet? Ist im Vorfeld ein Erfahrungsaustausch mit Dritten erfolgt?*), aber auch zu seinen Problemen, Ängsten und offenen Fragen. Ziel ist es, das weitere Gespräch an diesen konkreten Eckdaten und am hierbei eruierten Informationsbedarf des Patienten auszurichten (patientenzentrierte Kommunikation). Die betreffende Zahnärztin sollte hierbei in jeder „Kommunikationseinheit", d. h. in jedem von ihr bestrittenen Gesprächsabschnitt, maximal drei Informationen geben. Diese sollten in ihrer Komplexität an den jeweiligen Patienten und dessen Vorwissen angepasst sein (dosierte Information) – zum einen, um den Patienten nicht zu überfordern, und zum anderen, um sicherzustellen, dass das Gespräch einen Dialogcharakter erhält und die Redeanteile gleichmäßig verteilt sind.

- *Gesprächsbeginn mit offener Fragestellung*: Wer sein Gegenüber adäquat beraten und aufklären will, muss diese Person zunächst kennenlernen. Gerade zu Beginn des Gesprächs ist es daher von zentraler Bedeutung, offene Fragen zu stellen (*Was führt Sie zu mir? Was kann ich für Sie tun?*). Offene Fragen signalisieren vorbehaltloses Interesse und bieten dem Antwortenden die Möglichkeit, sich als Person zu präsentieren und so in das Gespräch hineinzufinden. Anschließend bieten sich Sondierungsfragen an (*Wann treten Ihre Zahnschmerzen auf? Wie würden Sie diese beschreiben?*). Erst dann empfehlen sich geschlossene Fragen. Geschlossene Fragen bergen die Gefahr, dass aus der „dialogischen" Kommunikationsstruktur eine unidirektionale Kommunikation und der Patient zum reinen „Ja-" oder „Nein-Sager" wird. Gleichwohl dürften geschlossene Fragen am Ende des Gesprächs zur Vervollständigung der Informationen wichtig sein (*Haben Sie diese Beschwerden jeden Tag? Ist dies das einzige Röntgenbild, das Sie mitgebracht haben?*).
- *Adressieren aller Kommunikationsebenen*: Viele Zahnärzte denken beim Aufklärungsgespräch ausschließlich an den Austausch über medizinische Fakten. Tatsächlich spielt diese faktische Kommunikationsebene eine zentrale Rolle. Sie betrifft Fragen wie: *Worum geht es? Was ist zu tun? Welche Optionen gibt es? Wie sind die Chancen und Risiken? Wie ist der mutmaßliche Verlauf?* Eine gelungene, wertschätzende Kommunikation zwischen Zahnarzt und Patient wird sich jedoch nicht auf Fakten beschränken. Dies gilt umso mehr, wenn eine Zahnärztin ungünstige Erstdiagnosen mitzuteilen hat – etwa, wenn sie bei einer jüngeren Patientin eine schwere Parodontitis mit mehreren nicht erhaltungswürdigen Zähnen oder bei einem Mann mittleren Alters ein Plattenepithelkarzinom festgestellt hat. In derartigen Fällen sind neben dieser faktischen Kommunikationsebene zwei weitere Ebenen zu adressieren: Die emotionale Ebene (*Was machen diese diagnostischen Informationen mit Ihnen? Wie fühlen Sie sich dabei?*) und die existenzielle Ebene der Kommunikation (*Was bedeutet das für Ihren künftigen Alltag? Verändert die Diagnose Ihre Lebensplanung? Brauchen Sie Hilfestellungen oder weiterführende Informationen?*).
- *Gezielte Nachfragen* und *„Teach-Back"*: Nicht jeder Patient gibt freimütig zu erkennen, dass er bestimmte Gesprächsinhalte und Erklärungen nicht verstanden hat oder dass ein Aspekt, der ihm wichtig ist, im bisherigen Gesprächsverlauf nicht angesprochen wurde. Deshalb empfiehlt es sich, mit Hilfe von gezielten Rückfragen mögliche Verständnisschwierigkeiten zu

beheben und bislang unerfüllten Erwartungen und Wünschen des Patienten Rechnung zu tragen. So gelingt es auch, auf Patientenseite mögliche Hemmschwellen zu senken. Hierbei kommt es auf die *Art* der Fragestellung an. Besser als die Formulierung *Haben Sie das verstanden?* bzw. *Haben Sie noch Fragen?* ist zahnärztlicherseits die Nachfrage *Konnte ich mich verständlich ausdrücken?* Denn so signalisiert die Zahnärztin, dass verbliebene Nachfragen ihrer eigenen (ggf. unzureichenden) Erklärung geschuldet sind – und nicht etwa der vermeintlichen Begriffsstutzigkeit der Patientin. In diesen Kontext gehört auch die **Teach-Back-Methode**, die seit 2021 zu den Fortbildungsangeboten der Bundeszahnärztekammer gehört[3]. Hierbei werden Patienten im Rahmen eines Aufklärungsgesprächs aktiv aufgefordert, die wichtigsten Inhalte noch einmal in eigenen Worten zu erklären. Damit lässt sich überprüfen, ob die Informationen verstanden worden und in Erinnerung geblieben sind. So können Lücken und Verständnisprobleme eruiert und durch nochmaliges Erklären gezielt angegangen werden. Zugleich gibt die Methode Aufschlüsse über die kommunikativen Fähigkeiten bzw. etwaige Defizite des Behandlers.

- *Paraphrasieren* von Aussagen des Patienten: Die **Paraphrase** (gr. para = daneben, phrasein = reden) bezeichnet das erklärende Umschreiben einer gemachten Aussage. Sie ist ein wertvolles kommunikatives Mittel, bei dem die Gesprächsinhalte der Patientin von der Zahnärztin in eigenen Worten wiederholt werden. Auf diese Weise kann die Zahnärztin deutlich machen, dass sie aufmerksam zugehört und sich ernsthaft mit den Aussagen der Patientin befasst hat. Gleichzeitig hilft das Paraphrasieren, zentrale Aussagen zusammenzufassen, Missverständnisse auszuräumen und ggf. sehr emotionale Gesprächsinhalte zu versachlichen (*Um Ihr Anliegen nochmals zu rekapitulieren: Sie fürchten einen herausnehmbaren Zahnersatz und wollen nach Möglichkeit eine festsitzende Lösung, habe ich Sie da richtig verstanden? Wie viele Behandlungssitzungen Sie einrechnen müssten und wie aufwendig die Behandlung technisch würde, wäre für Sie deshalb von nachrangiger Bedeutung?*)
- *Spiegeln* „unausgesprochener" Gesprächsinhalte: Beim **Spiegeln** geht es im Unterschied zum Paraphrasieren nicht darum, explizit Gesagtes in eigenen Worten zu wiederholen, sondern zwischen den Zeilen zu lesen und dabei gerade auch dem Ungesagten – speziell den impliziten Aussagen und spürbaren Emotionen der Patientin – eine Sprache zu verleihen (*Sie haben es nicht direkt gesagt, aber wenn ich Sie richtig interpretiere, haben Sie Sorge, dass wir die angedachten Implantate in ihrem Unterkiefer nicht dauerhaft fest verankern können?*). Wie das Paraphrasieren vermittelt auch das Spiegeln den Eindruck, dass die Zahnärztin sich um die Patientin bemüht; es hilft der Patientin zugleich bei dem Versuch, sich über die eigenen Gefühle und Vorstellungen klar zu werden.
- „*Reframing*" negativ bewerteter Sachverhalte: Der Begriff **Reframing** (engl. to reframe = neu einrahmen, umdeuten) bedeutet, einem Sachverhalt bzw. einer Situation, die von Patienten ausschließlich negativ bewertet wird, einen neuen Bezugsrahmen zu geben und hierbei einen positiveren Bedeutungsinhalt einzuschreiben – ähnlich wie ein zur Hälfte mit Wasser gefülltes Glas, das als halbleer, aber auch als halbvoll beschrieben werden kann[9]. Dabei geht es nicht darum, die schwierigen Aspekte einer Situation zu leugnen oder herunterzuspielen, sondern die betreffende Situation auch als Chance zu beschreiben bzw. die positiven Aspekte herauszustellen. Ein Beispiel bietet eine 78-jährige

Tabelle 12 Kommunikationsfallen und Kommunikationstipps

Kommunikationsfallen	Kommunikationstipps
■ Unzureichender Zeitansatz / ungeeignetes Setting ■ Ungeeignete Sprachwahl / „Dozieren" des Behandlers ■ Fehlende Beachtung nonverbaler Signale ■ Schweigespirale / Schweigepakt ■ Ausweichen bei heiklen (Nach-)Fragen ■ Gebrauch von „Totschlagargumenten" oder „Killerphrasen" ■ Bagatellisierung von Ängsten / leichtfertige Andeutung von Gefahr ■ Patienten als Gegenstand von Kommunikation	■ Frage-Antwort-Kreis (dosierte Informationsmengen) ■ Offene Fragestellung ■ Adressieren aller Kommunikationsebenen (faktische, emotionale, existenzielle Ebene) ■ Gezielte Nachfragen und „Teach-Back" ■ Paraphrasieren von Aussagen des Patienten ■ Spiegeln „unausgesprochener" Gesprächsinhalte ■ „Reframing" negativ konnotierter Sachverhalte

Patientin, die am Tag vor einer geplanten Abreise in einen Auslandsurlaub völlig aufgelöst mit einer zerbrochenen Oberkiefer-Vollprothese in einer zahnärztlichen Praxis erscheint (*Dass mir das jetzt passieren musste – zum ungünstigsten Zeitpunkt, ich wollte doch eigentlich in die Türkei. Das kann ich jetzt vergessen!).* „Reframing" bedeutet nun, dass die konsultierte Zahnärztin das Positive an der Situation herausstellt und hierfür eine neue, positivere Deutung anbietet (z. B.: *Zum Glück ist die Prothese jetzt zerbrochen und nicht erst in der Türkei. Wir können die Prothese noch rasch reparieren und die Reparatur gleich mit einer Unterfütterung verbinden – die wäre ohnehin bald fällig geworden und wird den Prothesenhalt sogar verbessern*) (vgl. Tabelle 12).

Merke

- Kennzeichen der initialen Beziehung zwischen Zahnarzt und Patient ist eine „strukturelle Asymmetrie"; diese kann durch eine umfassende und adäquate Aufklärung der Patientin in eine (tendenziell) symmetrische Beziehung überführt werden.
- Grundsätzlich unterscheiden wir zwischen dem (traditionellen) paternalistischen, dem partnerschaftlichen und dem kommerziellen Beziehungsmodell zwischen Zahnarzt und Patient.
- Der „Informed consent" beinhaltet eine umfassende Patientenaufklärung („Eingriffs- und Sicherungsaufklärung") und die hierauf fußende ausdrückliche Einwilligung des Patienten.
- Zahnärzte sind im Regelfall an die Schweigepflicht gebunden; allerdings gibt es Fallkonstellationen, in denen sie zur Offenbarung von „Patientengeheimnissen" bzw. patientenbezogenen Daten berechtigt („Offenbarungsbefugnis") oder sogar verpflichtet („Offenbarungspflicht") sind.
- Die Kommunikation zwischen Zahnarzt und Patient birgt besondere Herausforderungen, weil das zentrale „Kommunikationswerkzeug" des Patienten gleichzeitig Gegenstand der zahnärztlichen Untersuchung bzw. Behandlung ist; umso wichtiger sind ein geeignetes Gesprächssetting und eine wertschätzende, vertrauensbildende Kommunikation.

Literatur

1. Beauchamp TL, Childress JF: Principles of Biomedical Ethics. 8th ed. New York 2019
2. Bechmann S: Kommunikation in der Zahnarztpraxis. ZWR 2016;125(1/2):49–51
3. Bundeszahnärztekammer (Hrsg.): Teach-Back-Methode. Ein Fortbildungsangebot der Bundeszahnärztekammer für Zahnärztinnen & Zahnärzte und Zahnmedizinische Fachangestellte. Berlin 2021
4. Bundeszahnärztekammer, Kassenzahnärztliche Bundesvereinigung (Hrsg.): Den Verbraucher gut informieren. Serviceauskünfte – Problemanalyse – Beratung in der Pandemie. Zahnärztliche Patientenberatung 2020. Institut der Deutschen Zahnärzte. Köln 2021
5. Chasklowicz A, Schroeder-Printzen J, Weber HJ, Spyra G: Ärztliche Schweigepflicht und Schutz der Patientendaten: Wissenswertes vom Datenschutz über die Praxisdurchsuchung bis zum Zeugnisverweigerungsrecht des Arztes. Landsberg 2017
6. Christel AHJ: Zahnmedizinethische Kenntnisse und moralische Positionen von Zahnärzten/-innen aus Sachsen, Sachsen-Anhalt und Thüringen. Diss. med. Halle-Wittenberg 2019
7. David S: Typgerechte Patientenkommunikation – Teil 1, Dent Implantol 2017;21:241–243, 314–316, 388–391
8. Eyal N: Informed Consent. In: Zalta EN (Hrsg.): Stanford Encyclopedia of Philosophy. Spring 2019 ed., https://plato.stanford.edu/entries/informed-consent/ [21.10.2022]
9. Greve N: Reframing. In: Senf W, Broda M, Wilms B (Hrsg.): Techniken der Psychotherapie. Ein methodenübergreifendes Kompendium. Stuttgart 2013, 101–103
10. Groß D: Ethik in der Zahnmedizin. Ein praxisorientiertes Lehrbuch mit 20 kommentierten klinischen Fällen. Berlin 2012
11. Groß D: Kommunikationsprobleme zwischen Zahnarzt und Patient sowie ihre Vermeidung. Zahnmedizin Up2date 2016;10(2):175–193
12. Groß D, Schäfer G: Das Verhältnis von Patient und Behandler im Zeitalter von Health 2.0 und Telemedizin. In: Groß D, Rosentreter M (Hrsg.): Der Patient und sein Behandler. Die Perspektive der Medical Humanities. Berlin 2011, 107–123
13. Hahn RA: The Nocebo Phenomenon: Concept, Evidence, and Implications for Public Health. Prev Med 1997;26(5):607–611
14. Heier M: Nocebo: Wer's glaubt wird krank: Gesund trotz Gentests, Beipackzetteln und Röntgenbildern. 3. Aufl. Stuttgart 2014
15. Hick C: Klinische Ethik. Heidelberg 2007
16. Hippokrates: Die Heilkunst. Aus dem Griechischen übersetzt von Hans Diller, herausgegeben von Karl-Heinz Leven. Ditzingen 2021, 116–130
17. Husebø S, Klaschik E (Hrsg.): Palliativmedizin. Grundlagen und Praxis. Schmerztherapie, Gesprächsführung, Ethik. 4. Aufl. Heidelberg 2006
18. Killinger E: Die Besonderheiten der Arzthaftung im medizinischen Notfall. Berlin 2009
19. Musterberufsordnung der Bundeszahnärztekammer vom 16.11.2019, https://www.bzaek.de/fileadmin/PDFs/recht/mbo.pdf [21.10.2022]
20. Noack T: Die Beziehung zwischen Patient und Arzt. In: Noack T, Fangerau H, Vögele J (Hrsg.): Querschnitt Geschichte, Theorie und Ethik der Medizin. München 2007, 27–36
21. OLG Frankfurt, Urteil vom 08.07.1999, 8 U 67/99
22. Parzeller M, Wenk M, Zedler B, Rothschild M: Aufklärung und Einwilligung bei ärztlichen Eingriffen. Dtsch Ärztebl 2007;104(9):A576–A586
23. Pöppel K: Pflege und Betreuung: Auch eine Frage des Patientenbildes. In: Borgwart J, Kolpatzik K: Aus Fehlern lernen. Fehlermanagement in Gesundheitsberufen. Berlin 2010, 110–114
24. Riha O: Grundwissen Geschichte, Theorie, Ethik der Medizin. 2. Aufl. Bern 2013
25. Schlömer-Doll U, Doll D: Patienten mit Krebs. Information und emotionale Unterstützung. Dtsch Ärztebl 2000;97(46):A3076–A3081
26. Simitis S: Die informationelle Selbstbestimmung – Grundbedingung einer verfassungskonformen Informationsordnung. NJW 1984;37(8):398–405
27. Simon A: Patientenautonomie und informed consent. In: Marckmann G (Hrsg.): Praxisbuch Ethik in der Medizin. 2. Aufl. Berlin 2022, 71–78
28. Tewes R: „Wie bitte?“ Kommunikation in Gesundheitsberufen. 2. Aufl. Berlin 2015
29. Verbraucherzentrale (Hrsg.): Woran erkenne ich einen guten Zahnarzt? Januar 2021, https://www.verbraucherzentrale.de/projekt-kostenfalle-zahn/gut-zu-wissen/woran-erkenne-ich-einen-guten-zahnarzt-12918 [21.10.2022]
30. Woelber JP, Lessing C, Oesterreich D: Mundgesundheitskompetenz und deren Vermittlung in der „sprechenden Zahnmedizin“. BGeshBl 2021;64:986–992
31. Ziegler A, Gaidzik P: Behandlungsfehler. In: Hick C: Klinische Ethik. Berlin 2007, 185–195

11 Vulnerable Patienten und ihre spezifischen Bedarfe

11.1 Vulnerabilität: Definition, Kennzeichen und betroffene Personengruppen

Das zuletzt im Herbst 2017 revidierte **Genfer Gelöbnis** des Weltärztebundes – die moderne Version des „Hippokratischen Eides" – fordert für jeden Patienten die gleiche Wertschätzung, ungeachtet von „Alter, Krankheit oder Behinderung, Glaube, ethnischer Herkunft, Geschlecht, Staatsangehörigkeit, politischer Zugehörigkeit, Rasse, sexueller Orientierung [und] sozialer Stellung"[50]. So wichtig dieser Gleichheitsgrundsatz ist – er kann nicht darüber hinwegtäuschen, dass die *Bedürfnisse* und *Ausgangslagen* von Patienten keineswegs gleich sind. Folglich muss das fachliche Engagement des (Zahn-)Arztes den unterschiedlichen Bedarfen und Gegebenheiten Rechnung tragen.

11.1.1 Vulnerabilität und ihre Ursachen

Kranke, denen es (unter gewissen Umständen) schwerfällt oder ggf. nicht möglich ist, ihre Interessen zu vertreten, werden unter dem Oberbegriff **Vulnerable Patienten** (lat. vulnerabilis = verletzlich) subsumiert[19,38,39]. Sie gelten dem Wortsinn nach als besonders „verwundbar" und schutzbedürftig. Ein Teil dieser Patienten wird durch **Gesetzliche Betreuer** unterstützt. Diese regeln die Angelegenheiten für Personen, die dazu selbst nicht in der Lage sind. Als Betreuungsperson kommen Angehörige, aber auch sogenannte berufliche oder ehrenamtliche Betreuer in Frage. Sie werden vom Amtsgericht bestellt, müssen im Sinne der Betreuten handeln und werden vom Gericht überwacht.

Kranke können aus sehr verschiedenen Gründen eine besondere Verletzlichkeit (**Vulnerabilität**) aufweisen[19]: Aufgrund einer *reduzierten Gesundheit* (z. B. schwerstkranke Patienten), aufgrund *rechtlicher* Voraussetzungen (z. B. minderjährige Patienten mit eingeschränkter **Entscheidungsfähigkeit**) oder aus *sozialen* Gründen (z. B. Patienten in einem Abhängigkeitsverhältnis, das ihre Selbstbestimmung einschränkt). Häufig sind rechtliche Auflagen auf medizinische Sachverhalte zurückzuführen – so können z. B. eine krankheitsbedingte Behinderung oder eine akute Psychose die Bestellung eines gesetzlichen Betreuers erforderlich machen (vgl. Tabelle 13).

11.1.2 (Potenziell) Nicht oder eingeschränkt einwilligungsfähige Patienten

Zu den nicht oder bedingt einwilligungsfähigen Patienten zählen (Klein-)Kinder und Jugendliche bis zum Alter von mindestens 14 Jahren, wobei für die konkrete Beurteilung immer auch die geistige Reife des betreffenden Kindes und die fragliche Entscheidungssituation berücksichtigt werden muss. Auch wenn bei kleineren Kindern die eigentliche Einwilligung in eine diagnostische oder therapeutische Maßnahme durch Sorgeberechtigte – zumeist die Eltern oder ein Elternteil – erfolgen muss, ist das betroffene Kind grundsätzlich in einem sinnvollen Ausmaß in das Einwilligungsgespräch einzubinden; dabei sollte sich der (Zahn-)Arzt stets auch um vertrauensbildende Maßnahmen bemühen.

Bei sehr geringem Alter des kindlichen Patienten (z. B. Säugling) kann in Entscheidungssituationen lediglich eine Orientierung am mutmaßlich besten Interesse des Betroffenen erfolgen – dabei spricht man vom **Best interest standard** (früher auch: Kindeswohl).

Menschen mit geistiger Behinderung sind u. U. ebenfalls nicht oder nur eingeschränkt einwilligungsfähig. Ähnliches gilt für Personen mit hirnorganischen Erkrankungen, wie z. B. Patienten mit fortgeschrittener Demenz. Auch sie werden häufig durch gesetzliche Betreuer unterstützt. In allen genannten Fällen bedarf es einer besonderen Achtsamkeit des Behandlers – gerade bei der Ermittlung und Berücksichtigung des (mutmaßlichen) Willens der Betroffenen.

Psychisch kranke Patienten gelten gleichfalls als vulnerabel. Denkbar ist hier z. B., dass die Frage der Entscheidungsfähigkeit falsch beurteilt wird. So kann es – in Abhängigkeit von der klinischen Symptomatik – vorkommen, dass die Krankheit (bei wenig augenfälliger Symptomatik) vollständig verkannt wird oder aber eine Betroffene aufgrund eines auffälligen Verhaltens bzw. möglicher Störungen des Praxisablaufs abgewimmelt oder nur provisorisch versorgt wird. Letzteres wäre als Stigmatisierung und Diskriminierung einzuordnen (→ Kapitel 11.2).

Patienten in Notfallsituationen, bewusstlose Patienten und Schwerstkranke sind ebenfalls besonders verletzlich, da auch sie ihr Selbstbestimmungsrecht nicht oder nicht mehr (vollständig) wahrnehmen können.

Schließlich können sich auch Patienten mit extremer Zahnbehandlungsphobie emotional und kognitiv in einer Ausnahmesituation befinden und hierdurch in ihrer Aufnahme- und Entscheidungsfähigkeit akut eingeschränkt sein[40,47]. In den letztgenannten Fällen wird jedoch üblicherweise keine gesetzliche Betreuung erforderlich sein – und doch sind auch diese Patienten als vulnerabel einzuordnen (vgl. Tabelle 13).

Tabelle 13 (Potenziell) Vulnerable Patientengruppen[19]

(Potenziell) Vulnerable Patientengruppen	
1. (Potenziell) Nicht oder eingeschränkt einwilligungsfähige Patienten	**2. Patienten mit sozial bedingter Vulnerabilität**
▪ Minderjährige	▪ Menschen mit ausgeprägter körperlicher Behinderung
▪ Menschen mit geistiger Behinderung	▪ Pflegebedürftige Menschen
▪ Personen mit hirnorganischen Erkrankungen, z. B. Demenzkranke	▪ Bewohner von (Senioren- und Pflege-)Heimen
▪ Hochbetagte Menschen	▪ Strafgefangene
▪ Psychisch kranke Patienten	▪ Angehörige der Streitkräfte
▪ Notfallpatienten	▪ Patienten mit stigmatisierten Erkrankungen (z. B. Schizophrenie)
▪ Bewusstlose Patienten	▪ Patienten ohne Aufenthaltserlaubnis
▪ Schwerstkranke Patienten	▪ Obdachlose/Mittellose/Menschen ohne Versicherungsschutz
▪ Patienten mit extremer Behandlungsphobie	▪ Ethnische Minderheiten/Menschen mit Migrationshintergrund

11.1.3 Patienten mit sozial bedingter Schutzbedürftigkeit

Kranke, die im häuslichen Umfeld gepflegt werden, sind in hohem Maße abhängig von den Personen, die für sie sorgen und sie ggf. zum Zahnarzt begleiten. Diese Betreuungspersonen entscheiden letztlich über den Zugang zu (zahn-)ärztlicher Versorgung. Mit der Einbuße einer selbstständigen Lebensführung geht also nicht selten ein faktischer Verlust an Kontrolle und Entscheidungsautonomie einher. Daher bedarf es aus zahnärztlicher Sicht besonderer Achtsamkeit – auch z. B. bei der Beurteilung der Frage, ob eine von der Betreuungsperson eingeforderte Therapie tatsächlich auf dem Patientenwillen fußt oder eher den Wünschen der betreuenden Person entspricht bzw. der Betreuungssituation (z. B. Aspekten der Praktikabilität) geschuldet ist.

Auch Bewohner von (Pflege-)Heimen, Gefängnisinsassen oder Angehörige der Streitkräfte sind potenziell vulnerabel: Sie alle befinden sich in spezifischen sozialen Rollen, in denen die Selbstständigkeit und Entscheidungsfreiheit eingeschränkt sein kann. Ähnliches gilt für Personen in materiellen und/oder beruflichen Abhängigkeitsverhältnissen.[31]

Patienten mit bestimmten (ansteckenden) Infektionskrankheiten sind ebenfalls besonders verletzlich – auch im medizinischen Kontext: Ein Beispiel bieten Personen, die HIV-positiv sind oder an Hepatitis B bzw. D leiden und aufgrund ihrer Erkrankung eine Benachteiligung gegenüber anderen Patienten erfahren. Sei es, dass sie von einem Praxisinhaber als Patienten abgelehnt und an eine Universitätszahnklinik verwiesen werden, oder sei es, dass sie nicht in den regulären Behandlungsablauf einer Praxis integriert, sondern verzögert oder separat (z. B. am Ende der Sprechstunde oder in bestimmten Zeitfenstern) behandelt werden, was ebenfalls ausgrenzenden Charakter annehmen kann[9].

Besonders vulnerabel sind Patienten ohne Aufenthaltserlaubnis: Sie haben keinerlei Anspruch auf Gesundheitsleistungen, leben in ständiger Sorge vor einer Anzeige und befinden sich hierdurch in einem Status extremer Schutzlosigkeit. Vergleichbares gilt für Obdachlose, Mittellose oder Personen, die aus anderen Gründen (vorübergehend oder längerfristig) keinen Versicherungsschutz genießen.

Auch Patienten mit Migrationshintergrund, (Hoch-)Betagte und Patienten mit Behinderung sind potenziell vulnerabel. Da diese drei Gruppierungen zum einen zahlenmäßig sehr bedeutsam und zum anderen besonders häufig von Benachteiligungen betroffen sind, soll ihnen im Folgenden – pars pro toto – ein besonderes Augenmerk geschenkt werden.

11.2 Im Fokus: Patienten mit Migrationshintergrund, Patienten mit Behinderung und Hochbetagte

11.2.1 Migranten und ihre Nachkommen als vulnerable Patientengruppe

In der Bundesrepublik lebten im Jahr 2020 insgesamt 21,9 Millionen Menschen mit **Migrationshintergrund**[5,6] (lat. migratio = Auswanderung); ihr Anteil belief sich damit auf 26,7 % der Gesamtbevölkerung. Eine Person besitzt per definitionem dann einen Migrationshintergrund, wenn sie selbst – oder mindestens ein Elternteil – nicht mit deutscher Staatsangehörigkeit zur Welt kam. 2020 waren 62 % der Betroffenen selbst eingewandert (**Migranten**) und die übrigen 38 % in Deutschland geboren. Mittelfristig wird sich der Anteil von Menschen mit Migrationshintergrund weiter erhöhen: So lag die Rate der betroffenen Kinder unter fünf Jahren im Jahr 2020 bereits bei 40 %[5].

Seit mehreren Jahrzehnten belegen Prävalenzstudien und Übersichtsbeiträge eine besondere gesundheitliche Gefährdung von Migranten – dies gilt sowohl für die allgemeine Gesundheit als auch für den Bereich Oral Health[1,2,10,21,23,28,43,46]. Viele Kinder und Jugendliche mit hohen Kariesinzidenzen sind „durch einen niedrigen Sozialstatus und Migrationshintergrund charakterisiert"[12]. Die Betreffenden erfahren im Durchschnitt seltener präventive zahnmedizinische Interventionsmaßnahmen und sind insgesamt schlechter über gesundheitsfördernde Leistungen informiert als deutschstämmige Bürger. Demgegenüber sind sie im Sektor der Notfall- und Akutversorgung überrepräsentiert. Sie werden überdurchschnittlich häufig diagnostischen Untersuchungen unterzogen und erhalten in Relation deutlich mehr Arzneimittelverordnungen als deutschstämmige Mitbürger[8,37].

Für die beschriebenen Ungleichheiten werden mehrere Erklärungsansätze geltend gemacht[1,2,19]: Migranten und ihre Nachkommen sind im Durchschnitt wirtschaftlich schlechter gestellt als die Bevölkerung des Ziellandes und wohnen tendenziell häufiger in medizinisch unterversorgten Wohngegenden. Dies beeinflusst die gesellschaftliche Teilhabe und den Zugang zur Gesundheitsversorgung. Unter Umständen besteht zudem eine Sprachbarriere; auch sie kann dazu beitragen, dass Betroffene vergleichsweise spät um ärztliche Hilfe nachsuchen. Hinzu kommt das Phänomen der kulturellen Differenz bzw. der unvollständigen **Akkulturation**: Unter Akkulturation wird allgemein der Prozess der Übernahme von Elementen der zunächst fremden Kultur des Immigrationslandes durch Einzelpersonen verstanden. Je nach Prägung fällt es Migranten unterschiedlich schwer, die kulturellen Eigenheiten des Ziellandes anzunehmen. Auch etwaige Unterschiede im **Krankheitsverständnis** dürften hier eine Rolle spielen. So herrscht in Deutschland und Mitteleuropa ein organbezogenes Krankheitsdenken vor, während in manchen anderen Kulturräumen z. T. ein ganzheitliches Krankheitsverständnis dominiert; auch die jeweiligen Krankheitsauffassungen wirken auf das Gesundheits- und Präventionsverhalten zurück[56]. Hinzu kommt: Wer in seinem Herkunftsland keine Präventionsprogramme kennengelernt hat, bringt u. U. in Deutschland weniger Aufmerksamkeit (**Awareness**) für entsprechende Initiativen mit und/oder erlangt hiervon aufgrund der beschriebenen Barrieren keine Kenntnis – und nimmt sie folglich auch nicht in Anspruch. So stellte etwa das Robert Koch-Institut bereits vor Jahren fest, dass Präventionsangebote der oralen Medizin von Menschen mit Migrationshintergrund teilweise kaum wahrgenommen werden; zudem wurden bei muslimischen Patienten negative Assoziationen und Erfahrungen in Bezug auf das deutsche Gesundheitssystem beschrieben, die sprachlich, aber auch kulturell bedingt sein können und denen man mit fremdsprachigen Ratgebern[3] nur teilweise erfolgreich entgegentreten kann[20,21,30]. Beispielsweise zeigten Eltern türkischer Herkunft in einer Studie von 2004 signifikant häufiger eine negative Einstellung zu Zahnärzten als deutsche Eltern[48]. Insgesamt dürften mehrere Einflussfaktoren zusammenkommen: Ein durchschnittlich geringerer gesellschaftlicher und wirtschaftlicher Status der Migranten, sprachliche und kulturelle Barrieren sowie ein Wohnumfeld, das durch medizinische Unterversorgung gekennzeichnet ist. Während bestehende Zugangsbarrieren Gerechtigkeitsprobleme (**Zugangs-**

gerechtigkeit) anzeigen, deutet die hieraus resultierende tendenziell schlechtere Mundgesundheit von Personen mit Migrationshintergrund auf die mögliche Verletzung zwei weiterer relevanter ethischer Prinzipien – des Nichtschadensgebots (Non-Malefizienz) und des Gebots der ärztlichen Fürsorge (Benefizienz). Besagte Problemlagen werden vielfach verstärkt durch Defizite im Bereich der interkulturellen Kompetenz in den Behandlungsteams[11,24]; umso wichtiger erscheinen entsprechende Schulungen, die gleichermaßen Wissen und spezifische kommunikative Fertigkeiten vermitteln[17,24,26,41].

Fest steht: Personen mit Migrationshintergrund nehmen in Sachen Zahngesundheit tendenziell häufiger gesundheitlichen Schaden als die deutschstämmige Bevölkerung. Ob sie Nachteile erleiden, weil sie den Zahnarzt seltener und/oder später aufsuchen oder eher deshalb, weil Letzterer ihnen ggf. weniger Aufmerksamkeit entgegenbringt, hängt vom Einzelfall ab.

Überdies laufen gerade Migranten, die sozial schlecht integriert sind oder sich im gesellschaftlichen Alltag unangepasst zeigen, Gefahr, stigmatisiert zu werden. Der Begriff **Stigmatisierung** geht auf **Stigma** (gr. stígma = Brandmal) zurück und bezeichnet einen gesellschaftlichen Prozess, bei dem Personen bestimmte Merkmale bzw. auffällige Eigenschaften zugeschrieben werden, die Benachteiligungen nach sich ziehen können (**Diskriminierung**). Schon Bezeichnungen wie „Migrantenmedizin" und „Migranten-Rachitis" können als Stigmatisierung interpretiert werden, weil sie eine Andersartigkeit von Migranten suggerieren. Mit „Migranten-Rachitis" ist eine Calciummangel-Rachitis gemeint; Hauptursachen sind eine unzureichende Aufnahme von Vitamin D über die Nahrung und/oder eine zu geringe Versorgung der Haut mit Sonnenlicht, etwa durch umfassende Körperbekleidung. Der Begriff „Migranten-Rachitis" ist insofern irreführend, als das Krankheitsbild Rachitis kein Spezifikum von Migranten ist; ebenso wenig zeichnen sich Migranten per se durch rachitische Veränderungen aus. Dementsprechend findet sich diese Bezeichnung auch nicht in den offiziellen Klassifikationslisten der Krankheiten wie etwa der ICD-10 oder der 2022 neu etablierten ICD-11 (ICD = International Statistical Classification of Diseases and Related Health Problems)[4,51]. Es handelt sich mithin um pseudowissenschaftliche Begriffe, die den Boden für ein **Stereotyp** – eine vorgefertigte Meinung – bereiten („Migranten haben Rachitis").

Noch offensichtlicher ist der stigmatisierende Charakter bei Pseudodiagnosen wie „Morbus Bosporus" oder „Morbus mediterraneus" oder bei despektierlichen Begriffen wie „Anatolische Krankheit", „Anatolischer Schmerz", „Mamma-mia-Syndrom", „Mittelmeer-Syndrom", „Morbus Balkan", „Schwere südländische Hysterie" oder „Türkischer (Kopf-, Zahn-) Schmerz" etc.[7,14,15,27,53,54]. Sie sind in Medizin und Zahnheilkunde gleichermaßen geläufig. Derartige vermeintliche „Krankheits"-Bezeichnungen (lat. morbus = Krankheit) stehen für erhöhte Schmerzempfindungen oder Schmerzäußerungen, die sich angeblich bei Menschen aus dem südeuropäischen Raum oder der geographischen Region des Bosporus finden[25]. Das diskriminierende Potenzial derartiger Phänomene lässt sich leicht veranschaulichen: Aus dem Stereotyp („Migranten dramatisieren ihr Schmerzerleben") kann ggf. die Zuschreibung einer stigmatisierenden Eigenschaft („Jammerlappen") resultieren, welche wiederum zu konkreten Diskriminierungen durch die Behandler führen kann. Denkbare Formen derartiger Benachteiligungen sind etwa die Missachtung patientenseitiger Schmerzbekundungen, Respektlosigkeiten in der Kommunikation mit dem oder über den Patienten, vorschnelle und falsche Diagnosen („reine Hysterie") oder das Phänomen des „Abwimmelns".

Dass die besagten „Krankheiten" de facto lediglich Zuschreibungen sind, erklärt sich bereits aus der Tatsache, dass die „Erkrankten" keinem klar definierten geographischen Raum zugeordnet werden. Die vermeintlichen „Fachbegriffe" beziehen sich vielmehr auf höchst disparate Regionen und Kulturräume (Mittelmeerraum, Balkan, Bosporus, Anatolien), deren Bewohner sich durch unterschiedliche religiöse, kulturelle und soziopolitische Traditionen und demographische Fakten auszeichnen und mitnichten eine einheitliche Sozialisation und kulturelle Prägung aufweisen.

Doch selbst wenn man an der Vorannahme festhält, dass das Thema Schmerz bei Menschen aus den genannten Regionen einen anderen bzw. größeren Stellenwert hat, bleibt klärungsbedürftig, ob hierbei eine erhöhte Schmerz*empfindung* oder eine erhöhte bzw. andersartige Schmerz*äußerung* vorliegt[45]. Ein stärkeres Schmerzempfinden dürfte nicht unbehandelt bleiben, sondern müsste sich in einer konkreten Schmerztherapie des (Zahn-)Arztes niederschlagen[54]; sie ließe sich z. B. bei geflüchteten, sozial entwurzelten bzw. berufsfremd beschäftigten Migranten auch dadurch erklären, dass diese häufiger (durch Heimweh, gesellschaftliche Isolation oder ggf. auch eine ungewohnte Arbeitsumgebung) psychisch besonders belastet sind.

Auch wenn keine erhöhte Schmerzempfindung vorliegt, wäre ganz grundsätzlich zu akzeptieren, dass Menschen mit unterschiedlicher kultureller Prägung ihre Gefühle – und somit auch ihren Schmerz – verschieden artikulieren. Ob die bei uns weit verbreitete Maxime, sich mit Schmerzäußerungen im öffentlichen Raum zurückzuhalten, eine größere Berechtigung hat als z. B. ein kultureller Code, bei dem das natürliche Repertoire der Äußerungsformen von Schmerzen im Rahmen der verbalen und non-verbalen Kommunikation (Tränenfluss, Wehklagen, Schreien, Abwehrreaktionen) ausgeschöpft wird, sei dahingestellt. Warum sollte die gezielte Vermeidung natürlicher Schmerzäußerungen probater sein als das deutliche Kommunizieren derselben?

11.2.2 Personen mit Behinderungen, betagte und hochbetagte Personen

Auch Menschen mit geistigen Behinderungen bzw. Einschränkungen sehen sich Versorgungsbarrieren ausgesetzt[13,21,22,44]. Sie sind oft nicht selbst in der Lage, ihren Bedarf an zahnärztlicher Versorgung abzuschätzen und in ihrer Relevanz einzuordnen und demnach bei der Bewertung und Inanspruchnahme von Präventions- und Behandlungsangeboten von der Aufmerksamkeit und Fürsorge der sie betreuenden Personen abhängig. Personen mit weitreichender körperlicher Behinderung können dagegen in der Regel selbst den Vorsatz fassen, zahnärztliche Prophylaxe, Diagnostik oder Therapie in Anspruch zu nehmen, sind aber ggf. bei der Umsetzung ihres Vorhabens auf Helfer oder Betreuer angewiesen. In beiden Fallkonstellationen kann der Zugang zur Prävention oder Behandlung erschwert sein. Dies ist umso folgenreicher, als präventive Maßnahmen gerade bei Menschen mit Behinderung den Schwerpunkt der zahnärztlichen Betreuung bilden sollten – auch, um kritische und herausfordernde Behandlungssituationen möglichst nicht erst aufkommen zu lassen[44]. Zudem belegen Studien, dass der Einfluss der Mundgesundheit auf den Allgemeinzustand bei Personen mit Behinderungen stärker ist als bei Menschen ohne Einschränkungen[22]. Auch nach dem Gleichheitsgrundsatz darf die Qualität der zahnärztlichen Versorgung bei diesen Patienten nicht hinter derjenigen zurückstehen, die Personen ohne Behinderung zuteil wird. Das bedeutet: Menschen mit Handicaps haben einen moralischen wie auch einen rechtlichen Anspruch auf präventiv orientierte Behandlung. Tatsächlich ist die Mundgesundheit bei dieser vulnerablen Gruppe jedoch tendenziell schlechter als bei Gesunden. Hierfür werden neben den erwähnten patientenbezogenen Barrieren auch Hindernisse auf Seiten der Zahnärzte sowie Barrieren im Versorgungssystem (z. B. unzureichende Verzahnung von medizinischer und zahnärztlicher Betreuung, fehlende Kooperationen medizinischer und betreuender Einrichtungen etc.) geltend gemacht[22]. Ihnen soll u. a. durch neue Richtlinien des „Gemeinsamen Bundesausschusses" entgegengearbeitet werden[16].

Vieles, was in Bezug auf Menschen mit Behinderungen festgestellt wurde, trifft auch für die Gruppe der alten Patienten zu – v. a. für **Hochbetagte**, worunter zumeist die Altersgruppe „85plus" verstanden wird. Je älter Menschen werden, desto höher ist das Risiko einer demenziellen Erkrankung oder – allgemein gesprochen – einer Multimorbidität[32,33,34,36,42,52]: Ein Teil der Betreffenden ist nicht mehr in der Lage, den eigenen Bedarf an zahnärztlicher Versorgung zu erkennen oder adäquat einzuschätzen, ein Teil weiß um den Bedarf, ist aber bei der Inanspruchnahme zahnärztlicher Leistungen auf organisatorische und logistische Hilfe und/oder persönlichen Beistand angewiesen. Hinzu kommen Personen, die aufgrund ihres reduzierten Allgemeinzustandes nicht mehr mobil, sondern nur noch mittels aufsuchender Betreuung[18] zahnärztlich zu versorgen sind. Besonders erschreckend ist das Faktum, dass zwar die Inanspruchnahme *ärztlicher* Leistungen im Seniorenalter – erwartungsgemäß – steigt, die *zahnärztliche* Versorgung derselben Altersgruppe de facto jedoch quantitativ abnimmt[33] – ein Grund mehr, der oralen Prävention von Betagten ein stärkeres Augenmerk zu schenken. Dementsprechend sind gerade auch (hoch-)betagte Patienten von Benachteiligung bedroht. Besagtes Phänomen wird auch unter dem Schlagwort **Ageism** (Altersdiskriminierung) diskutiert. Ageism zeigt sich z. B. dann, wenn eine (sehr) alte Patientin von ihrer Zahnärztin nicht oder unzureichend in Behandlungsentscheidungen eingebunden wird. Gerade wenn alte Menschen von sich aus nur noch wenig reden bzw. sich in der Kommunikation sehr zurücknehmen, kann es passieren, dass die Behandlungsoptionen vornehmlich mit den Begleitpersonen besprochen werden. In derartigen Fällen wird ein passives Patientenverhalten vorschnell mit einer eingeschränkten oder fehlenden Entscheidungsfähigkeit gleichgesetzt. Tatsächlich sind (Hoch-)Betagte – auch wenn ihnen ein gesetzlicher Betreuer an die Seite gestellt ist – stets im Rahmen ihrer Möglichkeiten in Aufklärungsgespräche einzubinden; dies gilt im Übrigen auch bei Menschen mit einer beginnenden oder mäßig ausgeprägten Demenz[49].

Altersdiskriminierung kann sich in der Zahnheilkunde aber auch darin zeigen, dass der Betreffende keine optimalen Behandlungsleistungen (mehr) erhält, sondern mit einer provisorischen oder Substandard-Lösung versorgt wird[35]. Dem letztgenannten Vorgehen liegen in der Regel zwei mögliche, aus ethischer Sicht gleichermaßen kritikwürdige Argumentationslinien zugrunde[55]: Zum Ersten die „pragmatische" Überlegung, dass komplexere und aufwändigere Therapieplanungen bei hochbetagten Patienten in Anbetracht der begrenzten verbleibenden Lebenserwartung nicht mehr „verhältnismäßig" seien, und zum Zweiten das Motiv der Altersrationierung, wonach alte Patienten aus Kostengründen und in Rücksichtnahme auf die nachfolgende Generation („intergenerationelle Gerechtigkeit") keine teuren und aufwändigen Kassenleistungen mehr bekommen sollten[29]. Tatsächlich sind (hoch-)betagten Menschen alle Behandlungsoptionen anzubieten, für die aus zahnärztlich-fachlicher Sicht eine Indikation gestellt werden kann – es ist dann an dem Patienten (bzw. dessen gesetzlichem Betreuer) zu entscheiden, welcher Behandlungs- und Kostenaufwand als passend angesehen wird und welcher nicht.

11.2.3 Ethischer Fallstrick Pauschalisierung

Selbstkritisch sei angemerkt, dass auch die hier formulierten Ausführungen zu den vulnerablen Patientengruppen ihrerseits ethische Fallstricke bieten, weil sie komplexe Sachverhalte aus didaktischen Gründen vereinfachen und verallgemeinern (**Pauschalisierung**): Letztlich verbirgt sich hinter jedem der hier beschriebenen Teilkollektive eine Vielfalt an Individuen und Präferenzen. Auch Hochbetagte unterscheiden sich untereinander in ihrem Verhalten, in ihren sozialen Rahmenbedingungen und in ihren gesundheitlichen Bedarfen. Gleiches gilt für das heterogene Kollektiv der Menschen mit Behinderung. Ebenso ist nicht jede Person mit Migrationshintergrund medizinfern, sozial schlecht gestellt, kulturell unangepasst oder sprachlich-kommunikativ benachteiligt. Auch wenn die Mundgesundheit dieser großen Personengruppe durchschnittlich schlechter ist als in der deutschstämmigen Bevölkerung, sind Migranten (und ihre Nachkommen) als Gruppierung so heterogen wie die Herkunftsländer, denen sie entstammen. Gleiches gilt für die Motive und Erwartungen, die sie an das Einwanderungsland richten, und das Selbstverständnis, das sie in das Zielland mitbringen. Wir neigen also bei derartigen Problembeschreibungen zu einer **Ethnisierung** – d. h. zu einer Sichtweise, bei der Personen aus „fremden" Kulturkreisen auf ihre „andere" ethnische Herkunft, ihr „abweichendes" Aussehen oder ihre „anderen" Lebensgewohnheiten reduziert und infolgedessen nicht als Individuen, sondern als vermeintlich homogene Gruppe („die Anderen") wahrgenommen werden. Auch die Begriffskategorie „Migrant" suggeriert eine Unterscheidbarkeit zwischen Migranten und „einheimischer" Bevölkerung, die es so nicht gibt[27]. Und doch gilt: Gerade weil Menschen mit Migrationshintergrund eine große Vielfalt aufweisen, stellen sie unser immer noch weitgehend „monokulturell ausgerichtetes" Gesundheitswesen[8] vor erhebliche Herausforderungen.

Festzuhalten bleibt, dass Zahnärzte gegenüber vulnerablen Patientengruppen besonders achtsam sein müssen. Gerade Patienten, die ihre Belange nicht oder nur eingeschränkt vertreten können, sind darauf angewiesen, dass ihre Behandler zentrale ethische Prinzipien – wie den Respekt vor der Patientenautonomie, das Nichtschadensgebot, das Fürsorgegebot und das Prinzip der Gerechtigkeit – im Rahmen ihrer Möglichkeiten anwenden und einhalten. Nur so können Zahnärzte dazu beitragen, dass schutzbedürftige Patienten keine Nachteile erleiden bzw. dass bereits erlittene Nachteile ausgeglichen oder abgemildert werden können.

Merke

- Schutzbedürftige Patienten werden häufig unter dem Oberbegriff „vulnerable Gruppen" (lat. vulnerabilis = verletzlich) zusammengefasst; sie können hierbei aufgrund ihres gesundheitlichen, ihres rechtlichen oder ihres sozialen Status verwundbar sein.
- Stark gefährdet sind – auch in quantitativer Hinsicht – Personen mit Migrationshintergrund, Menschen mit Behinderung und (Hoch-)Betagte.
- Besagte Patientengruppen sind nicht nur von zahnärztlicher Unterversorgung bedroht, sondern in Teilen auch von sozialer Stigmatisierung und Diskriminierung.
- Besondere augenfällige Diskriminierungen treten bei Patienten mit Migrationshintergrund und bei (Hoch-)Betagten zutage (Ethnisierung, Ageism).
- Allerdings bietet auch die schematische Einteilung von Personen in unterschiedliche vulnerable Gruppierungen ethische Fallstricke, weil sie eine Pauschalisierung darstellt: Letztlich verbirgt sich hinter jedem Kollektiv eine Vielfalt an Individuen mit unterschiedlichen Eigenschaften, Verhaltensweisen und Bedarfen.

Literatur

1. Aarabi G, Reißmann DR, Heydecke D et al.: Die Mundgesundheit von Menschen mit Migrationshintergrund in Deutschland – eine kritische Betrachtung. Dtsch Zahnärztl Z 2013;68(5):280–287
2. Aarabi G, Reißmann DR, Seedorf U et al.: Oral Health and Access to Dental Care – a Comparison of Elderly Migrants and Non-migrants in Germany. Ethn Health 2018;23:703–717
3. Aktion Zahnfreundlich e. V. (Hrsg.): Süt Dişleri. İlk Dişten İtibaren Sağlıklı. 2018, https://www.zahnmaennchen.de/wp-content/uploads/Milchzaehne_tuerkisch_klein-1.pdf [21.01.2022]
4. Bundesinstitut für Arzneimittel und Medizinprodukte (Hrsg.): ICD-10-GM Version 2021: Internationale statistische Klassifikation der Krankheiten und verwandter Gesundheitsprobleme, 10. Revision. German modification. Stuttgart 2020
5. Bundeszentrale für politische Bildung (Hrsg.): Bevölkerung mit Migrationshintergrund I, 01.11.2021, https://www.bpb.de/nachschlagen/zahlen-und-fakten/soziale-situation-in-deutschland/61646/migrationshintergrund [21.10.2022]
6. Bundeszentrale für politische Bildung (Hrsg.): Dossier Migration, https://www.bpb.de/gesellschaft/migration/dossier-migration/ [21.01.2022]
7. Bunge C: Zum Mythos des „Mittelmeer-Syndroms". Zur Bedeutung von Kultur und Migration auf das Schmerzerleben und Schmerzverhalten. Dipl.-Arb. Berlin 2004
8. Cindik ED: In der Diskussion: Gesundheit in der Einwanderungsgesellschaft. Newsletter Migration und Bevölkerung 2008;10:5–6
9. DAIG/DAGNÄ: Die zahnärztliche Betreuung HIV-infizierter Menschen. Stellungnahme der „Deutschen AIDS-Gesellschaft e. V." (DAIG) sowie der „Deutschen Arbeitsgemeinschaft niedergelassener Ärzte in der Versorgung HIV-infizierter e. V." (dagnä). Oktober 2010, https://daignet.de/site-content/news/stellungnahmen/DAIG%20DAGNA%20Zahnis_final%2018_10-Me_.pdf [21.01.2022]
10. Deutsches Zentrum für Integrations- und Migrationsforschung DeZIM, Bundesinstitut für Bevölkerungsforschung (Hrsg.): Integration in Deutschland. Erster Bericht zum indikatorengestützten Integrationsmonitoring. Beauftragte der Bundesregierung für Migration, Flüchtlinge und Integration. Berlin 2021
11. Domenig D: Transkulturelle und transkategoriale Kompetenz. Lehrbuch zum Umgang mit Vielfalt, Verschiedenheit und Diversity für Pflege-, Sozial- und Gesundheitsberufe. 3. Aufl. Bern 2021
12. Drosen I, Goddon C, Heinrich-Weltzien R: Evaluation eines zahnärztlichen Intensivprophylaxeprogramms für Kinder mit einem erhöhten Kariesrisiko im Ennepe-Ruhr-Kreis. BGeshBl 2010;53(11):1197–1204

13. Elsäßer G: Die zahnmedizinische Versorgung von Menschen mit Behinderung vor dem Hintergrund der UN-Behindertenrechtskonvention – eine Bestandsaufnahme. Inkl Med 2017;14(1):29–34
14. Erim Y, Glier B: Schmerz bei Migranten aus der Türkei. In: Kröner-Herwig B, Frettlöh J, Klinger R (Hrsg.): Schmerzpsychotherapie. Grundlagen – Diagnostik – Krankheitsbilder – Behandlung. 8. Aufl. Heidelberg 2017, 723–739
15. Ernst G: Mythos Mittelmeersyndrom: Über akuten und chronischen Schmerz bei Migrantinnen. In: David M, Borde T, Kentenich H (Hrsg.): Migration – Frauen – Gesundheit. Perspektiven im europäischen Kontext. 3. Aufl. Frankfurt a. M. 2017, 57–66
16. Gemeinsamer Bundesausschuss (Hrsg.): Richtlinie über Maßnahmen zur Verhütung von Zahnerkrankungen bei Pflegebedürftigen und Menschen mit Behinderungen (Richtlinie nach § 22a SGB V). Stand: 01.07.2018, https://www.g-ba.de/downloads/62-492-1563/RL_Pflegebeduerftige-Zahn-%C2%A722a-SGV_20171019_iK-2018-07-01.PDF [21.10.2022]
17. Gillessen A, Golsabahi-Broclawski S, Biakowski A et al. (Hrsg.): Interkulturelle Kommunikation in der Medizin. Berlin 2020
18. Gräml M: Evaluation der Zusammenarbeit zwischen Pflegeheimen und Zahnärzten bei der zahnmedizinischen Versorgung pflegebedürftiger Mitmenschen im Alter. Diss. med. dent. München 2021, https://edoc.ub.uni-muenchen.de/28498/1/Graeml_Michael.pdf [21.10.2022]
19. Groß D: Ethik in der Zahnmedizin. Ein praxisorientiertes Lehrbuch mit 20 kommentierten klinischen Fällen. Berlin 2012
20. Groß D: Kommunikationsprobleme zwischen Zahnarzt und Patient sowie ihre Vermeidung. Zahnmed up2date 2016;10:175–193
21. Groß D: Ein klarer Fall? Orale Präventionsmaßnahmen ethisch betrachtet. Quintessenz Zahnmed 2021;72(12):1350–1359
22. Heinrich-Weltzien R, Kühnisch J, Bücher K: Zahnärztliche Behandlung von Kindern und Jugendlichen mit Behinderungen und chronischen Erkrankungen. Zahnmed up2date 2013;7:309–332
23. Heinrich-Weltzien R, Walther M, Goddon I et al.: Zahngesundheit erster Molaren bei westfälischen Migranten und deutschen Schülern. BGeshBl 2014;57(1):128–134
24. Ilkilic I: Medizinethische Entscheidungen im interkulturellen Kontext. In: Marckmann G (Hrsg.): Praxisbuch Ethik in der Medizin. 2. Aufl. Berlin 2022, 219–226
25. Kizilhan JI: Kulturelle Deutungen des Schmerzes in familienorientierten Gesellschaften. Schmerz 2016;30(4):346–350
26. Kliche O, Agbih S, Altanis-Protzer U et al.: Ethische Aspekte des Dolmetschens im mehrsprachig-interkulturellen Arzt-Patienten-Verhältnis. Ethik Med 2018;30:205–220
27. Knipper M: Der fremde Patient. In: Noack T, Fangerau H, Vögele J (Hrsg.): Querschnitt Geschichte, Theorie und Ethik der Medizin. München, Jena 2007, 37–46
28. Kooperationsverbund Gesundheitliche Chancengleichheit (Hrsg.): Gesundheit sozial benachteiligter Kinder und Jugendlicher. Handreichung. 2019, https://www.gesundheitliche-chancengleichheit.de/gesundheitsfoerderung-bei-kindern-und-jugendlichen/hintergruende-daten-materialien/hintergrund/ [21.10.2022]
29. Kotte A: „Der stirbt doch sowieso": Wie im Alter unser Gesundheitssystem versagt. Focus Online. 27.08.2018, https://www.focus.de/gesundheit/ratgeber/serie-altersdiskriminierung-was-alte-kranke-menschen-beim-arzt-zu-hoeren-bekommen-bei-ihnen-in-dem-alter-lohnt-sich-das-doch-nicht-mehr_id_9407536.html [21.10.2022]
30. Kronenthaler A, Hiltner H, Eissler M: Assoziationen zu muslimischen Patienten in der Hausarztpraxis – Eine Befragung deutscher Allgemeinmediziner. Gesundheitsw 2014;76(7):434–439
31. Moreno JD: Is There an Ethicist in the House? On the Cutting Edge of Bioethics, Bloomington, Indianapolis 2005
32. Nitschke I, Groß D, Kunze J: Spezifische Bedarfe bei zahnärztlichen Patienten mit Demenz und ihre ethischen Implikationen. Ethik Med 2017;29(1):71–84
33. Nitschke I, Hahnel S: Zahnmedizinische Versorgung älterer Menschen: Chancen und Herausforderungen. BGeshBl 2021;64:802–811
34. Nitschke I, Kunze J: Partizipation in der Zahnmedizin. In: Rosenbrock R, Hartung S (Hrsg): Handbuch Partizipation und Gesundheit. Bern 2012, 355–364
35. Nitschke I, Majdani M, Sobotta BAJ et al.: Dental Care of Frail Older People and Those Caring for Them. J Clin Nurs 2010;19(13/14):1882–1890
36. Nitschke I, Nitschke S, Groß D: Senioren – eine vulnerable Patientengruppe in der zahnärztlichen Praxis. Senioren-Zahnmed 2017;5:135–142
37. Pluntke S: Kommunikation mit Patienten aus anderen Kulturen. Soziokulturelle Herausforderungen in der Erstversorgung. Monatsschr Kinderheilkd 2017;165(1):29–37

38. Reiter-Theil S, Albisser Schleger H: Alter Patient – (k)ein Grund zur Sorge? Ethische Fragen im Lichte empirischer Daten. Notfall Rettungsmed 2007;10(3):189–196
39. Riha O: Grundwissen Geschichte, Theorie, Ethik der Medizin. 2. Aufl. Bern 2013
40. S3-Leitlinie (Langversion). Zahnbehandlungsangst beim Erwachsenen. AWMF-Registernummer: 083-020. Stand: Oktober 2019, https://www.awmf.org/uploads/tx_szleitlinien/083-020l_S3_Zahnbehandlungsangst-beim-Erwachsenen_2019-11.pdf [21.10.2022]
41. Salman R: Gesundheit mit Migranten für Migranten – die MiMi Präventionstechnologie als interkulturelles Health-Literacy-Programm. Public Health Forum 2015;23(2):109–112
42. Schlüter N, Luka B: Alterszahnmedizin. Prävention im Alter – Besonderheiten und Limitationen. Quintessenz Zahnmed 2019;70:1202–1218
43. Schmitt S: Mundgesundheit von Migranten ist ein großes Zukunftsthema. Freie Zahnarzt 2016;60(4):26–27
44. Schulte AG: Präventivbetreuung von Menschen mit geistiger Behinderung in der zahnärztlichen Praxis. Zahnmed up2date 2017;11:43–56
45. Siebert U: „Hart im Nehmen" oder „überall Schmerz". Gibt es kulturell unterschiedliches Schmerzverhalten? Pflegezeitschr 2019;72(5):28–31
46. Spinler K, Weil MT, Valdez R et al.: Mundgesundheitskompetenz von Menschen mit Migrationshintergrund – Erste Auswertungen der MuMi-Studie. BGeshBl 2021;64:977–985
47. Staudte H: Keine Angst vorm Zahnarzt. ZWR 2017;126(1/2):37–41
48. Steenkiste M van: Zugang zu zahnärztlichen Leistungen und Einstellung zum Zahnarzt bei deutschen und türkischen Eltern. Gesundheitsw 2004;66:93–101
49. Tezcan-Güntekin H: Demenzerkrankungen bei Menschen mit Migrationshintergrund und ethische Konflikte im medizinischen und pflegerischen Alltag. Ethik Med 2018;30:221–235
50. Weltärztebund (Hrsg.): Deklaration von Genf. Das ärztliche Gelöbnis. Oktober 2017, https://www.bundesaerztekammer.de/fileadmin/user_upload/downloads/pdf-Ordner/International/bundersaaerztekammer_deklaration_von_genf_04.pdf [21.10.2022]
51. Weltgesundheitsorganisation (WHO) (Hrsg.): ICD-11: International Classification of Diseases, 11th Revision. The global standard for diagnostic health information. 5/2021, https://icd.who.int/en [21.10.2022]
52. Willenborg HP: Zahnmedizinische Befunde und mundgesundheitsbezogene Lebensqualität bei pflegebedürftigen Seniorinnen und Senioren, Diss. Public Health Bielefeld 2020, https://pub.uni-bielefeld.de/download/2946691⁄2948243/Dissertation_Willenborg_PH_2020.pdf [21.10.2022]
53. Wimmer A: Migranten in der Intensivstation oder was ist „Morbus Bosporus". München 2008
54. Wittmann M: Die kulturellen Grenzen der Medizin. Krankheit als kultureller Code. wissen.de. 21.05.2015, https://www.wissen.de/die-kulturellen-grenzen-der-medizin [21.10.2022]
55. Wottrich S: Ethik und Recht im Studium der Zahnmedizin und im beruflichen Alltag. Diss. med. dent. Hannover 2010
56. Yilmaz-Aslan Y, Aksakal T, Razum O et al.: Die Bedeutung subjektiver Krankheitsvorstellungen in der Gesundheitsversorgung am Beispiel von Menschen mit (türkischem) Migrationshintergrund. Ethik Med 2018;30:237–250

12 Ökonomie und Ethik in der Zahnheilkunde

12.1 Die Finanzierung zahnärztlicher Leistungen und ihre ethischen Implikationen

2020 waren in Deutschland ca. 100.000 Zahnärzte registriert. Davon übten rund 72.500 ihren Beruf aus. Zwei Drittel derselben waren – in der Regel als Vertragszahnärzte („Kassenzahnärzte") – in Praxen niedergelassen; die Übrigen gingen einer angestellten Tätigkeit nach – zumeist ebenfalls in Praxen, zu einem kleinen Teil aber auch in medizinischen Versorgungszentren, anderen Einrichtungen des Gesundheitswesens oder an der Universität[37,52].

12.1.1 Die Diskrepanz zwischen dem medizinisch Notwendigen und Möglichen

Vertragszahnärzte bewegen sich in ihrem Berufsalltag in einem Spannungsfeld: Auf der einen Seite erhofft sich der einzelne Kranke eine möglichst gute Versorgung, die seinen persönlichen Bedürfnissen Rechnung trägt, und auf der anderen Seite erwartet die Solidargemeinschaft der Versicherten von der Zahnärzteschaft einen verantwortlichen Umgang mit den im Gesundheitswesen verfügbaren Mitteln. Ziel ist hierbei, eine (Zahn)Medizin zu betreiben, die (solidarisch) finanzierbar bleibt und jedem gemäß dem „Wirtschaftlichkeitsgebot" das „medizinisch Notwendige" gewährt (§ 12 Abs. 1 SGB V)[46].

Allerdings besteht gerade in der modernen Zahnheilkunde eine deutliche Diskrepanz zwischen dem medizinisch Notwendigen und dem medizinisch Möglichen[47]. Da viele Patienten eine Versorgung wünschen, die über das „Notwendige" hinausgeht, sind **Out-of-pocket-Zahlungen** – also Zuzahlungen und Eigenleistungen, die von den Patienten selbst erbracht werden – in der Zahnmedizin weit verbreitet. So wird etwa beim Zahnersatz zwischen einem von der jeweiligen Krankenkasse gezahlten Festzuschuss und einem beim Versicherten verbleibenden Eigenanteil differenziert. Letzterer fällt umso höher aus, je aufwendiger die Versorgung ist. Für bestimmte Leistungen – z. B. implantologische Maßnahmen – kommen die Patienten im Regelfall sogar gänzlich selbst auf. Nach Sektoren betrachtet, entfiel 2018 immerhin der drittgrößte Teil der Out-of-pocket-Zahlungen im deutschen Gesundheitssystem auf zahnärztliche Behandlungen (6,6 Mrd. Euro); nur im Bereich der stationären Langzeitpflege (14,5 Mrd. Euro) und bei den Arzneimitteln (10,4 Mrd. Euro) war die betreffende Summe noch höher[3].

Der hohe Anteil von Zuzahlungen in der Zahnheilkunde ist ein Ausdruck der begrenzten Mittel im Gesundheitswesen bzw. des Versuchs, dieses finanzierbar zu halten und für die GKV-Versicherten zumindest eine zahnärztliche Basisversorgung zu gewährleisten. Die demografische Entwicklung – namentlich die sukzessive Zunahme des Anteils älterer Mitbürger – stellt das derzeitige GKV-System allerdings vor große Herausforderungen: Mit dem wachsenden Rentneranteil unter ihren Mitgliedern wird die Einnahmebasis der einkommensorientierten GKV schmaler;

zugleich hat die quantitative Zunahme von Senioren eine höhere durchschnittliche Multimorbidität und somit höhere Gesundheitsausgaben zur Folge. Damit wird im deutschen Gesundheitssystem die Kluft zwischen dem medizinisch Machbaren und dem solidarisch Finanzierbaren zusehends größer.

Vor diesem Hintergrund wird seit geraumer Zeit über eine Restrukturierung des deutschen Gesundheitssystems nachgedacht. Diese Überlegungen haben weitreichende soziale und ethische Implikationen, weil wir es beim Gesundheitsmarkt nicht mit einem „normalen" Markt zu tun haben und weil Gesundheit kein beliebiges, sondern ein sogenanntes **Konditionales Gut** darstellt: D. h. das Gut „Gesundheit" ist eine Vorbedingung (lat. conditio = Voraussetzung) zur Erlangung aller übrigen Güter, sowohl materieller als auch immaterieller Art („Ohne Gesundheit ist alles nichts"). Dies begründet eine besondere gesellschaftliche Verpflichtung, jedem Bürger einen gerechten Zugang zu Gesundheitsleistungen zu sichern. Vor diesem Hintergrund müssen etwaige Reformen ökonomisch sinnvoll, sozialverträglich *und* zugleich ethisch vertretbar sein.

12.1.2 GKV, PKV: Unterschiede und Charakteristika

Doch was sind die Kennzeichen des gegenwärtigen deutschen Gesundheitssystems, wo könnten mögliche Reformen ansetzen und wie wären diese ethisch zu bewerten?

Ein grundlegendes Merkmal ist die traditionelle Zweiteilung des deutschen Gesundheitsmarktes in **Gesetzliche Krankenversicherung** (GKV) und **Private Krankenversicherung** (PKV). Im Jahr 2021 waren 8,7 Millionen Menschen privat krankenversichert. Die PKV kommt für alle Personen in Betracht, die *nicht* gemäß § 5 SGB V in der gesetzlichen Krankenversicherung pflichtversichert sind. Dies betrifft im Wesentlichen Beamte, Richter und andere Personen mit Anspruch auf Beihilfe, aber auch selbständig tätige Personen. Arbeitnehmer können nur dann in die Private Krankenversicherung (PKV) wechseln, wenn ihr Jahreseinkommen („Jahresarbeitsentgelt") eine bestimmte Summe – die **Versicherungspflichtgrenze**[3] – überschreitet; diese lag 2022 bei 64.350 Euro pro Jahr[6]. Studierende können sich von der Versicherungspflicht befreien lassen und sich privat krankenversichern; Ähnliches gilt für Künstler und Publizisten.

Den 8,7 Millionen Privatversicherten standen 2020 73,3 Millionen gesetzlich Versicherte gegenüber. Demnach beläuft sich das Zahlenverhältnis zwischen GKV- und PKV-Mitgliedern ungefähr auf neun zu eins[50]. In der GKV bemisst sich der zu leistende Beitrag nach dem Einkommen: Wer mehr verdient, zahlt mehr (**Solidarprinzip**). In der privaten Krankenversicherung wird der Beitrag nach dem Risiko berechnet; hier sinkt der Beitrag folglich bei fallendem Einkommen *nicht*. Anders als die GKV kennt die PKV auch keine beitragsfreie Familienversicherung. Ein dritter Unterschied betrifft Art und Umfang des Versicherungsschutzes: Sie sind bei GKV-Versicherten gesetzlich geregelt. Den konkreten Leistungskatalog der GKV bestimmt der **Gemeinsame Bundesausschuss** (G-BA) – das oberste Beschlussgremium der gemeinsamen Selbstverwaltung von Ärzten, Zahnärzten, Psychotherapeuten, Krankenhäusern und Krankenkassen – in Form von Richtlinien. Wenngleich auch private Krankenversicherungen einen Basistarif anbieten müssen, der in Art, Höhe und Umfang dem der GKV vergleichbar ist, richtet sich der Umfang des Versicherungsschutzes hier letztlich nach den individuell gewählten Versicherungsbedingungen und -tarifen. Eine weitere Ungleichheit besteht in der

Form der Kostenerstattung: In der privaten Krankenversicherung wird nach dem Erstattungsprinzip verfahren, was bedeutet, dass Versicherte finanziell in Vorleistung treten müssen. Dies ist bei GKV-Leistungen nicht der Fall: Hier rechnen die Leistungserbringer direkt mit den Krankenkassen bzw. Kassen(-zahn-)ärztlichen Vereinigungen ab.

12.1.3 Bürgerversicherung vs. Gesundheitsprämie: Zwei Reformmodelle und ihre gesundheitsökonomischen und normativen Implikationen

Die Überlegungen zur Reform des deutschen Gesundheitswesens sind unterschiedlich weitreichend. Die stärksten Eingriffe sieht wohl die Idee der **Bürgerversicherung** vor: Sie zielt schlussendlich darauf ab, die traditionelle Zweiteilung des deutschen Gesundheitssystems in GKV und PKV aufzuheben, was de facto einen Systemwechsel bedeuten würde[53]. Auch wenn verschiedene Modelle der Bürgerversicherung diskutiert werden, fußen doch alle Konzeptvarianten auf der Idee, den beschriebenen Gegensatz zwischen GKV und PKV aufzulösen – sei es durch die gänzliche Aufhebung der PKV als Krankenvollversicherung oder (übergangsweise) durch Wahlrechte und weitgehende Wechselmöglichkeiten. Die Befürworter der Bürgerversicherung argumentieren zuvorderst mit dem Ziel, die sogenannte Zwei-Klassen-Medizin abzubauen, die mit der besagten Zweiteilung entstanden sei. Gemeint sind hiermit vorrangig unterschiedliche Rahmenbedingungen (z. B. kürzere Wartezeiten bzw. Anspruch auf Chefarztbehandlung auf Seiten der PKV-Versicherten). Argumentiert wird hier also letztlich mit einem ethischen Prinzip: Der (Versorgungs-)Gerechtigkeit. Ein zweites Argument betrifft das Thema „Einkommensabhängige Beiträge" und weist damit ebenfalls Bezüge zum Gerechtigkeitsdiskurs auf: Mit der Bürgerversicherung, so die Befürworter, würde „der Solidaritätsgedanke im Sinne von Einkommens- und Risikosolidarität in einer einheitlichen Versicherung gesamtgesellschaftlich stärker ausgeprägt und umgesetzt"[53]. Zum Dritten erwarten sich die Fürsprecher der Bürgerversicherung von der Reform Impulse für mehr Wahlfreiheit und Wettbewerb: Erst die Einführung einheitlicher „Wettbewerbsbedingungen" auf dem Markt für Gesundheitsleistungen würde einen wirklichen „Konkurrenzkampf" zwischen den Krankenversicherern ermöglichen. Und ebendieser Wettbewerb würde viertens zu Mehreinnahmen im System führen und demnach fünftens im Idealfall zu sinkenden Beitragssätzen.

Doch die besagten Argumente sind umstritten[53]. So werden gegen die Einführung der Bürgerversicherung verfassungsrechtliche Bedenken geäußert. Zumindest ein Teil der spezialisierten Juristen sieht ein solches Modell als grundgesetzwidrig an. Bereits die Frage, ob der Bund überhaupt die Kompetenz für die Einführung einer Bürgerversicherung besitzt, wird kontrovers diskutiert. Ähnlich strittig ist, inwieweit die Einführung einer Bürgerversicherung mit der (in Art. 12 Abs. 1 des Grundgesetzes geschützten) Berufsfreiheit der privaten Versicherungsunternehmen vereinbar wäre. Einige sehen auch die Grundrechte der bisherigen PKV-Mitglieder beschnitten. Als Beispiele werden die **Altersrückstellungen** genannt – d. h. Rücklagen, die privat Versicherte gegenwärtig zur Abdeckung erwartbarer Mehrkosten im höheren Lebensalter bilden. Wie wäre damit umzugehen? Angesichts dieser Problemlage signalisieren viele Befürworter des Bürgerversicherungsmodells die Bereitschaft, den Betroffenen eine Art „Bestandsschutz" zu gewähren bzw. die „Mitnahme" der Altersrückstellungen zuzusichern. Ähnlich kontrovers ist die Diskussion der Frage, ob es vertretbar sei, Beamte zwangsweise in eine Bürgerversicherung zu transferieren, da dies gegen die „sogenannten hergebrachten Grundsätze des Berufsbeamtentums" verstoße. Zudem befürchten Kritiker, dass die Aufhebung der PKV und die Etablierung eines einheitlichen Versicherungstyps den Wettbewerb eher lähmen und längerfristig zu einer Reduktion der Kassenleistungen führen würde. Durch die Abschaffung der PKV würden dem System zudem Mehreinnahmen von annährend 13 Mrd. Euro entzogen, die derzeit durch die Privatversicherten eingebracht würden – Einnahmen, von denen bisher aufgrund des gemeinsamen Versorgungssystems letztlich auch gesetzlich Versicherte profitierten. Zudem, so die Kritiker, würde die Abschaffung der privaten Krankenversicherungen einen erheblichen Teil der derzeit rund 68.000 Arbeitsplätze in diesem Sektor gefährden[53].

Als „Gegenentwurf" zur Bürgerversicherung wurde nach der Jahrtausendwende das Modell der **Gesundheitsprämie** (auch „Kopfpauschale") entwickelt[1,42]; es wird jedoch gegenwärtig weniger diskutiert als noch vor einigen Jahren. Während das Konzept der Bürgerversicherung vorsieht, dass alle Bürger einen bestimmten Prozentsatz aus der Summe der eigenen Einkünfte – ggf. bis zu einer Höchstgrenze – einzahlen, leisten diese beim Konzept der Gesundheitsprämie gehaltsunabhängig einen gleichen Betrag, die sogenannte Prämie. Besagter Beitrag würde – so die Idee – bei Geringverdienern bzw. Personen ohne Verdienst aus Steuermitteln subventioniert werden. Die PKV hätte bei diesem Konzept weiterhin Bestand. Allerdings würden privat versicherte Bürger über die Einkommensteuer in die Finanzierung des GKV-Solidarausgleichs (kostenlose Mitversicherung der Kinder, Unterstützung für Einkommensschwache) und damit in die Finanzierung der GKV eingebunden. Steuererhöhungen würden demnach auch Privatversicherte betreffen. Ein weiteres Charakteristikum dieses Modells ist es, dass der Anteil des Arbeitgebers mit Einführung der Gesundheitsprämie eingefroren würde. Zu den Zielen des Prämienmodells zählt es letztlich, den Arbeitgeberanteil an der Finanzierung zu senken und den Anteil der Versicherten an der Finanzierung zu erhöhen. Doch gerade die Tatsache, dass die GKV-Mitglieder etwaige Kostensteigerungen allein – d. h. ohne Arbeitgeberanteil – tragen müssten, ruft Kritik hervor. Auch wird eingewendet, dass der einkommensunabhängige Beitrag teilweise aus Steuermitteln zu bestreiten wäre und dementsprechend den Staatshaushalt belasten würde.

Bis heute hat sich weder das Modell der Bürgerversicherung noch das der Gesundheitsprämie politisch durchgesetzt. Unstrittig ist jedoch die Einsicht, dass ein Reformbedarf besteht – der u.a. aufgrund des demographischen Wandels zusehends drängender wird.

Neben den vorgenannten Reformansätzen wäre auch eine vollständige **Privatisierung** (mit und ohne Versicherungspflicht) denkbar. So ist etwa das Gesundheitssystem in den USA größtenteils privatisiert. Ein solches System wird jedoch in Deutschland nicht ernsthaft erwogen – u. a. weil hierbei der Solidaritätsgedanke kaum Berücksichtigung findet. Auch für **Verstaatlichte Gesundheitssysteme** finden sich internationale Beispiele: So wird etwa in Schweden nahezu jede medizinische Behandlung direkt aus der Staatskasse gezahlt. Auch der (chronisch unterfinanzierte) **National Health Service** (NHS) des Vereinigten Königreichs fußt weitgehend auf Steuerzahlungen.

12.1.4 Strategien der Begrenzung der Ausgaben im Gesundheitssystem in ethischer Sicht

Unabhängig von der grundsätzlichen Frage, ob bzw. wann ein „Systemwechsel" bzw. eine „große" Gesundheitsreform kommt, werden verschiedene konkrete Strategien der Begrenzung der Gesundheitsausgaben diskutiert und teilweise auch bereits seit einigen Jahren angewendet.

Dabei sind im Wesentlichen drei Konzeptionen zu unterscheiden: Die Effizienzsteigerung durch den wirksameren Einsatz der verfügbaren Ressourcen (**Rationalisierung**), die Zuteilung knapper Gesundheitsgüter unter der Prämisse, dass die Nachfrage das finanzierbare Angebot übersteigt (**Rationierung**) und die Bestimmung vorrangiger Indikationen, Patientengruppen oder Therapiemethoden bei gleichzeitiger Beschränkung der Finanzierung auf die Optionen mit hoher Priorität (**Priorisierung**) bzw. die Feststellung nachrangiger, entbehrlicher Maßnahmen (**Posteriorisierung**)[5,9,13,16,29,36,54].

Was unterscheidet nun die vorgenannten Problemlösungsstrategien inhaltlich und wie fällt die ethische Bewertung aus?

12.1.4.1 Rationalisierung

Rationalisierung bedeutet Effizienzsteigerung durch das Ausschöpfen von Wirtschaftlichkeitsreserven und den effektiven Einsatz von Ressourcen. Zu den Rationalisierungsmaßnahmen gehören dementsprechend Verbesserungen an den Schnittstellen zwischen ambulanter, stationärer und rehabilitativer Versorgung sowie Optimierungen in der Versorgungsqualität. Ein beispielhaftes Ziel ist die Vermeidung von Doppeluntersuchungen (z. B. mehrfache Röntgenaufnahmen derselben Region bei unterschiedlichen Behandlern, Versorgung derselben Erkrankung im ambulanten und im stationären Sektor etc.). Auch Einsparpotenziale bei den Arzneimittelpreisen zählen in diese Kategorie. So wurde 2011 durch das „Arzneimittelmarktneuordnungsgesetz" (AMNOG) eine Preisregulierung neuer Medikamente in Deutschland eingeleitet: Hierbei wird geklärt, ob für ein neues Mittel ein Zusatznutzen gegenüber bereits etablierten Medikamenten nachweisbar ist oder nicht[8]. Die Preisfestsetzung erfolgt dann auf der Grundlage dieser Zusatznutzenbewertung.

Rationalisierungsmaßnahmen sind nicht neu, sondern bereits seit langer Zeit im Fokus der deutschen Gesundheitspolitik. Sie sind aus ethischer Sicht kaum umstritten – anders als manche der weiter unten diskutierten Problemlösungsstrategien. Die eigentlichen Limitationen bestehen darin, dass die Maßnahmen auf diesem Gebiet bislang nur teilweise erfolgreich waren und dass das Potenzial von Rationalisierungsmaßnahmen nach Meinung der meisten Experten bei weitem nicht ausreicht, um das deutsche Gesundheitssystem in eine wirtschaftlich „gesunde" Zukunft zu führen.

12.1.4.2 Rationierungen

Während Rationalisierung auf die Steigerung der Effizienz abzielt, beschreibt der Terminus Rationierung eine Begrenzung des Einsatzes von (Gesundheits-)Gütern in einer Situation, in der die Nachfrage das (finanzierbare) Angebot übersteigt. Bisweilen wird unter dem Begriff auch die konkrete Vorenthaltung bestimmter Leistungen verstanden. In jedem Fall beruht die Rationierung auf der Prämisse, dass nicht jeder alles haben kann.

Die Zuteilung oder Verteilung von begrenzten Ressourcen wird als **Allokation** bezeichnet, die Entscheidung darüber als **Allokationsentscheidung**. Zu unterscheiden sind verschiedene **Allokationsebenen**: Auf der Makroebene wird entschieden, welche Mittel für das gesamte Gesundheitswesen zur Verfügung gestellt werden. Auf der Mesoebene erfolgt die Steuerung zwischen den einzelnen Bereichen des Gesundheitswesens (z. B. zwischen präventiver und kurativer Medizin). Die Mikroebene betrifft Einzelentscheidungen des behandelnden (Zahn-)Arztes hinsichtlich konkreter Patienten.

Rationierungsentscheidungen sind im deutschen Gesundheitswesen seit Langem gängige Praxis. Aus ethischer Sicht müssen sie wesentlich differenzierter betrachtet werden als Rationalisierungen: Es ist zu unterscheiden zwischen impliziter (versteckter) und expliziter (d. h. öffentlich bekannter) Rationierung, weicher und harter Rationierung sowie direkter und indirekter Rationierung:

Implizite, d. h. verdeckte Rationierung findet in Deutschland z. B. in Form von **Diagnosis Related Groups** (DRGs) statt. Hierbei werden Leistungen an stationären Patienten auf der Basis der Haupt- und Nebendiagnosen für den einzelnen Behandlungsfall und die durchgeführten fallbezogenen Behandlungen in Fallgruppen eingeteilt. Ähnliches gilt für **Budgetierungen** (Gesamtvergütungsobergrenzen) in vertrags(-zahn-)ärztlichen Praxen. Sie sind aus ethischer Sicht durchaus kritisch zu sehen: Sie können dazu führen, dass der gesetzlich versicherte Praxispatient eine bestimmte, eigentlich indizierte Leistung nicht erhält bzw. diese in ein späteres Quartal verschoben wird, weil die Praxisinhaberin sie zum betreffenden Zeitpunkt nicht (mehr) abrechnen kann. Auch *explizite Rationierungen*, d. h. öffentlich kommunizierte Leistungseinschränkungen bestimmter medizinisch sinnvoller Leistungen (Beispiele: Keramikverblendete Zahnkronen in nichtsichtbaren Bereichen, Reiseschutzimpfungen) sowie der Ausschluss bestimmter Personengruppen von der (vollen) Kostenübernahme bestimmter medizinischer Leistungen (z. B. volljährige Frauen von der Impfung gegen Gebärmutterhalskrebs) sind längst Realität. Ein Beispiel für eine offene Rationierung in der Zahnheilkunde bietet die Zahnsteinentfernung: Sie ist seit 2004 nur noch einmal pro Kalenderjahr als BEMA-Leistung berechenbar.

Harte Rationierungen sind dann gegeben, wenn nur bestimmte Leistungen angeboten werden und eine Ausweitung der Leistungen generell ausgeschlossen ist – auch dann, wenn der Patient bereit wäre, hierfür eine Zuzahlung zu leisten. Diese Art der Rationierung ist eher in Entwicklungsländern anzutreffen als in Industrienationen. Bei der *weichen* Rationierung sind demgegenüber nur bestimmte (Teil-)Leistungen erstattungsfähig; allerdings können Patienten hier durch private Zuzahlung in den Genuss umfangreicherer oder höherwertiger Leistungen kommen. Die weiche Rationierung spielt in der Zahnmedizin eine große Rolle – etwa in der oben skizzierten Form des Eigenanteils beim Zahnersatz oder bei meist gänzlich privat finanzierten Zahnimplantaten. Aus ethischer Sicht ist eine harte Rationierung kritischer zu sehen als eine weiche Rationierung: Erstere unterläuft die Selbstbestimmung derjenigen Patienten, die gezielt in umfassendere oder bessere Therapien investieren möchten, konterkariert aber auch den Anspruch des (Zahn-) Arztes, seinen Patienten die bestmögliche Behandlung anzubieten.

Direkte und indirekte Rationierung sind ethisch ebenfalls unterschiedlich zu bewerten: Eine *direkte* Rationierung wäre z. B. der Ausschluss einer bestimmten Person oder einer Personengruppe mit bestimmten Merkmalen von einer Leistung. So wurde in der Vergangenheit politisch diskutiert, hochbetagte Patienten von bestimmten Kassenleistungen (z. B. künstliche Hüfte) auszuschließen – auch wenn diese Ideen in Deutschland nie umgesetzt wurden[10]. Doch es gibt weitere Beispiele: In Deutschland werden z. B. alkoholkranke Patienten mit Leberinsuffizienz gegenwärtig nicht für eine Lebertransplantation gelistet, wenn sie weniger als sechs Monate abstinent waren. Maßgeblich hierfür sind allerdings nicht (primär) finanzielle Gründe, sondern der bestehende Organmangel in Kombination mit einer ungünstigen medizinischen Prognose; dennoch sehen Kritiker hierin eine Diskriminierung. Eine *indirekte* Rationierung wäre dagegen – um beim Beispiel Organtransplantation zu bleiben – das Führen eines Patienten auf einer Warteliste möglicher Organempfänger. Auch in diesem Fall ist abzusehen, dass schlussendlich nicht jeder gelistete Patient ein Organ erhalten wird, da die Zahl der Bedürftigen die Zahl der Organspender deutlich übersteigt. Dennoch wirkt eine indirekte Rationierung über eine Warteliste weniger diskriminierend als der direkte Ausschluss einer bestimmten Personengruppe.

Insgesamt ist festzuhalten, dass Rationierungsmaßnahmen ethisch problematischer sind als Rationalisierungsmaßnahmen. Rationierung sollte dort, wo sie als unvermeidlich angesehen wird, möglichst nicht verdeckt, sondern explizit erfolgen. Außerdem sind weiche Rationierungen einer harten und indirekte Rationierungen einer direkten Begrenzung vorzuziehen.

Im Übrigen können auch nutzenorientierte Kriterien bzw. Kenngrößen für Rationierungsentscheidungen herangezogen werden. Ein bekanntes Beispiel sind die im angloamerikanischen Raum entwickelten **Quality Adjusted Life Years** (Qualitätskorrigierte Lebensjahre, QALYs): QALYs werden verwendet, um den Nutzen einer medizinischen Intervention im Vergleich zur Situation ohne medizinische Intervention zu bewerten. Ziel der Berechnung von QALYs ist es dementsprechend, das subjektive Gut „Gesundheit" in einen messbaren Indikator umzuwandeln. Die Lebensqualität wird anhand eines Nutzwertfaktors bewertet, der zwischen 0 für die denkbar schlechteste und 1 für die beste Lebensqualität liegt. Der QALY errechnet sich aus der verbleibenden Lebenszeit multipliziert mit dem Nutzwertfaktor. Mit Hilfe von QALYs soll es möglich sein, den mutmaßlichen Nutzen ein und derselben medizinischen Maßnahme bei verschiedenen Patienten zu quantifizieren und somit vergleichbar zu machen (und ggf. für Rationierungsentscheidungen zu nutzen). Kritisiert wird hierbei das dem Ansatz zugrunde liegende utilitaristische, also streng nutzenorientierte Denken, aber auch das Ziel, Lebensqualität „quantifizieren" zu wollen. Tatsächlich wird Lebensqualität individuell sehr unterschiedlich empfunden; insofern entzieht sie sich – so der Vorwurf – einer objektiven Bewertung. Verwiesen wird auch auf das Diskriminierungspotenzial von QALYs: Multimorbide Patienten, Menschen mit Behinderung und (Hoch-)Betagte werden mit Blick auf die maßgeblichen Parameter Lebensqualität und Lebenserwartung zwangsläufig tendenziell ungünstige QALY-Werte erzielen.

12.1.4.3 Priorisierung bzw. Posteriorisierung

Der Begriff „Priorisierung" (Prioritätensetzung) bezeichnet die Feststellung der Vorrangigkeit bestimmter Indikationen, Patientengruppen oder Verfahren vor anderen[55], während der komplementäre Terminus „Posteriorisierung" die Nachrangigkeit gewisser als entbehrlich erachteter Maßnahmen beschreibt. Ausgangspunkt für die Festlegung von derartigen Rangfolgen ist die Frage: Welche Gesundheitsziele sind uns am wichtigsten, welche sind weniger wichtig und welche sind entbehrlich? Die Prioritätensetzung folgt, zumindest in der Theorie, einer einfachen Logik: Wenn die Ressourcen knapp werden, müssen Prioritäten gesetzt werden.

Priorisierungen können allerdings auch völlig unabhängig von Ressourcenfragen getroffen werden. Einige europäische Staaten wie die Niederlande, Schweden,

Finnland und Dänemark haben bereits in den 1990er Jahren und den Nullerjahren Priorisierungskonzepte entwickelt[25,45]. Dabei fällt auf, dass die einzelnen Länder bei der Prioritätensetzung durchaus unterschiedliche Kriterien anlegten, wie die Beispiele Niederlande und Schweden illustrieren[16]: In den Niederlanden wurden seinerzeit die Notwendigkeit, die Wirksamkeit und die (Kosten-)Effizienz der Leistungen zu den Grundprinzipien erhoben. Schweden dagegen erklärte die Menschenwürde zum wichtigsten Kriterium[12,48]. Betont wurde hier die Gleichheit der Bürger, ungeachtet ihrer persönlichen Merkmale und ihrer sozialen Funktionen. Eine Diskriminierung aufgrund von Alter, Lebensgewohnheiten und vermeintlich selbstverschuldeter Krankheit wurde demnach ausgeschlossen. Mit anderen Worten: In Schweden wurden genuin ethische Kriterien angelegt. Erst an die zweite Stelle setzte man dort die Notwendigkeit, an die dritte das Kosten-Nutzen-Verhältnis der jeweiligen Leistung. Diese unterschiedlichen Ansätze zeigen, wie wichtig es ist, dass jede Gesellschaft zunächst eruiert, was sie für gerechte Kriterien hält, bevor die eigentliche Prioritätensetzung erfolgt.

In Deutschland hat die Priorisierung als Instrument der Kostenbegrenzung bislang eher wenig Beachtung gefunden – es sei denn, man interpretiert die ausgedehnte Erstellung medizinischer Leitlinien als solche. Tatsächlich werden auch in Leitlinien bestimmte Maßnahmen mit Priorität empfohlen, andere eher nachgeordnet oder aber dezidiert *nicht* empfohlen; auf diese Weise erhalten sie einen gewissen Priorisierungscharakter. Auch dem im Auftrag des Gemeinsamen Bundesausschusses (G-BA) und des Bundesministeriums für Gesundheit tätigen, wissenschaftlich unabhängigen „Institut für Qualität und Wirtschaftlichkeit im Gesundheitswesen“ (IQWiG) wird gelegentlich nachgesagt, es widme sich der Priorisierung[2]. Tatsächlich untersucht das IQWiG den Nutzen, die Qualität und die Wirtschaftlichkeit medizinischer Leistungen, wozu auch die Bewertung von Leitlinien, von Operations- und Diagnoseverfahren sowie Arzneimitteln zählt. Dies ist keine Priorisierung im engeren Wortsinn; die Bewertungen des IQWiG führen aber natürlich durchaus dazu, dass kritisch bewertete Maßnahmen im klinischen Alltag weniger oder nicht mehr durchgeführt werden.

Tabelle 14 Strategien der Ausgabenbegrenzung und ihre Merkmale

Strategie der Ausgabenbegrenzung	Merkmale
Rationalisierung	Effizienz- und Produktivitätssteigerungen im Rahmen der medizinischen Leistungserbringung
Rationierung	(Finanziell motivierte) Begrenzung oder Vorenthaltung bestimmter an sich sinnvoller medizinischer Leistungen
Priorisierung	Feststellung der Vorrangigkeit bestimmter Indikationen, Patientengruppen oder Verfahren vor anderen

12.1.5 Ethisch relevante Eckpunkte künftiger Reformen

Um sicherzustellen, dass eine Gesundheitsreform hohe gesellschaftliche Akzeptanz findet, bedarf es einer breiten Einbindung der Bevölkerung. Tatsächlich wünscht sich die große Mehrheit der Deutschen – ca. 80 % – eine stärkere Einbindung in künftige gesundheitspolitische Entscheidungen[33]. Von großer Bedeutung ist dabei auch die Frage, welchen gesellschaftlichen Gruppierungen die Bevölkerung eine Entscheidungskompetenz in diesen Fragen zubilligt: Ein sehr großes Mitspracherecht räumt diese, gemäß einer Umfrage der „Bertelsmann-Stiftung", den Ärzten ein. Einen mittelgroßen Einfluss sollten demnach Patientenorganisationen, Ethik-Gremien, Verbraucherschutzorganisationen, Selbsthilfegruppen, Wissenschaftler und Krankenversicherungen haben; eher gering sollte dagegen der Einfluss von Politikern und Kirchenvertretern ausfallen[33].

Tatsächlich bedarf es bei Reformen von dieser gesellschaftlichen Tragweite der Einbindung verschiedenster Expertisen. Eine Aufgabe der Medizinethik kann es sein, prozedurale wie inhaltliche Kriterien für einen solchen Reformprozess zu benennen. Besondere Bedeutung kommt hierbei den Prinzipien **Legitimation**, **Partizipation** und **Transparenz** zu:

Jeder Bürger ist ein potenzieller Patient. Schon deshalb ist es wichtig, dass Gesundheitsreformen nicht von wenigen Parteipolitikern und Interessengruppen ausgehandelt werden. Einzubinden sind neben den Fachpolitikern, den Berufsverbänden der Gesundheitsberufe und den Interessenverbänden der Gesundheitswirtschaft auch Gesundheitsexperten aus unterschiedlichen Disziplinen (z. B. Gesundheitsökonomie, Medizinethik und Medizinrecht). Gleiches gilt für Patientenorganisationen, Selbsthilfegruppen und Vertreter von Personen, die sich nicht selbst Gehör verschaffen können (Legitimation).

Je breiter die betreffenden Diskussionen sind, desto größer ist die Chance, dass die Bürger die beschlossenen Reformen mittragen (Partizipation)[22].

Ebenso wichtig ist es, dass Entscheidungen über Leistungseinschränkungen öffentlich kommuniziert werden und dass die Entscheidungsprozesse nachvollziehbar und durchschaubar sind (Transparenz). Auch Kostentransparenz ist von Belang: Anders als bisher sollten gesetzlich Krankenversicherte eine konkrete Vorstellung davon bekommen, welche finanziellen Aufwendungen für welche Behandlungsmaßnahmen anfallen. Es ist unrealistisch, von GKV-Patienten ein kostenbewusstes Verhalten zu erwarten, wenn sie – wie bislang – über die Höhe der Behandlungskosten, die von der GKV getragen werden, nicht informiert werden.

Dort, wo Rationierungsbedarf besteht, sollte dieser öffentlich gemacht werden, d. h. Rationierungen sollten explizit und nachvollziehbar sein. Um Diskriminierung auszuschließen, sollte es keine direkte Rationierung, d. h. keinen Ausschluss einer bestimmten Patientengruppe geben – es sei denn, hierfür wären zwingende medizinische Gründe geltend zu machen. Außerdem sollten Rationierungsentscheidungen nicht auf der Ebene der Behandler getroffen werden. Ein gutes Verhältnis zwischen Behandler und Patient basiert auf Vertrauen. Ein (Zahn-)Arzt, der gezwungen ist, bei seinen Patienten über konkrete Rationierungsmaßnahmen zu entscheiden, riskiert dessen Vertrauen und damit auch das therapeutische Bündnis. Schon aus diesem Grund sollten Rationierungsmaßnahmen, sofern sie unvermeidlich sind, auf einer höheren Entscheidungsebene erfolgen. Wichtig wäre des Weiteren, dass etwaigen Rationierungsmaßnahmen eine offene Diskussion und Festsetzung von Prioritäten vorausgeht; nur so ist sichergestellt, dass die verfügten Rationierungsmaßnahmen keine Gesundheitsleistungen (be-)treffen, welche die Gesellschaft als vorrangig ansieht. Ebenso bedeutsam ist die Einsicht, dass Prioritäten veränderlich sind: Jede gebildete Rangfolge trägt bereits ihr „Verfallsdatum" in sich und muss daher fortlaufend überprüft werden. Unverzichtbar ist in diesem Prozess der kontinuierliche Blick auf die medizinische Evidenz bestimmter Leistungen und Maßnahmen (**Evidenzbasierte Medizin** bzw. Zahnmedizin, EbM bzw. EbZ). Mit anderen Worten: Dem zu erwartenden medizinischen Nutzen bzw. der Kosten-Nutzen-Bewertung sollte besondere Bedeutung beigemessen werden – freilich ohne Fachdisziplinen abzuwerten, bei denen viele Therapiemaßnahmen noch wenig evidenzbasiert sind (z. B. Kieferorthopädie). Ebenso wichtig ist aus medizinethischer Sicht die Konsistenz der Zuteilungsregeln, d. h. Patienten in vergleichbarer gesundheitlicher Lage sollten gleiche Therapieoptionen erhalten.

12.2 Heilperson oder Wunscherfüller? Rollenkonflikte des „Leistungserbringers" Zahnarzt

12.2.1 Der Zahnarzt: Aufgaben, Rechte und Pflichten

Wirtschaftliche Fragen stellen sich im Gesundheitswesen nicht nur aus der Perspektive der Gesundheitspolitik oder der Versichertengemeinschaft, sondern natürlich ebenso auch aus der Sicht der Leistungserbringer – im hier fokussierten Fall: der Zahnärzte.

Das Gros der Zahnärzte ist niedergelassen und daher gehalten, die eigene Praxis nicht nur fachlich, sondern auch finanziell erfolgreich zu führen. Gleichzeitig muss sich der Zahnarzt innerhalb der ihm gesellschaftlich zugedachten Rolle bewegen. Doch welche Rolle wird dem Leistungserbringer Zahnarzt im deutschen Gesundheitssystem überhaupt zugeschrieben? Aufschluss über diese Frage gibt das „Gesetz über die Ausübung der Zahnheilkunde"[11]. Hier heißt es: „Ausübung der Zahnheilkunde ist die berufsmäßige auf zahnärztlich wissenschaftliche Erkenntnis gegründete Feststellung und Behandlung von Zahn, Mund- und Kieferkrankheiten". Ebendiese obliegt dem Zahnarzt. Besagtes Gesetz legt im Weiteren fest, dass zur Ausübung des Zahnarztberufes eine Approbation nach Maßgaben des Gesetzes zu erlangen ist. Überdies ist dort niedergelegt, dass der Zahnarzt – als Vertreter eines freien heilkundlichen Berufes – nicht den Gewerbetreibenden zuzurechnen ist; dementsprechend sind Zahnärzte nicht gewerbesteuerpflichtig. Tatsächlich räumt der Gesetzgeber der Zahnärzteschaft und den anderen Vertretern der freien heilkundlichen Berufe mehrere weitere gesellschaftliche Privilegien ein, namentlich ein hohes Maß an beruflicher Autonomie und kollegialer Eigenkontrolle (Selbstverwaltung, eigenes Standesrecht). Begründet werden diese Sonderrechte mit der Tatsache, dass die betreffenden „Freiberufler" hochqualifizierte Dienstleistungen anbieten, die nicht allein dem Individuum, sondern auch der Gesellschaft als Ganzer dienen; im Fall der Zahnärzte ist dies die fachkundige zahnärztliche Versorgung der Bürger.

Ähnliche Feststellungen zur Rolle des Zahnarztes trifft die Musterberufsordnung der Bundeszahnärztekammer (MBO-Z) in der Fassung vom 16. November 2019. Dort heißt es in § 2 (Berufspflichten):

> „(1) Der Zahnarzt ist zum Dienst an der Gesundheit der einzelnen Menschen und der Allgemeinheit berufen. Der zahnärztliche Beruf ist seiner Natur nach ein freier Beruf, der aufgrund besonderer beruflicher Qualifikation persönlich, eigenverantwortlich und fachlich unabhängig in Diagnose- und Therapiefreiheit ausgeübt wird.
>
> (2) Der zahnärztliche Beruf ist mit besonderen Berufspflichten verbunden. Insbesondere ist der Zahnarzt verpflichtet, a) seinen Beruf gewissenhaft und nach den Geboten der ärztlichen Ethik und der Menschlichkeit auszuüben, b) die Regeln der zahnmedizinischen

Wissenschaft zu beachten, c) dem ihm im Zusammenhang mit dem Beruf entgegengebrachten Vertrauen zu entsprechen, d) sein Wissen und Können in den Dienst der Vorsorge, der Erhaltung und der Wiederherstellung der Gesundheit zu stellen, e) das Selbstbestimmungsrecht seiner Patienten zu achten"[34].

Auch zum Spannungsfeld zwischen freiberuflicher und gewerblicher Tätigkeit trifft die Musterberufsordnung eine (indirekte) Aussage. Dort heißt es unter § 21 (Erlaubte Information und berufswidrige Werbung):

„(4) Es ist dem Zahnarzt untersagt, seine zahnärztliche Berufsbezeichnung für gewerbliche Zwecke zu verwenden oder ihre Verwendung für gewerbliche Zwecke zu gestatten.
(5) Eine Einzelpraxis sowie eine Berufsausübungsgemeinschaft darf nicht als Akademie, Institut, Poliklinik, Ärztehaus oder als ein Unternehmen mit Bezug zu einem gewerblichen Betrieb bezeichnet werden."

An anderer Stelle legt die MBO-Z fest (§ 9 Abs. 4):

„Übt der Zahnarzt neben seiner Tätigkeit als Zahnarzt eine andere berufliche Tätigkeit aus, so muss die Ausübung sachlich, räumlich und organisatorisch sowie für den Patienten erkennbar von seiner zahnärztlichen Tätigkeit getrennt sein."

12.2.2 Heilbehandlung vs. Wunscherfüllung: Tendenzen und Beispiele

Angesichts der vorgenannten Ausführungen besteht kein Zweifel, dass der Zahnarztberuf seinen privilegierten Status dem Dienst an der allgemeinen Zahngesundheit verdankt. Allerdings entfernen sich manche Zahnärzte von der skizzierten Tätigkeit als „Heilpersonen", indem sie Leistungen anbieten, die unter die Rubrik „Wunscherfüllung" fallen[14,15,18,27,28,35,38].

Die Begriffe **Wunscherfüllende Medizin** bzw. **Wunscherfüllende Zahnmedizin** bezeichnen (zahn-)ärztliche Tätigkeiten, für die keine medizinische Indikation besteht und die keinen kurativen, d. h. „heilenden" Ansatz haben. Ziele sind vielmehr die Veränderung oder „Optimierung" des Aussehens bzw. der Form und Funktion bestimmter Körperregionen oder -funktionen nach den Wünschen des Patienten. Die betreffende Leistungsausweitung ist vorrangig wirtschaftlich motiviert: Da es sich nicht um Heiltätigkeiten handelt, werden die Kosten für die zahnärztlichen Maßnahmen von den Patienten privat erbracht („Selbstzahlerleistungen").

Doch um welche Maßnahmen handelt es sich genau? Ein großer Anteil innerhalb der wunscherfüllenden Zahnmedizin entfällt auf die **Kosmetische Zahnheilkunde**. Beispiele sind das systematische Aufhellen der natürlichen Zahnkronen (**Dental bleaching**), das Aufbringen von Zahnschmuck auf den Zahn oder das Setzen von (peri)oralen Piercings[20]. Auch der Bereich der **Dental wellness** ist der Wunscherfüllung zuzurechnen[21]. Er umfasst u. a. unterschiedliche Massage- oder Aromatherapien im Kontext eines Zahnarztbesuchs. Kommt bei besagten Wellness-Maßnahmen *Wasser* zur Anwendung, spricht man auch von **Dental SPA** (SPA: lat. **s**anus **p**er **a**quam = Gesundheit durch Wasser). Vereinzelt bieten Zahnärzte und MKG-Chirurgen mittlerweile auch gesichtskosmetische Korrekturen mit Botox oder Hyaluronsäure an[31].

Derartige Maßnahmen werden auch mit dem Begriff **Enhancement** (engl. Enhancement = Steigerung, Verbesserung) belegt – in direkter Abgrenzung zum Begriff Therapie, der für Maßnahmen steht, die ein kuratives Ziel haben.

Doch die Erfüllung derartiger Wünsche hat medizinische und ethische Grenzen: So sollte bei Patienten mit **Körperdysmorpher Störung** – d.h. mit einer übermäßigen Konzentration auf eingebildete oder leichte „Defekte" im Erscheinungsbild – grundsätzlich keine Enhancement-Maßnahmen durchgeführt werden. Hier findet sich eine offensichtliche Diskrepanz zwischen Befund und Befinden, die i.d.R. psychotherapeutisch zu behandeln ist. Im Übrigen ist allen Maßnahmen der Wunscherfüllenden Zahnmedizin gemeinsam, dass sie nicht unter den eigentlichen zahnärztlichen Heilauftrag fallen. Allerdings gibt es Grenzfälle, für die sich zumindest eine relative medizinische Indikation stellen lässt: Beispiele wären gesunde, aber fleckige oder in der Oberflächenstruktur auffällig veränderte Frontzähne, die aufgrund des unschönen Aussehens beim Patienten einen Leidensdruck erzeugen und vor diesem Hintergrund mit dentalen Verblendschalen (**Veneers**) versorgt werden, oder ein avitaler Zahn, der in optisch auffälliger Weise nachgedunkelt ist und deshalb isoliert aufgehellt werden soll.

Der zunehmende Stellenwert der wunscherfüllenden Zahnmedizin zeigt sich auch in der gegenwärtigen Literatur zum zahnärztlichen Praxis-Marketing. So spricht der Fachbuchautor Sander von einer „Healthcare- und Lifestyle-Richtung, in der Patienten immer mehr als Kunden angesehen werden und neben dem Beraten das ‚Verkaufen' von beispielsweise ästhetischen Leistungen ohne medizinischen Hintergrund eine zunehmend größere Rolle spielt"[43]. Doch sobald das „Verkaufen" im Vordergrund steht, agiert der Zahnarzt nicht mehr als Behandler, sondern betritt gewerbliches Terrain[49]; Adressat ist dementsprechend nicht mehr ein Patient, sondern ein Klient. Propagiert wird des Weiteren ein kompetitiver Umgang mit niedergelassenen Kollegen: „Egal, womit Sie sich positionieren: Streben Sie die Marktführerschaft an!"[44] Dementsprechend sei es geboten, verstärkt „Neupatientenakquisition […] zu betreiben, um Wechselpatienten für die eigene Praxis zu gewinnen und zu binden (Verdrängungswettbewerb)". Dabei sei eine „Aufmerksamkeit" zu schaffen, „die das Bedürfnis zum Wechsel weckt". Zudem seien „Maßnahmen zur Bindung von Stammpatienten durchzuführen"[43].

Es besteht kein Zweifel, dass wunscherfüllende Maßnahmen nicht dem im „Gesetz über die Ausübung der Zahnheilkunde" skizzierten zahnärztlichen Berufsprofil entsprechen; aber auch ein „Verdrängungswettbewerb" ist nichts, was man mit dem traditionellen Berufsethos von Heilpersonen verbindet. Daher liegt es nahe, die Auswirkungen derartiger Entwicklungen auf die zahnärztliche Profession näher zu betrachten und ethisch einzuordnen.

12.2.3 Wunscherfüllende Zahnmedizin in normativer Sicht

Der Medizinethiker Giovanni Maio hat bereits 2009 angeregt, sich als Zahnarzt im Umgang mit den Herausforderungen einer neuen, nichtkurativen Zahnmedizin an den vier klassischen „Kardinaltugenden" zu orientieren[26]:

> „Die erste Kardinaltugend ist die Klugheit, die für unser Themenfeld konkret bedeutet, dass eine ärztliche Empfehlung nur auf realistische Resultate bezogen bleiben muss und eben nicht zu viel versprechen darf. Dies ist gerade für das Zeitalter des ‚Marketings' eine wichtige Forderung. Die zweite Kardinaltugend der Besonnenheit gibt vor, dass überzogene Ansprüche und Wünsche abgelehnt werden müssen und dass der Arzt sich nicht verführen lassen sollte durch die Möglichkeit, mit Ästhetik – nur kurzfristig – Gewinne zu machen. Die dritte Tugend der Gerechtigkeit fordert in unserem Kontext v. a. auf, eine Ausbeutung von schwa-

> chen Patienten unbedingt zu vermeiden. Die letzte Kardinaltugend ist die Tugend der Tapferkeit. Tapferkeit in der Zahnmedizin bedeutet, nicht davor zurückzuschrecken, die Wahrheit zu sagen, die Grenzen des Machbaren zuzugeben und so manchen Patientenwunsch auch dann abzulehnen, wenn man weiß, dass er von der Nachbarpraxis erfüllt werden wird."

Die tugendethische Perspektive Maios bildet eine fruchtbare Grundlage für weiterführende Reflexionen über den Wertekern der zahnärztlichen Tätigkeit. Daneben lassen sich weitere ethisch relevante Aspekte bzw. Indikatoren ausmachen:

12.2.4 Die allgemeinzahnärztliche Praxis: Patient und Kunde „unter einem Dach"

Das Angebot wunscherfüllender Maßnahmen birgt, wie erwähnt, das Risiko, dass die zahnärztliche Tätigkeit zunehmend als gewerblich wahrgenommen wird. Dies wird dadurch begünstigt, dass das Werberecht für Zahnärzte in den letzten Jahren „eine zunehmende Liberalisierung" erfahren hat[24]. So ist es kein Zufall, dass Quernheim in seinem merkantilen Ratgeber „Arbeitgeber Patient. Kundenorientierung in Gesundheitsberufen" die Rollenwechsel vom Patienten zum Kunden (bzw. vom Behandler zum Wunscherfüller) und retour just am Beispiel eines Zahnarztes illustriert. Er schildert folgende Szene[39]:

> „Herr Schlau betritt die Zahnarztpraxis. [...] Herr Schlau erfährt von seinem Zahnarzt, dass aufgrund seiner Zahnfehlstellung die Weisheitszähne dringend zu entfernen seien und zudem bei einem anderen wurzelgefüllten Zahn, der eine Veränderung an der Wurzelspitze im Röntgenbild erkennen lässt, eine Wurzelspitzenresektion notwendig wäre. (Dem *Patient* wird die Diagnose eröffnet). Später, zuhause informiert sich Herr Schlau zusätzlich im Internet und lernt die grundsätzlichen Vor- und Nachteile einer Weisheitszahnextraktion bzw. Wurzelfüllung aufgrund dieser Indikation kennen (*Kunde*). Aufgrund seiner Angstzustände beim Zahnarzt kommt für ihn die Zahnentfernung nur mit einer zuzahlungspflichtigen Vollnarkose in Frage (*Kunde*). Seine Krankenkasse erstattet keine Zusatzkosten für eine Narkose (*Patient*). Für die anstehende Extraktion unter Vollnarkose vergleicht er die Angebote von 3 Oralchirurgen (*Kunde*). Er lässt sich diese schriftlich vorlegen und bespricht die individuellen Auswirkungen mit seinem Zahnarzt (*Patient*). Er entscheidet sich für das zweite Angebot, nimmt eine Zuzahlung in Kauf und gibt außerdem die ‚Weißung' der Zahnfrontseite in Auftrag (*Kunde*). Sein Zahnarzt gibt zu bedenken, dass die Zahnaufhellung auf Grund des doch massiven kieferchirurgischen Eingriffs nicht unbedingt angebracht sei. Eine mögliche Blutung und die Anwendung von hochkonzentrierten Säuren für das Bleichen vertragen sich nicht besonders gut. Trotzdem entscheidet sich Herr Schlau dafür (*Kunde*). Am Tag des Eingriffs betritt er pünktlich und nüchtern die Praxis (*Kunde*). Er unterschreibt alle Formalitäten und Einverständniserklärungen (*Kunde*). Er wird gefragt, ob er eine bestimmte Wunschmusik bei der Narkoseeinleitung hören möchte und wählt einen Michael-Jackson-Song für die Phase der Behandlung (*Kunde*). Er erhält das Narkosemittel Propofol (*Patient*). Seine Weisheitszähne werden entfernt (*Patient*). Die Frontseite der Zähne wird geweißt (*Kunde*). Er wird nach dem Eingriff von der MFA beaufsichtigt (*Patient*). Er verlässt die Praxis und begleicht die Rechnung (*Kunde*)."

Warum wählt der Autor für das Szenario des wiederholten Rollenwechsels zwischen Behandler und Wunscherfüller eine zahnärztliche Praxis? Wohl vorrangig deshalb, weil die Zahnheilkunde hauptsächlich von Allgemeinzahnärzten geprägt wird: D. h. hier liegen Heilbehandlung und Wunscherfüllung zumeist in einer Hand bzw. sie erfolgen unter demselben Dach. Das berufliche Image eines Zahnarztes wird dementsprechend durch *beide* Tätigkeiten und den hierdurch entstehenden Rollenkonflikt geprägt. Demgegenüber sind die Tätigkeitsbereiche der Ärzte viel stärker aufgeteilt: Etliche ärztliche Fachdisziplinen haben weiterhin einen rein heilkundlichen Charakter – z. B. die Intensivmedizin, die Onkologie oder die Palliativmedizin. Dort geht es in ganz klassischer Weise um die „Rettung" bzw. ärztliche Versorgung sehr kranker Patienten; die wunscherfüllende Medizin spielt hierbei keine Rolle. Und dann gibt es andere Teildisziplinen – z. B. die kosmetische Chirurgie oder einzelne Anbieter aus der Dermatologie –, die sich sehr stark auf Wunscherfüllung fokussieren. Mit anderen Worten: die Kritik an wunscherfüllenden Dienstleistungen betrifft im Wesentlichen die Zahnärzteschaft als ganzes; ebendies ist bei der Ärzteschaft anders.

12.2.5 Der Zahnarzt als Dentalverkäufer im Spiegel der Fachliteratur

Wie angedeutet, finden sich auf dem zahnärztlichen Buchmarkt in wachsender Zahl Marketing-Ratgeber[4,7,23,40,41,43,44]. Sie beschreiben Patienten zuvorderst als Käufer von Dienstleistungen („Der Patient als Käufer"[43]). Ritter zufolge ist es von zentraler Bedeutung, das Kaufinteresse zu verstärken:

> „Für die Zahnheilkunde [...] spielen hier Aspekte wie Nachahmung (‚diese farbige Zahnklammer will ich auch haben'), Rituale (‚die gesamte Atmosphäre wird der edlen lokalen Praxismarke gerecht') aber auch somatische Marker (Name, Bild, Mimik, Gestik, Stimme des Behandlers) und indirekte Werbung (unabhängige Berichte über eine gute Dienstleistung in der Zeitung/im TV) eine wichtige Rolle"[41].

Ebenso bedeutsam sei es, dass die Leistung des Zahnarztes von Teammitgliedern bestätigt werde:

> „Der Zahnarzt hat sich verabschiedet und das Behandlungszimmer verlassen. Jetzt hilft ihm die Zimmerassistenz, Zweifel auszuräumen, indem sie vor der Verabschiedung bemerkt: ‚Lachen Sie mich bitte noch einmal an. Sie sehen prima aus. Es ist perfekt.' Der Patient erfährt zum ersten Mal von einer neutralen Fachperson, dass seine Entscheidung richtig war. Es ist die erste Bestätigung, die er dringend gebraucht hat"[43].

Glaubt man den Autoren, so bedarf es neben derartigen „systemkonformen Aussagen" auch ein **Markenkonformes Vokabular**. Dementsprechend seien herkömmliche Begriffe durch Ausdrücke mit „positivem" Bedeutungsinhalt zu ersetzen: Anstelle von „Kunststofffüllung" wird „Composite-Mehrschichtrestauration" vorgeschlagen, anstelle von „Wartezimmer" „Lounge", statt „Prothese" „Neue Zähne". An Stelle des Satzes „Die GKV übernimmt leider nur 200 Euro" wird zur Formulierung „Glücklicherweise übernimmt die Kasse 200 Euro" geraten[43].

Neben gezielten „Methoden der Gesprächssteuerung und Reaktionsauslösung" beim Patienten[4] wird die Etablierung einer **Corporate Identity** – eines einprägsamen Erscheinungsbildes der betreffenden Praxis – empfohlen, bestehend aus einem „Corporate Design"[7,23] – d. h. einem einheitlichen „Außenauftritt"[23] –, einer „Corporate Fashion" – d. h. einer „markenkonformen Gestaltung der Arbeitskleidung" – und eines „Corporate Behaviour", womit ein „einheitliches Auftreten" aller Praxismitarbeiter gemäß festgelegter „Verhaltensmaßregeln" gemeint ist[23].

Auch Maurer widmet sich im Detail dem Thema „Verkaufsstrategien". Sie erklärt die Beratung zur „Chefsache", während die Mitarbeiter „verkaufsunterstützend" wirken sollten. Sie empfiehlt das Vermeiden einer „verräterischen Körpersprache", das Einnehmen einer bestimmten Sitzposition, die Kontrolle der eigenen Gesten und die kommunikative „Verpackung" von Preisen: „Nennen Sie [...] den Preis niemals nackt, sondern ‚verpacken' Sie ihn zwischen 2 Nutzenaspekten. Man spricht auch von einem sog. ‚Preisburger'"[30].

Derartige Fachbücher werfen die grundsätzliche Frage auf, ob die Zahnärzteschaft die in den zitierten Beispielen greifbare Entwicklung zu „Dentalkaufleuten" – mit allen normativen Implikationen – tatsächlich wünscht.

12.2.6 Angebotsinduzierte Nachfrage und proaktive Werbung?

Besagter Trend wird in Teilen der medizinethischen Fachliteratur durchaus kritisch reflektiert. So montierte Ralf Vollmuth, dass manche Zahnärzte „mit festem Blick auf die eigene Umsatzerwartung das Missempfinden des Patienten" verstärken, „bis tatsächlich ein Leidensdruck" entstehe[51]. Gemeint ist hiermit, dass Zahnärzte nicht nur auf die Bitte eines Patienten nach einer ästhetischen Korrektur reagieren, sondern eine solche Nachfrage proaktiv wecken, indem sie gezielt kosmetische Dienstleistungen anbieten bzw. den Patienten auf diesbezügliche Optimierungsmöglichkeiten aufmerksam machen. Derartige Tendenzen würden, so Vollmuth, das traditionell auf Glaubwürdigkeit und Vertrauen fußende Verhältnis von Zahnarzt und Patient untergraben. Ähnlich äußerte sich Giovanni Maio in der Zeitschrift „Zahnarzt & Praxis":

> „Der Patient muss darauf vertrauen können, dass wenigstens sein Arzt ihm etwas Zuträgliches empfiehlt. Wir wissen alle, dass wir diese Vertrauensposition einem Verkäufer eher im Ausnahmefall gewähren würden. [...] Betreibt der Arzt sogar proaktive Werbung, indem er den Patienten, ohne danach gefragt worden zu sein, auf neue Möglichkeiten der Ästhetik hinweist, so erschüttert er das Vertrauen der Patienten in doppelter Weise"[26].

12.2.7 Beginnende fachinterne Problematisierung

Die beschriebenen Entwicklungen haben zwischenzeitlich auch eine fachinterne Diskussion ausgelöst. So veröffentlichte der langjährige wissenschaftliche Leiter des „Instituts der Deutschen Zahnärzte" (IDZ), Wolfgang Micheelis, 2010 zusammen mit Koautoren eine zahnärztliche Befragungsstudie. Dabei wiesen die Autoren im Rahmen ihrer Schlussfolgerungen auf eine „Quelle möglicher Professionsgefährdung" hin:

> „Gemeint ist hier das Bestreben, neue Märkte der Berufsausübung zu erschließen und dadurch nolens volens auch Tendenzen einer ‚Vergewerblichung' freizusetzen. [...] Dies könnte gleichsam dann von ‚Innen' den Wertekern des professionellen Berufsmodells bedrohen [...]. Die professionelle Vertrauensbeziehung mit dem Patienten erscheint aus unserer Sicht aber als der Kern, der den Rahmen der personalisierten Dienstleistung im Interesse des Klienten überhaupt erst absteckt und gesellschaftlich sichert"[32].

Tatsächlich besteht die Gefahr, dass die beschriebenen Tendenzen der „Vergewerblichung" nicht nur das **Selbstbild** – das Selbstverständnis – der Berufsangehörigen, sondern langfristig auch das **Fremdbild** – das Image des Zahnarztes – nachhaltig verändern und zu einer **Deprofessionalisierung** – einem Verlust zentraler Merkmale der zahnärztlichen Profession – führen.

Wofür möchte ein Zahnarzt in der Öffentlichkeit stehen, was sollte ihn ausmachen und was nicht? Besagte Fragen kann die Zahnärzteschaft nur berufsintern klären. Wohl vor diesem Hintergrund hat die DGZMK Ende 2022 einen Codex[56] verabschiedet (vgl. Anhang I).

Merke

- Vertragszahnärzte sind gehalten, eine Zahnmedizin zu betreiben, die (solidarisch) finanzierbar bleibt und jedem gemäß SGB V das „medizinisch Notwendige" gewährt; demgemäß müssen Patienten bei höherwertigen Versorgungsleistungen private Zuzahlungen leisten.
- Die demografische Entwicklung stellt das deutsche Gesundheitssystem vor wachsende Finanzierungsprobleme; daher wird über weitreichende Reformen bis hin zur Aufhebung der traditionellen Zweiteilung des Gesundheitssystems in Gesetzliche und Private Krankenversicherung nachgedacht („Systemwechsel").
- (In Teilen bereits etablierte) Strategien der Begrenzung der Gesundheitsausgaben bestehen in Form der Effizienzsteigerung („Rationalisierung"), der Einsparung bzw. Zuteilung knapper Gesundheitsgüter („Rationierung") oder der Feststellung vorrangiger Optionen („Priorisierung").
- Manche Zahnärzte entfernen sich von ihrer angestammten Tätigkeit als „Heilpersonen", indem sie Leistungen im Bereich der „Wunscherfüllung" anbieten; jene Angebote sind einerseits lukrativ („Out-of-pocket"-Zahlungen), bergen jedoch andererseits das Risiko, dass die zahnärztliche Tätigkeit zunehmend als gewerblich wahrgenommen wird.
- Besagte „Vergewerblichung" erodiert den „Wertekern" des Zahnarztberufs und stellt damit längerfristig die gesellschaftlich gewährten Privilegien (u. a. berufliche Autonomie, kollegiale Eigenkontrolle, Befreiung von der Gewerbesteuerpflicht) in Frage.

Literatur

1. Allinger HJ: Bürgerversicherung und Kopfpauschale im Vergleich. Anmerkungen zur Diskussion einer Reform der Gesetzlichen Krankenversicherung (= Passauer Diskussionspapiere, Volkswirtschaftliche Reihe, 42). Passau 2006
2. AOK Bundesverband: Priorisierung. o. J., https://aok-bv.de/lexikon/p/index_00174.html [21.10.2022]
3. Blümel M, Spranger A, Achstetter K, Maresso A, Busse R: Germany: Health System Review 2020 (= Health Systems in Transition, 22.6). Copenhagen 2020
4. Börkircher H, Nemec S (Hrsg.): Die Zahnarztpraxis als Marke. Vom No-Name zur Markenpraxis. Bd. 2. Köln 2009
5. Bossert S, Strech D: Umgang mit Mittelbegrenzung im Gesundheitswesen. In: Kriwy P, Jungbauer-Gans M (Hrsg.): Handbuch Gesundheitssoziologie. Wiesbaden 2020, 751–770
6. Bundesregierung: Sozialversicherung. Neue Rechengrößen. Januar 2022, https://www.bundesregierung.de/breg-de/suche/beitragsbemessungsgrenze-2022-1970116 [17.01.2022]
7. Däumler M, Hotze MM: Social Media für die erfolgreiche Zahnarztpraxis. Berlin 2016
8. Ecker T: Arzneimittelpreise in Deutschland unter AMNOG: Frühe Nutzenbewertung, Dossiererstellung und Verhandlung von Erstattungsbeträgen. Wiesbaden 2020
9. Erk C: Rationierung im Gesundheitswesen. Eine wirtschafts- und sozialethische Analyse der Rationierung nach Selbstverschulden. Berlin, Boston 2015

10. Eubel C, Siebenmorgen P: Keine Hüftgelenke für die ganz Alten. Chef der Jungen Union fordert radikale Einschnitte bei Sozialversicherung. Rürup will Opfer von Neurentnern. Der Tagesspiegel. 03.08.2003, https://www.tagesspiegel.de/politik/keine-hueftgelenke-fuer-die-ganz-alten/436080.html [21.10.2022]
11. Gesetz über die Ausübung der Zahnheilkunde in der Fassung der Bekanntmachung vom 16.04.1987 (BGBl. I S. 1225), das zuletzt durch Artikel 13 des Gesetzes vom 19.05.2020 (BGBl. I S. 1018) geändert worden ist, http://www.gesetze-im-internet.de/zhg/index.html [21.10.2022]
12. Government Committee on Choices in Health Care (Hrsg.): Choices in Health Care: Dunning Report. Rijswijk 1992
13. Groß D: Priorisierung statt Rationierung: Zukunftssicherung für das Gesundheitssystem? In: Lohmann H, Preusker UK (Hrsg.): Priorisierung statt Rationierung – Zukunftssicherung für das Gesundheitssystem (= Zukunft Gesundheitswirtschaft, 2.1). Landsberg 2009, 73–91
14. Groß D: Zwischen Wunscherfüllung und Körperverletzung: Die Zahnarztpraxis als Kosmetik- und Wellness-Oase. In: Kettner M (Hrsg.): Wunscherfüllende Medizin. Ärztliche Behandlung im Dienst von Selbstverwirklichung und Lebensplanung. Frankfurt a. M. 2009, 103–122
15. Groß D: Aufbruch zu neuen Ufern? „Cosmetic Dentistry“ und ihre professionellen und ethischen Implikationen. Dtsch Zahnärztl Z 2011;66(12):905–912
16. Groß D: Ethik in der Zahnmedizin. Ein praxisorientiertes Lehrbuch mit 20 kommentierten klinischen Fällen. Berlin 2012
17. Groß D: Wunscherfüllende (Zahn-)Medizin. Zahnärztl Mitt 2014;104(20):52–56
18. Groß D: Indikation versus Kosmetik – die wunscherfüllende Zahnheilkunde in kritischer Sicht. Zahnmed up2date 2017;11(2):207–222
19. Groß K, Schmidt M, Groß D: „Indication first“ – die zahnärztliche Implantologie aus ethischer Sicht. Implantologie 2019;27(1):7–18
20. Hahn E: Bleaching, professionelle Zahnreinigung und Zahnschmuck – Ästhetisch motivierte Maßnahmen und der Begriff der „Zahnheilkunde“. Medizinrecht 2010;28(7):485–491
21. Henke K: Mind, Body and Teeth. How Dental Spas Approach Patient Anxiety. AGD Impact 2019;47(1):14–17
22. Huster S: Grundversorgung und soziale Gerechtigkeit im Gesundheitswesen. In: Schöne-Seifert B, Buyx AM, Ach JS (Hrsg.): Gerecht behandelt? Rationierung und Priorisierung im Gesundheitswesen. Paderborn 2006, 121–145
23. Köhler A, Gründer M: Online-Marketing für die erfolgreiche Zahnarztpraxis. Website, SEO, Social Media, Werberecht. 2. Aufl. Berlin, Heidelberg 2016
24. Lamp S: Werbung des Zahnarztes: Was ist erlaubt und wo sind der Kreativität Grenzen gesetzt? Dent Implantol 2017;21(4):238–240
25. Lohmann H, Preusker UK (Hrsg.): Priorisierung statt Rationierung – Zukunftssicherung für das Gesundheitssystem (= Zukunft Gesundheitswirtschaft, 2.1). Landsberg 2009
26. Maio G: Die moderne Zahnheilkunde auf der gefährlichen Klippe zum Schönheitssalon. Zahnarzt & Praxis 2009;12(6):413–415
27. Maio G: Mittelpunkt Mensch: Ethik in der Medizin. Ein Lehrbuch. Stuttgart 2012
28. Maio G: Wunscherfüllende Maßnahmen als Herausforderung für die Identität der Medizin. In: Marckmann G (Hrsg.): Praxisbuch Ethik in der Medizin. 2. Aufl. Berlin 2022, 443–452
29. Marckmann G, in der Schmitten J: Medizinische Entscheidungen unter Knappheitsbedingungen. In: Marckmann G (Hrsg.): Praxisbuch Ethik in der Medizin. 2. Aufl. Berlin 2022, 245–254
30. Maurer C: Erfolgreich beraten in der Zahnarztpraxis. Praxiserfolg durch effektive Patientengespräche. Köln 2011
31. Medizinrecht-Blog: Botox & Co. Kosmetische Korrekturen durch den Zahnarzt? Februar 2021, https://medizinrecht-blog.de/zahnarztrecht/botox-co-kosmetische-korrekturen-durch-den-zahnarzt/ [21.10.2022]
32. Micheelis W, Bergmann-Krauss B, Reich E: Rollenverständnisse von Zahnärztinnen und Zahnärzten in Deutschland zur eigenen Berufsausübung – Ergebnisse einer bundesweiten Befragungsstudie. IDZ-Information 1 (2010). Februar 2010
33. Müller S, Groß D: Zur Akzeptanz von Leistungsbegrenzungen im Gesundheitswesen. Strategien, Kriterien und Finanzierungsmodelle unter Berücksichtigung ethischer Aspekte. In: Böcken J, Braun B, Landmann J (Hrsg.): Gesundheitsmonitor 2009. Gesundheitsversorgung und Gestaltungsoptionen aus der Perspektive der Bevölkerung. Gütersloh 2009, 258–279
34. Musterberufsordnung der Bundeszahnärztekammer vom 16.11.2019, https://www.bzaek.de/fileadmin/PDFs/recht/mbo.pdf [21.10.2022]
35. Neitzke G, Oppermann B: Wunscherfüllende Zahnmedizin. Die Indikation als Grundlage zahnärztlichen Handelns. Ethik Med 2017;29:41–52

36. Noll B, Wolf S: Rationalisierung und Rationierung im Gesundheitswesen aus ethischer Perspektive. Wirtschaftsdienst 2017;97(4):272–278
37. Obermann K, Müller P, Zilch S et al. (Hrsg.): The German Healthcare System. Understanding and Accessing Healthcare in Germany. 3rd ed. Heidelberg 2021
38. Pausch NC, Garve R, Krey KF: Dento-orales Tuning – Schönheit im Mund. In: Borkenhagen A, Stirn A, Brähler E (Hrsg.): Body Modification. Manual für Ärzte, Psychologen und Berater. Berlin 2014, 91–106
39. Quernheim G: Arbeitgeber Patient. Kundenorientierung in Gesundheitsberufen. Berlin 2010
40. Reichert di Lorenzen O, Rankel R: Das Einzige, was stört, ist der Patient. 5. Aufl. Berlin 2014
41. Ritter J: Vom Generalisten zum Spezialisten. Positionierungs- und Kommunikationsstrategien für die zahnärztliche Praxis. Berlin 2015
42. Rothgang H, Wasem J, Greß S: Kopfprämienmodelle in der GKV. Lohnt sich ein Systemwechsel? (= Diskussionsbeitrag aus dem Fachbereich Wirtschaftswissenschaften, Universität Duisburg-Essen, 140). Essen 2005
43. Sander T (Hrsg.): Meine Zahnarztpraxis – Marketing. Patientengewinnung, Markenbildung, Positionierung. 2. Aufl. Berlin, Heidelberg 2017
44. Sander T, Müller MC (Hrsg.): Meine Zahnarztpraxis – Ökonomie. Finanz-, Liquiditäts- und Investitionsplanung, Honorare, Steuern, Gewinn. 2. Aufl. Berlin 2018
45. Schmitz-Luhn B: Priorisierung in der Medizin. Erfahrungen und Perspektiven (= Kölner Schriften zum Medizinrecht, 17). Berlin, Heidelberg 2015
46. Sozialgesetzbuch (SGB V). Fünftes Buch. Gesetzliche Krankenversicherung. Zuletzt geändert durch Art. 14 Nr. 2 G v. 10.12.2021 I 5162, https://www.sozialgesetzbuch-sgb.de/sgbv/1.html [21.10.2022]
47. Staehle HJ: Frugale Zahnmedizin – Ressourceneinsparungen mit Fokussierung auf Kernfunktionen und Patientenbedürfnisse. BGeshBl 2021;64:1001–1010
48. Swedish Parliamentary Priorities Commission (Hrsg.): Priorities in Health Care. Stockholm 1995
49. Unschuld P: Ware Gesundheit. Das Ende der klassischen Medizin. München 2009
50. Verband der Ersatzkassen (vdek): Daten zum Gesundheitswesen: Versicherte. Oktober 2021, https://www.vdek.com/presse/daten/b_versicherte.html [21.10.2022]
51. Vollmuth R: Rechtliche und ethische Betrachtungen zur ‚Ästhetischen Zahnheilkunde' – Der Versuch einer Standortbestimmung. In: Groß D (Hrsg.): Zwischen Theorie und Praxis 3: Ethik in der Zahnheilkunde. Würzburg 2002, 113–128
52. Wasem J, Plugmann P, Matusiewicz D: Ambulante zahnmedizinische Versorgung. In: Wasem J, Matusiewicz D, Neumann A et al. (Hrsg.): Medizinmanagement. Grundlagen und Praxis des Managements in Gesundheitssystem und Versorgung. 2. Aufl. Berlin 2019, 261–270
53. Wissenschaftliche Dienste: Ausarbeitung. Argumente für und gegen eine „Bürgerversicherung". Deutscher Bundestag WD 9 - 3000 - 058/17. Januar 2018
54. Zahm F: Rationierung als Körperverletzung. Der Behandlungsstandard in der gesetzlichen Krankenversicherung und die Begrenzung des Heilauftrags niedergelassener Ärztinnen und Ärzte aus Sicht des Straf-, Sozial- und Zivilrechts. Berlin 2021
55. ZEKO: Stellungnahme der Zentralen Kommission zur Wahrung ethischer Grundsätze in der Medizin und ihren Grenzgebieten (Zentrale Ethikkommission) bei der Bundesärztekammer zur Priorisierung medizinischer Leistungen im System der Gesetzlichen Krankenversicherung (GKV). Zusammenfassung. September 2007, https://www.zentrale-ethikkommission.de/fileadmin/user_upload/downloads/pdf-Ordner/Zeko/KurzfassungPriorisierung.pdf [21.10.2022]
56. Codex der Deutschen Gesellschaft für Zahn-, Mund- und Kieferheilkunde vom 9.11.2022, https://www.dgzmk.de/documents/10165/3506832/Codex+der+DGZMK+f%C3%BCr+Zahn%C3%A4rzte+November+2022.pdf/1e7e65d2-48cd-4d9a-93d4-7c9cbc556cbc [24.1.2023]

13 Fehler, Fehlverhalten und Fehlerkultur in Praxis und Forschung

13.1 Behandlungsfehler und unerwünschte Ereignisse: Fakten, Definitionen und ethische Dimensionen

Menschen sind fehlbar – diese Binsenweisheit trifft auf alle Bereiche des menschlichen Daseins zu. Besonders fatal kann sich diese Fehlbarkeit in Medizin und Zahnheilkunde auswirken, da es hier um Fragen von Gesundheit und Krankheit und bisweilen sogar um Leben und Tod geht[1,5,16,32,34]. Vor diesem Hintergrund kommt dem 2013 eingeführten Patientenrechtegesetz besondere Bedeutung zu. Dieses zielt u. a. darauf ab, „Patientinnen und Patienten im Sinne einer verbesserten Gesundheitsversorgung zu schützen und insbesondere im Falle eines Behandlungsfehlers stärker zu unterstützen"[3,15].

13.1.1 Behandlungsfehler

Die offizielle Statistik der Gemeinschaft des Medizinischen Dienstes (MDK) verzeichnete für das Jahr 2020 insgesamt 14.042 Fälle vorgeworfener **Behandlungsfehler**. Lediglich 30 % dieser Fehleranzeigen (n = 4.099) wurden jedoch nach Prüfung durch die MDK bestätigt und in 3.550 dieser Fälle wurde ein konkreter Schaden nachgewiesen. In 104 Fällen führte 2020 ein derartiger Schaden zum Tod des Patienten.[46]

Angeführt wurde die vorgenannte Statistik der Behandlungsfehler-Vorwürfe von Fällen aus dem Fach Orthopädie/Unfallchirurgie, gefolgt von der Frauenheilkunde und Geburtshilfe. Bereits an dritter Stelle folgten im Jahr 2020 Fehleranzeigen aus dem Bereich der Zahnheilkunde – mit 1.058 Meldungen, wobei hier letztlich in 379 Fällen (36 %) ein Fehler festgestellt wurde[4].

13.1.2 Fehler und Fehlerkultur in ethischer Perspektive

Tatsächlich sind die Themen Behandlungsfehler und Fehlerkultur in der Zahnheilkunde regelmäßig Gegenstand spezifischer Publikationen[25,32,33,40,44,49]. Sie verdienen zu Recht ein besonderes Augenmerk – nicht nur aus den skizzierten klinischen Gründen, sondern auch aus genuin ethischer Sicht:

- Fehler – und insbesondere fehlerbedingte Folgeschäden – laufen dem ethischen Prinzip der Non-Malefizienz (Nichtschadensgebot) zuwider und haben insofern stets auch eine normative Dimension. D. h. es ist ein ethisches Gebot, etwaigen Behandlungsfehlern mit geeigneten Maßnahmen entgegenzuwirken und deren Aufkommen zu reduzieren.
- Auch der konkrete Umgang mit derartigen Fehlern – angefangen von der Fehlerkommunikation über das Fehlermanagement bis hin zu konkreten Strategien zur Vermeidung künftiger Fehler – hat ethische Implikationen: Hier wer-

den zentrale Grundwerte wie die Verantwortung des Behandlers, der Respekt vor der Patientenautonomie, das Vertrauen zwischen Behandler und Patient und die Wahrhaftigkeit in der Kommunikation berührt. Mit anderen Worten: Gerade der verantwortliche Umgang mit Fehlern stellt ein ethisches Desiderat dar.

13.1.3 Traditionell negative Fehlerkultur

Fehler sind nicht gleichzusetzen mit moralischem Fehlverhalten, aber ein Fehler kann ein Fehlverhalten nach sich ziehen – etwa dann, wenn er verschwiegen oder vertuscht wird und so die moralische Integrität des Verursachers in Frage stellt[22,26,48].

Tatsächlich herrscht in der Medizin traditionell ein sanktionsbewehrter Umgang mit Fehlern vor, d. h. Fehler werden als individuelles Fehlverhalten oder Versagen qualifiziert, kritisiert und als solche bestraft (**Negative Fehlerkultur**). Doch ein strafender Umgang mit Fehlern erhöht das Risiko, dass Fehlerereignisse von den Verursachern nicht eingeräumt, sondern tabuisiert, umgedeutet oder kleingeredet werden – vor sich selbst, den Vorgesetzten oder Teammitgliedern und/oder den betroffenen Patienten.

Derartige Verhaltensweisen sind nicht angemessen, aber verständlich: Sie resultieren häufig aus Schuldgefühlen und Angst vor Sanktionen. Letztlich können wir nur bei einem nicht-strafenden und nicht personalisierten Umgang mit Fehlern erwarten, dass über unerwünschte Ereignisse offen gesprochen wird und diese transparent gemacht werden. Aus ethischer (wie auch aus gesundheitspolitischer) Sicht ist daher die Entwicklung eines offenen Umgangs mit Fehlern unabdingbar[34,35,39]. Zu Recht heißt es in einem Ratgeber des „Aktionsbündnisses Patientensicherheit“: „Bei unerwünschten Ereignissen und Behandlungsfehlern sind eine gute Kommunikation und ein professioneller Umgang mit den Betroffenen und Beteiligten ethisch geboten“[1]. Außerdem ist jeder Fehler und (Beinahe-) Schaden zugleich ein potenzieller Lernstoff und eine Trainingschance. Wer Fehler vermeiden will, muss einräumen, dass sie passieren, und er muss wissen, wo und wie sie entstehen. Nur ein offener Umgang mit Fehlern ermöglicht ein effizientes Fehlermanagement – gemäß der Maxime: Man muss nicht jeden Fehler erst selber machen, um daraus zu lernen.

13.1.4 Initiativen zum Themenfeld Patientensicherheit

Umso erfreulicher ist es, dass die Vermeidung und der adäquate Umgang mit Behandlungsfehlern v. a. seit der Jahrtausendwende erhöhte Aufmerksamkeit erfahren[1,16,28,37,41,42,45].

Besondere Beachtung innerhalb der Zahnheilkunde erlangte etwa der „Council of European Dentists“ (CED) mit der im Mai 2008 verabschiedeten „CED Resolution Update on Patient Safety“[7], der im November 2020 ein weiteres Update folgte[8]. Der CED stellt u. a. die Forderung auf, das Thema „Patientensicherheit“ zum festen Bestandteil der zahnmedizinischen Aus- und Weiterbildung zu machen, Zahnärzte gezielt auf Bereiche hinzuweisen, in denen die Patientensicherheit latent gefährdet ist, und die zahnärztlichen Praxisteams zur Teilnahme an Fort- und Weiterbildungsmaßnahmen im Bereich Patientensicherheit anzuhalten.

In Deutschland hat sich das 2005 gegründete „Aktionsbündnis Patientensicherheit" (APS) der Thematik mit Verve angenommen und u. a. 2018 in seinem „Weißbuch Patientensicherheit" zentrale Schlüsselbegriffe des Themenfeldes definiert[41]. Demnach ist **Patientensicherheit** das Maß für einen Zustand, „in dem unerwünschte Ereignisse selten auftreten, Sicherheitsverhalten gefördert wird und Risiken beherrscht werden". Sie ist zugleich das Maß, in dem die handelnden Personen „über die Eigenschaft verfügen, Sicherheit als erstrebenswertes Ziel zu erkennen und realistische Optionen zur Verbesserung umzusetzen, und in der Lage sind, ihre Innovationskompetenz in den Dienst der Verwirklichung von Sicherheit zu stellen".

Zum weiteren Kernvokabular des Themenfeldes zählen:

- **Unerwünschtes Ereignis**: Der Begriff bezeichnet ein unbeabsichtigtes negatives Ergebnis, das auf die Behandlung zurückgeht und nicht der bestehenden Erkrankung geschuldet ist. Es kann vermeidbar oder unvermeidbar sein. Beispiel: Einem Patienten mit Penicillinallergie wird vor einer Zahnoperation versehentlich ein Penicillinderivat ausgehändigt.
- **Vermeidbares unerwünschtes Ereignis**: Gemeint ist hier ein auf einen Fehler zurückzuführendes unerwünschtes Ereignis, das durch Einhaltung der maßgeblichen Sorgfaltsregeln zu verhindern gewesen wäre. Beispiel: Die Aushändigung des besagten Präparates ist trotz eines aktenkundigen Warnhinweises „Penicillinallergie" erfolgt.
- **Kritisches Ereignis**: Der Terminus steht für ein Ereignis, welches das Risiko für das Eintreten eines schwerwiegenden unerwünschten Ereignisses erhöht oder tatsächlich in ein schwerwiegendes unerwünschtes Ereignis mündet. Ein kritisches Ereignis bedingt die sofortige Untersuchung und Reaktion. Beispiel: Die Patientin hat das betreffende Präparat erhalten, aber ggf. noch nicht eingenommen. Wenn der Fehler vor der Einnahme nicht mehr bemerkt wird, ist mit einer Schädigung zu rechnen.
- **Fehler**: Ein Fehler ist eine Handlung oder ein Unterlassen, bei dem eine Abweichung vom Plan, ein falscher Plan oder das Fehlen eines Plans vorliegt. Ob daraus ein Schaden entsteht, ist für die Definition des Fehlers *nicht maßgeblich*. Beispiel: Beim Verschreiben des Penicillinpräparats wird der eigens vermerkte Warnhinweis in der Patientenakte übersehen.
- **Beinahe-Schaden**: Hierbei handelt es sich um ein Vorkommnis, das zu einem Schaden hätte führen können, bei dem der Schaden jedoch – durch rechtzeitiges korrigierendes Eingreifen, glückliche Umstände bzw. überholende Kausalität – ausgeblieben ist. Beispiel: Der Patientin mit bekannter Penicillinallergie wird ebendieses Antibiotikum verschrieben. Zuhause fällt dieser beim Lesen des Beipackzettels jedoch auf, dass es sich bei dem Medikament um Penicillin handelt; daher unterlässt sie die Einnahme des Präparats.

13.1.5 Fehlertypen nach Abläufen

Doch längst nicht alle in der klinischen Tätigkeit auftretenden Fehler sind „Behandlungsfehler" im engeren Wortsinn. Vielmehr lassen sich mit Blick auf die zeitlichen und organisatorischen Abläufe verschiedenste Fehlertypen differenzieren[52,16]:

- **Behandlungsfehler** (im strengen Sinn): Hierunter fallen Maßnahmen, die medizinisch nicht indiziert waren oder bei deren Durchführung Sorgfaltspflichten verletzt wurden. Beispiele wären eine fehlerhafte Indikationsstellung, eine fehlerhafte diagnostische oder therapeutische Methode, eine fehlerhafte Durchführung der Maßnahme sowie eine fehlerhafte Nachsorge bzw. Nachkontrolle.

- **Diagnosefehler**: Hierunter fallen das Nichterheben erforderlicher Befunde, eine falsche Befundung, die Fehlinterpretation erhobener Befunde und das Stellen einer falschen Diagnose trotz korrekter Befundung.
- **Nichtbehandlung**: Wird eine aus (zahn-)ärztlicher Sicht gebotene Behandlung vorsätzlich oder fahrlässig unterlassen, so ist dies ebenfalls als Fehler zu werten.
- **Übernahmeverschulden**: Letzteres liegt vor, wenn ein Zahnarzt die Behandlung eines Patienten übernimmt, obwohl er den fachlichen Anforderungen der Behandlung nicht genügt – etwa, wenn er die operative Entfernung eines Weisheitszahns zusagt und durchführt, ohne hierfür eine hinreichende Erfahrung zu besitzen.
- **Fehlerhafte Sicherungsaufklärung**: Gemeint sind nicht oder fehlerhaft kommunizierte Verhaltensmaßregeln oder Hinweise an den Patienten, die für den nachhaltigen Erfolg der bereits durchgeführten Behandlung erforderlich wären (z. B. Verhaltensvorschriften nach Parodontalbehandlungen bei schwerwiegendem Diabetes mellitus) oder riskantes Verhalten verhüten sollen (z. B. Hinweis auf fehlende Fahrtüchtigkeit nach Einnahme bestimmter Medikamente).
- **Organisationsverschulden**: Angesprochen sind hier Organisationsfehler – sei es in einer Praxis oder einer Klinik –, die auf Mängel in der Aufbau- und Ablauforganisation zurückzuführen sind und durch die ein Patient zu Schaden kommen kann.
- **Schnittstellenfehler**: Hierunter sind Fehler in der Zusammenarbeit von Personen zu verstehen – etwa eine unzureichende oder fehlerhafte Kommunikation, die zu Informationsverlusten bzw. zu einer fehlerhaften Informationsweitergabe führt. Unterschieden wird hierbei zwischen Fehlern in der vertikalen Kommunikation zwischen Zahnarzt und Fachangestellten und solchen in der horizontalen Kommunikation zwischen kooperierenden Zahnärzten oder zwischen Vertretern des zahnmedizinischen Fachpersonals.

13.1.6 Fehlerkonstellationen

Wenn man Behandlungsfehler nicht *nach den Abläufen* differenziert, sondern nach den häufigsten *Fehlerkonstellationen*, so ist festzustellen, dass Medikationsfehler und Eingriffs- oder Patientenverwechslungen besonders häufig auftreten[16]:

Als **Medikationsfehler** gelten Arzneimittelgaben, die in anderer Weise verschrieben oder verabreicht werden als es fachlich geboten wäre. Hierbei werden verschiedene Fehlerkategorien differenziert: (1) Verabreichung/Verordnung eines ungeeigneten oder nicht zugelassenen Medikaments, (2) (potentiell schädliche) Verabreichung/Verordnung einer zusätzlichen Dosis, (3) Dosierungsfehler (z. B. durch falsche Berechnung bei notwendigen Verdünnungen), (4) Unterlassung einer erforderlichen Verabreichung/Verordnung, (5) falscher Verabreichungsweg (z. B. intramuskulär statt oral), (6) ungeeignete Darreichungsform (z. B. Schlucken von Brausetabletten), (7) falsche Verabreichungstechnik und (8) falscher Verabreichungs-/Verordnungszeitpunkt. Möglich ist auch (9) ein Medikationsfehler durch eine Verwechslung ähnlich aussehender oder klingender Medikamente („Look-alike-“, „Sound-alike-Medikamente“). Während im stationären Bereich grundsätzlich alle genannten Medikationsfehler denkbar sind, dürften in den Zahnarztpraxen die Verordnung und Verabreichung nicht indizierter Medikamente, Dosierungsfehler, die Unterlassung einer gebotenen Verordnung oder die Verabreichung der Medikation zum falschen Zeitpunkt eher vorkommen als die übrigen Formen.

In Deutschland wird jährlich eine niedrige dreistellige Zahl an rechtlich relevanten **Eingriffsverwechslungen** oder **Patientenverwechslungen** dokumentiert. Die Dunkelziffer dürfte höher liegen: Immerhin berichtet z. B. etwa ein Fünftel aller Chirurgen von mindestens einer Verwechslung im Laufe des Berufslebens[27].

In zahnärztlichen Praxen ist die Vornahme eines Eingriffs am falschen Patienten schon aufgrund des überschaubaren Patientenaufkommens unwahrscheinlich; sie ist noch am ehesten in größeren (Praxis)Kliniken mit hohem Patientendurchlauf und einem stärkeren Ausmaß an arbeitsteiligen Prozessen vorstellbar.

Anders sieht es bei Eingriffsverwechslungen aus. Hier sind grundsätzlich drei Varianten zu unterscheiden: (1) Der Eingriff wurde an der falschen Körperseite bzw. im falschen Kieferquadranten vorgenommen (Seitenverwechslung). (2) Es liegt keine Seitenverwechslung vor, der Eingriff wurde aber gleichwohl an einem falschen Ort vorgenommen. (3) Es wurde der falsche Eingriff vorgenommen. Alle Varianten sind auch in der Zahnheilkunde denkbar: So kann ein zahnärztlicher Eingriff auf der falschen Seite erfolgen (z. B. Extraktion des Zahns 24 statt des Zahns 14 – etwa, wenn bei einer Überweisung zur Extraktion das Röntgenbild seitenverkehrt aufgehängt wird oder wenn bereits auf dem Überweisungsschein der falsche Zahn – 24 statt 14 – notiert wird und das jeweilige Versehen dem Zahnarzt bei der klinischen Inspektion nicht auffällt). Ebenso ist es möglich, dass der Eingriff versehentlich am Nachbarzahn vorgenommen wird (z. B. wenn anstelle des Zahns 14 der Zahn 15 gezogen wird). Ein Beispiel für die dritte Variante – einen falschen Eingriff – wäre die Extraktion eines apikal aufgehellten Molaren, der eigentlich vom Hauszahnarzt zu einer Wurzelspitzenresektion überwiesen worden war.

13.1.7 Weitere Fehlerquellen in der Zahnheilkunde

Nahezu jede klinische Tätigkeit birgt Fehler- und Schadensrisiken[16]. Beispiele aus der Zahnheilkunde wären ein falsch verstandener und umgesetzter Überweisungsauftrag, die versehentliche Applikation falscher Injektions- oder Spüllösungen (z. B. H_2O_2 statt NaCl) oder die Anwendung einer zu stark konzentrierten Lösung (z. B. 10-prozentiges statt 3-prozentiges NaOCl). Denkbar ist ebenso ein iatrogener (d. h. zahnärztlich bedingter) Spritzenabszess durch unsachgemäße Applikation, die unbemerkte Injektion von adrenalinhaltigem Anästhesiemittel in eine Arterie, das Präparieren oder Extrahieren des falschen Zahns oder die fehlende Darstellung und nachfolgende Schädigung des N. alveolaris inferior bei der operativen Entfernung eines impaktierten Weisheitszahns. Gleiches gilt für die Anfertigung und Eingliederung kleinteiliger herausnehmbarer prothetischer Konstruktionen mit erhöhter Aspirationsgefahr (z. B. die zu Recht weitgehend aus der Zahnheilkunde verschwundenen prothetischen „Spinnen"), eine (mangels Routine) fehlerhafte „Erste Hilfe" bei einem herzkranken zahnärztlichen Patienten oder sonstige Verstöße gegen ein *lege-artis*-Prinzip.

Die erwähnten Ereignisse sind nicht gleichzusetzen mit Zwischenfällen, mit denen im Rahmen riskanter Behandlungsmaßnahmen gerechnet werden muss und die deshalb in der Regel in vorausgehenden Aufklärungsgesprächen – in Form einer expliziten Risikoaufklärung bzw. im Rahmen einer konkreten Risiko-Nutzen-Analyse – angesprochen werden. Illustrative Beispiele für diese zweite Kategorie wären etwa das Auftreten einer Pulpa aperta bei einer Caries-profunda-Behandlung, eine Via falsa bei einer schwierigen endodontischen Behandlung mit atypischem Kanalverlauf, das Abbrechen einer Endodontie-Feile bei einem extrem gekrümmten, engen Kanal oder das Mißlingen einer Implantatversorgung bei einem diabeteskranken Patienten mit deutlichem Alveolarknochenabbau und Entzündungszeichen. Derartige, im Vorfeld korrekt angesprochene und nachfolgend tatsächlich eingetretene Risiken sind *nicht* als Behandlungsfehler, sondern als (zahn)medizinische Komplikationen einzuordnen.

13.1.8 Fehlerbegünstigende Faktoren

Viele Faktoren tragen zu einer Erhöhung des Fehlerrisikos bei[16]. Hierzu zählen übermäßiger Zeit-, Arbeits- und/oder Leistungsdruck sowie körperliche, kognitive und/oder psychische Überlastung. Auch Nachlässigkeit bei der Umsetzung und Einhaltung von sicherheitsdienlichen Maßnahmen und Vorschriften zählt zu den Faktoren. Institutionelle Defizite (ungünstige Arbeitsabläufe, angespanntes „Betriebsklima") können gleichfalls eine Rolle spielen, ebenso das Fehlen von Vorbildern, an denen sich Berufsanfänger orientieren können. Bisweilen mangelt es auch an Aus-, Fort- und Weiterbildungen auf dem Gebiet der Patientensicherheit oder an der Bereitschaft des Behandlers, sich selbst ein fehlerhaftes Verhalten zu- und einzugestehen: Nur wer die Möglichkeit eigener Fehler anerkennt, kann diesen gezielt entgegenwirken.

Lösungs- und Bewältigungsstrategien sollten bei ebendiesen Faktoren ansetzen: Wer als verantwortlicher (Zahn-)Arzt Fehlerrisiken in seinem Team reduzieren will, muss das Ausmaß der zeitlichen, arbeitstechnischen und psychischen Beanspruchung der Teammitglieder und mögliche Zeichen einer Belastungsstörung im Blick behalten und im Bedarfsfall Entlastung schaffen. Auch die Einhaltung von Sicherheitsmaßnahmen und Vorschriften kann nur gelingen, wenn diese regelmäßig rekapituliert bzw. eingeübt und in gemeinsamen Fortbildungsmaßnahmen aufgefrischt werden. Im Übrigen besteht die Verantwortung von Institutionen (Praxen, Krankenstationen) nicht zuletzt darin, bei einem Fehlerereignis nach systematischen Ursachen zu suchen und dieses nicht vorschnell als individuelles Versagen anzusehen und auf den fehlerhaft agierenden Mitarbeiter „abzuwälzen"[22].

13.1.9 Wege zu einer positiven Fehlerkultur

„Fehlerverarbeitung" ist im Idealfall Teamwork[16] und Vorgesetzte sollten sich bewusstmachen, dass sie auch in Fragen der Patientensicherheit als Rollenmodelle fungieren. D. h. Zahnärzte sollten ihr Team nicht nur zu einem wahrhaftigen Umgang mit Fehlern ermutigen, sondern bei eigenen Fehlern mutig vorangehen (**Positive Fehlerkultur**). Wer sich im Team offen selbstkritisch mit eigenen Fehlerereignissen auseinandersetzt, ermutigt Mitarbeiter, es gleich zu tun. Umso geringer ist die Gefahr, dass ein Teammitglied ein Schadensereignis als Ausdruck persönlichen Versagens ansieht und zu kaschieren sucht.

Fehlerereignisse sollten dementsprechend möglichst im Rahmen von Mitarbeiterbesprechungen aufgearbeitet werden. Das Eingestehen und Nachbesprechen von Fehlern wirkt nicht nur Selbstvorwürfen entgegen – und ist insofern moralisch entlastend –, sondern trägt auch dazu bei, dass ähnliche Fehler künftig vermieden werden[24]. Das gelegentlich geäußerte Argument, dass es die allgemeinen Versicherungsbedingungen einer zahnärztlichen Haftpflichtversicherung erforderlich machen, „keine Fehler einzugestehen, um den Versichertenschutz nicht zu verlieren"[51], kann aus ethischer Sicht nicht überzeugen und gibt überdies den rechtlichen Sachverhalt verkürzt wieder: In vielen Fällen geht es nicht um das Einräumen eines Haftpflichtanspruchs, sondern schlichtweg um medizinische Schadensbegrenzung und Aufarbeitung.

Ebenso wichtig ist es, dass in regelmäßigen Abständen Fortbildungsangebote zum Themenfeld Patientensicherheit, Fehlermanagement und Fehlerkommunikation wahrgenommen werden. Auch sollte bereits in der zahnärztlichen Ausbildung eine Sensibilisierung für die Thematik erfolgen, und dies nicht allein im Fach Ethik, sondern auch in der Berufskunde und in den klinischen Kursen, denn Patientensicherheit ist ein klassisches Querschnittsthema.

Mittlerweile gibt es viele Initiativen, die als Ausdruck einer „positiven Fehlerkultur" zu werten sind. Beispielhaft sei hier die Plattform „CIRS dent – Jeder Zahn zählt" genannt – ein Online-Berichts- und Lernsystem (**Fehlerberichtssystem**), mit dem sich Zahnärzte anonym und sanktionsfrei über unerwünschte Ereignisse informieren und austauschen können. Im Vordergrund stehen dabei kritische Ereignisse mit Lerncharakter[29]. Ähnliche Ziele verfolgt die Initiative „Jeder Fehler zählt" des „Fehlerberichts- und Fehlerlernsystem für hausärztliche Praxen". Auch dieses System veröffentlicht u. a. einen „Fehler des Monats" und lädt zum Kommentieren und Berichten ein[14]. Geschlossene Berichtssysteme sind in der Regel nur für eine Einrichtung (z. B. eine Zahnklinik) nutzbar und nehmen nur die Meldungen der Mitarbeiter dieser Institution auf. Demgegenüber ist ein offenes Berichtssystem für jedermann – über das Internet – zugänglich. Meldungen können verschlüsselt und anonymisiert abgegeben werden. Ebenso ist es hier möglich, Fehlerrecherchen zu betreiben oder Kommentare abzugeben.

Auch spezifische Konferenzen und Qualitätszirkel sind rezente Zeichen einer positiven Fehlerkultur: Bei **Morbiditäts- und Mortalitätskonferenzen** (M&M) handelt es sich z. B. um regelmäßige Besprechungen besonders problematischer Krankheitsverläufe. Die Diskussionen sollen strukturiert und sachlich verlaufen, der Ton sollte wertschätzend, eine etwaige Kritik an Therapie(-vorhabe-)n oder fallbezogenen Problemen fair sein. Die Konferenzen dienen als Forum des Austauschs und der kritischen Auseinandersetzung mit dem eigenen Vorgehen. **Fehlerkonferenzen** sind regelmäßige klinische Sitzungen, die je nach Bedarf teaminternen Charakter haben oder externe Personen einbinden; sie befassen sich konkret mit Fehlern und konsekutiven Schäden sowie mit möglichen Gegenmaßnahmen. Demgegenüber gelten **Qualitätszirkel** als Verfahren der Qualitätssicherung in der ambulanten Versorgung – sie leisten eher einen (mittelbaren) Beitrag zur Patientensicherheit. Hierbei treffen sich oft zwischen fünf und zehn Personen – meist *niedergelassene* Mediziner – in regelmäßigen Abständen, um komplexe Fälle und Fragen der täglichen Tätigkeit zu diskutieren, Arbeitsgänge zu optimieren und die eigene Verantwortungsbereitschaft zu stärken. Sie sind auch unter niedergelassenen Zahnärzten mittlerweile weit verbreitet. Ähnliches gilt für **Study Clubs** – Studiengruppen, in denen interessierte Kollegen ihr Fachwissen in allen Bereichen der Zahnmedizin austauschen, vertiefen und erweitern können.

13.1.10 Regeln für die Kommunikation von Fehlern

Zweifellos ist es für viele Behandler eine große Herausforderung, dem Patienten mögliche Fehler oder gar schadhafte Ereignisse einzugestehen[1,21,22,31,38,39]. Sofern eine solche Mitteilung erforderlich wird, sollte dies unter bestimmten Rahmenbedingungen erfolgen:

- Das Gespräch sollte in einer geschützten Umgebung geführt werden – ohne Zuhörer und Hintergrundgeräusche und nicht unter Zeitdruck.
- Behandlungsfehler sollten grundsätzlich *persönlich* mitgeteilt werden: Es ist weder ratsam noch geboten, die Kommunikation eigener Fehler an eine dritte Person, etwa an ein Teammitglied, zu delegieren – aus Gründen der persönlichen Verantwortlichkeit, aus sachlichen Gründen (Expertenwissen), aber auch, um ein persönliches Bedauern glaubhaft zu machen.
- Der Fehler sollte zeitnah und ungeschönt mitgeteilt werden – zum einen, um ggf. noch geeignete Gegen- und Vorsichtsmaßnahmen veranlassen zu können, zum anderen aber auch, um sicherzustellen, dass der Patient nicht auf Umwegen davon erfährt.
- Das Gespräch sollte ggf. konkrete Angebote an den Patienten einschließen, die sich aus der Fallkonstellation ergeben (z. B. Angebot einer engmaschigen Nachkontrolle, ggf. weiterführende Hilfsangebote und Verweise an Spezialisten bzw. Einrichtungen etc.).

Kontrovers diskutiert wird indessen die Frage, ob Fehler, die *sowohl aus Patientensicht unbemerkt als auch folgenlos* geblieben sind, kommuniziert werden sollten. Marc-Anton Hochreutener, ehemaliger Geschäftsführer der Stiftung für Patientensicherheit in Zürich, empfiehlt, diese in solchen Fällen nicht mitzuteilen, da es keinerlei Konsequenzen gibt, über die aufzuklären wäre, und da jede Offenlegung eines fehlerhaften Ereignisses eine potenzielle Belastung des Verhältnisses zwischen (Zahn-)Arzt und Patient darstellt[22]. Für eine Aufklärung spricht wiederum die Tatsache, dass der (Zahn-)Arzt mit einer solchen Offenbarung gegenüber dem Patienten und gegenüber dem Team seine persönliche Integrität unter Beweis stellt und „wahrhaftig" agiert. Dass er für diesen Weg der Aufrichtigkeit mögliche persönliche Nachteile (Vertrauensverlust beim Patienten, ggf. Verlust des Patienten an einen anderen Behandler etc.) in Kauf nimmt, unterstreicht diesen Anspruch. Letztlich ist der Aufklärungsbedarf vom konkreten Fall abhängig zu machen. Mehrheitsfähig dürfte die Ansicht von Schmidt sein, der empfiehlt, dass speziell „harmlose Fehler ohne Auswirkungen" nicht kommuniziert werden müssen[39].

13.2 Wissenschaftliches Fehlverhalten vs. „Gute Wissenschaftliche Praxis"

13.2.1 Wissenschaftsethik und „Gute Wissenschaftliche Praxis"

Während das Themenfeld „Behandlungsfehler und Patientensicherheit" der Klinischen Ethik zuzurechnen ist, ist die **Gute Wissenschaftliche Praxis** (GWP) bzw. Good Scientific Practice dem Bereich **Wissenschaftsethik** zuzuordnen[16]. Die

„Deutsche Forschungsgemeinschaft" (DFG) definiert GWP als „Ehrlichkeit gegenüber sich selbst und anderen". Sie sei „zugleich ethische Norm und Grundlage der von Disziplin zu Disziplin verschiedenen Regeln wissenschaftlicher Professionalität"[9]. GWP ist abzugrenzen gegenüber **Guter Klinischer Praxis** (GCP). Letztere bezeichnet Regeln und Normen für die Durchführung klinischer Forschungsvorhaben am Menschen (**Klinische Studien**).

Die Wissenschaftsethik hat eine lange Tradition[17,18]. Sie befasst sich mit den ethischen Aspekten der Forschung und bezieht sich damit sowohl auf normative Standards innerhalb der Wissenschaftsgemeinde (**Scientific community**) als auch auf die gesellschaftlichen Auswirkungen des Forschungshandelns von Wissenschaftlern. Dementsprechend heißt es in einer der „Leitlinien zur Sicherung guter wissenschaftlicher Praxis" der DFG:

> „Wissenschaftlerinnen und Wissenschaftler tragen Verantwortung dafür, die grundlegenden Werte und Normen wissenschaftlichen Arbeitens in ihrem Handeln zu verwirklichen und für sie einzustehen[10].

Obwohl nur ein kleiner Teil der Zahnärzte und MKG-Chirurgen eine wissenschaftliche Laufbahn einschlägt, entscheiden sich doch viele derselben für eine Promotion – und werden in diesem Rahmen wissenschaftlich tätig.

13.2.2 Anhaltend hohe Promotionsquote unter Zahnärzten

Gerade in den medizinischen Studiengängen ist die Promotion traditionell sehr verbreitet. Einer 2019 veröffentlichten Statistik zufolge liegt die Promotionsquote unter den Zahnmedizinern bei immerhin 47,7 %. Sie bleibt damit zwar hinter der Vergleichsquote der Mediziner (63,3 %) zurück, ist aber dennoch höher als in den allermeisten Studiengängen. Insgesamt ist das Aufkommen an Promotionen und Habilitationen in der medizinischen Forschung deutlich höher als in den meisten anderen Bereichen; so promovieren z. B. in der Psychologie (14,6 %) oder der Rechtswissenschaft (13,4 %) jeweils weniger als 20 %[20].

Das Risiko wissenschaftlicher Fehlleistungen ist somit in den medizinischen Fächern schon aus den genannten statistischen Gründen erhöht[6,47]. Zudem ist hier die sogenannte **Feierabendforschung** weit verbreitet. Gemeint sind damit Forschungsaktivitäten, die aufgrund umfänglicher klinischer Aufgaben erst zu später Stunde – nach Feierabend – stattfinden[12]. Dass dies der Forschungsqualität insgesamt abträglich ist und die Fehleranfälligkeit erhöht, liegt auf der Hand. Erwähnenswert ist zudem, dass ein erheblicher Teil der Promovenden der Medizin und der Zahnheilkunde die Arbeit an der Dissertation bereits während des Studiums aufnimmt. All das unterstreicht die Notwendigkeit der Vermittlung grundlegender Kenntnisse in Guter Wissenschaftlicher Praxis.

13.2.3 Wissenschaftliches Fehlverhalten: Definition und Formen

Der Begriff **wissenschaftliches Fehlverhalten** (engl. Scientific misconduct) wird dann verwendet, wenn die Gute Wissenschaftliche Praxis verletzt wurde. Gelegentlich findet sich auch der Terminus „wissenschaftliche Unredlichkeit". Hierbei wird noch stärker auf die *moralische* Dimension abgehoben, die mit einer Missachtung der GWP-Regeln verbunden ist. Wissenschaftliches Fehlverhalten kann disziplinarrechtliche oder strafrechtliche Konsequenzen nach sich ziehen.

Der mediale Umgang mit dem Thema vermittelt den Eindruck, dass Wissenschaftsbetrug vor allem im *Plagiieren* besteht. Im Fokus standen und stehen dabei v. a. Doktorarbeiten von Politikern, die – vermeintlich oder nachweislich – den Tatbestand des Plagiats erfüll(t)en[17,18]. Der Begriff **Plagiat** (fr. plagiat = geistiger Diebstahl) beschreibt die ungerechtfertigte Nutzung geistigen Eigentums unter „Anmaßung der Autorschaft"[23]. Rieble macht drei Merkmale aus, die in einem Plagiatsfall anzutreffen sind: die „Werkähnlichkeit" zwischen Original und Kopie, die „Zuschreibungsverwirrung" (also eine fehlende Klarheit, wer bei übereinstimmenden Werkteilen der eigentliche Autor ist) und die „Beanstandungsfunktion", d. h. die Kritik an der Ähnlichkeit von Original und Kopie (sofern Letztere nicht offen als Kopie ausgegeben ist). Nach Rieble sind drei Plagiatsformen zu unterscheiden[36]:

- das „Textplagiat", bei dem Textteile mehr oder weniger wortwörtlich übernommen sein können, ohne (angemessen) zitiert zu werden,
- das „Inhaltsplagiat", bei dem nicht etwa Formulierungen, sondern bestimmte Inhalte (z. B. Konzepte oder Systematiken) plagiiert werden. Und schließlich
- das „Übersetzungsplagiat". Bei Letzterem wird ein Text oder Textabschnitt, der ursprünglich in einer fremden Sprache verfasst ist, übersetzt und als eigene schriftliche Äußerung ausgegeben, d. h. auch hier erfolgt kein (angemessener) Quellennachweis[36].

Doch es gibt viele weitere Formen wissenschaftlichen Fehlverhaltens, die in der Öffentlichkeit z. T. weit weniger diskutiert werden:

Eine Form betrifft die Autorenschaften. In den Biowissenschaften kommt dem Erst- und dem Letztautor einer Publikation die größte Bedeutung zu. Doch nicht immer ist die Nennung eines Autors gerechtfertigt. So steht der Begriff **Ehrenautorschaft** für die Angabe einer Person, die keinen substantiellen Beitrag geleistet hat. Auch das Aufführen einer Person als (Co-)Autor einer Publikation ohne deren Einverständnis widerspricht der GWP[13].

Auch **Falschangaben** zählen zu den GWP-Verstößen: Unter diesen Begriff fallen das Fingieren von Daten, das Verfälschen von Daten, die Auslassung bestimmter Daten, die Fälschung von Forschungsprotokollen und -resultaten, die Manipulation von Darstellungen oder Abbildungen im Forschungskontext, die nicht explizierte Mehrfachverwendung von Daten in verschiedenen „Originalarbeiten", unrichtige Angaben in einem Förderantrag oder Falschangaben zu Publikationsorganen bzw. zu den im Druck befindlichen Veröffentlichungen.

GWP-widrig wäre z. B. auch die fehlende Aufbewahrung oder aktive Beseitigung von erhobenen Daten, sofern dies gesetzlichen Bestimmungen bzw. disziplinbezogen anerkannten Grundsätzen wissenschaftlicher Arbeit zuwiderläuft.

Die **Sabotage** von Forschungstätigkeit – etwa die Beschädigung, Zerstörung, Manipulation oder Entwendung von Versuchsanordnungen, Geräten, Unterlagen, Hardware, Software, Chemikalien bzw. sonstiger Sachen, die ein anderer zur Durchführung eines Experiments benötigt – oder die manipulative Entwendung dieser Gegenstände und Unterlagen ist ebenfalls als wissenschaftliches Fehlverhalten zu qualifizieren. Gleiches gilt für das unbefugte Zugänglichmachen von noch unveröffentlichten Werken, Hypothesen oder Lehrkonzepten Dritter.

Tabelle 15 Formen wissenschaftlichen Fehlverhaltens (Auswahl)

1.	Verletzung geistigen Eigentums (Plagiieren)
2.	Ehrenautorschaften
3.	Falschangaben
4.	Vorzeitige Beseitigung von Primärdaten
5.	Sabotage oder Veruntreuung von Forschungstätigkeit
6.	Verschleierung oder Duldung eines Fehlverhaltens anderer
7.	Nicht-Offenlegung von Interessenverflechtungen
8.	Benachteiligung oder Ausgrenzung von Whistleblowern
9.	Nichtbeachtung von (unter-)gesetzlichen forschungsbezogenen Regelungen
10.	Unverantwortlicher Umgang mit sicherheitsrelevanter Forschung (dual use)

Die stillschweigende Duldung bzw. **Verschleierung** eines wissenschaftlichen Fehlverhaltens dritter Personen – z. B. das Wissen um Fälschungen bzw. Mitautorschaften an fälschungsbehafteten Veröffentlichungen oder die Kenntnisnahme grober Vernachlässigungen der Aufsichtspflicht ohne Meldung dieser Sachverhalte – widerspricht gleichfalls den GWP-Regeln.

Auch das Verschweigen von **Interessenkonflikten** im Forschungskontext – d. h. von Situationen, in denen ein Forscher wegen konkurrierender Verpflichtungen oder Ziele als befangen anzusehen ist – kann als Fehlverhalten gewertet werden.

Ähnliches gilt für die Benachteiligung oder gar Ausgrenzung von **Whistleblowern**, d. h. von Personen, die wissenschaftliches Fehlverhalten einer Person(engruppe) öffentlich gemacht haben.

Ein weiteres Beispiel bietet die Nichtbeachtung von Gesetzen oder sonstigen Regelwerken, die den Rahmen zur Durchführung wissenschaftlicher Forschung festlegen (z. B. der Umgang mit Gefahrenstoffen oder Maßnahmen zum Schutz von Menschen und Tieren bei klinischen bzw. tierexperimentellen Studien).

Schließlich steht auch ein unkritischer oder missbräuchlicher Umgang mit **Sicherheitsrelevanter Forschung** im Fokus der GWP-Regeln. Gemeint sind „zweischneidige" Forschungsvorhaben, deren Ergebnisse zu guten, aber eben auch zu schädlichen Zwecken genutzt werden könnten (**Dual use**) – z. B. (mit Blick auf den Maschinenbau) als Kriegsgeräte oder (in der Forschung mit Mikroben) als biologische Waffen.

13.2.4 Maßnahmen zur Sicherung guter wissenschaftlicher Praxis

Wenn sich der Vorwurf eines wissenschaftlichen Fehlverhaltens bestätigt, kann dies erhebliche Sanktionen nach sich ziehen. Betrifft der Sachverhalt z. B. eine Promotion, so kann es zur Aberkennung des mit der Promotionsleistung verbundenen wissenschaftlichen Doktorgrades kommen. In Abhängigkeit von der Fallkonstellation können auch die Aufkündigung des Arbeitsverhältnisses und/oder der Verlust des Zugangs zu wissenschaftlicher Forschung drohen.

Umso wichtiger ist es, dass sich Studierende bzw. Promovierende frühzeitig mit wissenschaftlichem Arbeiten vertraut machen. Tatsächlich bieten mehr und mehr Hochschulen fakultative oder obligatorische GWP-Kurse für Masteranden und Promovenden an[43]. An der RWTH Aachen müssen z. B. alle Promovenden im Fach Zahnheilkunde einen solchen Kurs durchlaufen und mit einer Klausur erfolgreich abschließen – unabhängig davon, ob sie sich noch im Studium befinden oder bereits examiniert sind[30].

Auch gibt es an vielen Universitäten konkrete Maßnahmen, die wissenschaftliches Fehlverhalten frühzeitig eindämmen oder – besser noch – verhindern sollen. Diesem Zweck dienen **Ombudsleute** für wissenschaftliche Angelegenheiten. „Ombud" (altnordisch: umboð = „Vollmacht") bezeichnet die (zumeist ehrenamtliche) Aufgabe einer unparteiischen Person, wissenschaftlichen Rat zu geben, aber auch aufkommende Streitfälle (ohne großen bürokratischen Aufwand) zu schlichten und so eine Eskalation bzw. ein manifestes Fehlverhalten zu verhindern. In der Regel handelt es sich um erfahrene und vertrauenswürdige Wissenschaftler, die in ihrem sozialen Umfeld eine entsprechende Autorität genießen. Darüber hinaus gibt es fakultätsübergreifende universitäre **Kommissionen zur Sicherung Guter Wissenschaftlicher Praxis**. Sie sind dem Ombudswesen oft übergeordnet, d. h. sie stellen eine höhere Eskalationsstufe dar, und beschäftigen sich dementsprechend mit erhobenen Vorwürfen wissenschaftlichen Fehlverhaltens. Außerdem geben die Universitäten in aller Regel eigene GWP-Grundsätze heraus, die wissenschaftliche Orientierung und Sicherheit bieten sollen[19]. Einrichtungen wie die DFG, die Leopoldina und der Wissenschaftsrat haben ebenfalls umfangreiche Empfehlungen zur Sicherung guter wissenschaftlicher Praxis, zur wissenschaftlichen Integrität und zur sicherheitsrelevanten Forschung veröffentlicht, die wichtige Hinweise liefern; vor allem die Leitlinien der DFG gelten hierbei als wichtiges Regelwerk[2,9,10,11,50].

Merke

- Behandlungsfehler und fehlerbedingte Folgeschäden laufen dem Prinzip der Non-Malefizienz (Nichtschadensgebot) zuwider und haben insofern stets auch eine normative Dimension; auch der konkrete Umgang mit derartigen Fehlern (Fehlerkommunikation, Fehlermanagement, Fehlervermeidungsstrategien) hat ethische Implikationen.
- In der Medizin herrscht traditionell eine negative Fehlerkultur vor (Fehler als sanktionsbewehrtes individuelles Versagen); doch nur ein offener, enttabuisierender Umgang mit Fehlern trägt dazu bei, dass diese eingeräumt, besprochen und nachfolgend vermieden werden (positive Fehlerkultur).
- Forscher sind gehalten, die Regeln der „Guten Wissenschaftlichen Praxis" (GWP) zu beachten und so Fehlleistungen und wissenschaftliches Fehlverhalten zu vermeiden; Grundlage hierfür ist „Ehrlichkeit gegenüber sich selbst und anderen" (DFG).
- Wichtige Instrumente der GWP sind (inter-)nationale Leitlinien und Kodizes zum Themenfeld, Aus- und Fortbildungskurse sowie die Etablierung von Ombudspersonen und von Kommissionen zur Sicherung guter wissenschaftlicher Praxis.
- Zu den häufigsten Formen wissenschaftlichen Fehlverhaltens gehören die Verletzung geistigen Eigentums (Plagiieren) und sogenannte Ehrenautorschaften, d. h. die ungerechtfertigte Beanspruchung oder Zuschreibung von Autorschaften.

Literatur

1. Aktionsbündnis Patientensicherheit (Hrsg.): Reden ist Gold. Kommunikation nach einem Zwischenfall. 3. Aufl. Berlin 2017
2. ALLEA – All European Academies: The European Code of Conduct for Research Integrity. Revised ed. Berlin 2017
3. Backhaus I: Die Einführung des Patientenrechtegesetzes in einem Meinungsbild unter Zahnärzten und Ärzten. Bleibt die Arzt-Patienten-Beziehung auf der Strecke? Diss. med. dent. Greifswald 2019, https://epub.ub.uni-greifswald.de/frontdoor/deliver/index/docId/3432/file/DissertationBackhaus.pdf [21.10.2022]
4. Behandlungsfehler-Begutachtung der Gemeinschaft der Medizinischen Dienste. Jahresstatistik 2020. Essen, München 2021, https://www.md-th.de/fileadmin/MD-zentraler-Ordner/Downloads/04_Behandlungsfehler/2021_10_12_PK_BHF_Jahresstatistik_2020_BF.pdf [21.10.2022]
5. Borgwart J, Kolpatzik K: Aus Fehlern lernen. Fehlermanagement in Gesundheitsberufen. Berlin 2010
6. Christian A: Gute wissenschaftliche Praxis. Eine philosophische Untersuchung am Fallbeispiel der biomedizinischen Forschung (= Studien zu Wissenschaft und Ethik, 8). Berlin 2021
7. Council of European Dentists: CED Resolution on Patient Safety. Mai 2008, https://cedentists.eu/library/policy.html?filter_id=38 [21.10.2022]
8. Council of European Dentists: CED Resolution Update on Patient Safety. November 2020, https://cedentists.eu/library/policy.html?filter_id=100 [21.10.2022]
9. Deutsche Forschungsgemeinschaft (Hrsg.): Sicherung guter wissenschaftlicher Praxis. Denkschrift. Ergänzte Aufl. Bonn 2013
10. Deutsche Forschungsgemeinschaft (Hrsg.): Leitlinien zur Sicherung guter wissenschaftlicher Praxis. Kodex. Bonn 2019, https://zenodo.org/record/3923602#.Yd1iBVkxmUk [11.01.2022]
11. Deutsche Forschungsgemeinschaft, Leopoldina (Hrsg.): Wissenschaftsfreiheit und Wissenschaftsverantwortung. Empfehlungen zum Umgang mit sicherheitsrelevanter Forschung. Bonn 2014, https://www.dfg.de/download/pdf/dfg_im_profil/reden_stellungnahmen/2014/dfg-leopoldina_forschungsrisiken_de_en.pdf [22.01.2022]
12. Dragun D, Huber N, Rösen-Wolff A, Blomberg R: Clinician Scientists: Ärzte mit Kompetenz-Trias, Dtsch Arztebl 2019;116(50):A2339f.
13. Empfehlungen zur Autorschaft bei Publikationen. Medizinische Fakultät der RWTH Aachen. Verabschiedet vom Fakultätsrat am 26.05.2014, aktualisiert am 28.05.2021, https://www.medizin.rwth-aachen.de/global/show_document.asp?id=aaaaaaaabbjxkat [21.10.2022]
14. Fehlerberichts- und Lernsystem für Hausarztpraxen. Aktueller Fehler des Monats, https://www.jeder-fehler-zaehlt.de [21.10.2022]
15. Frewer A, Schmidt KW, Bergemann L (Hrsg.): Fehler und Ethik in der Medizin. Neue Wege für Patientenrechte (= Jahrbuch Ethik in der Klinik, 6). Würzburg 2013
16. Groß D: Ethik in der Zahnmedizin. Ein praxisorientiertes Lehrbuch mit 20 kommentierten klinischen Fällen. Berlin 2012
17. Groß D: Der „Homo investigans" zwischen Forschungsfreiheit, Selbstverantwortung und Fremdbestimmung. Vergangenheit – Gegenwart – Zukunft. In: Groß D, Nebe J (Hrsg.): Forschung zwischen Freiheit und Verantwortung. Die wissenschaftshistorische Perspektive. Kassel 2018, 21–46
18. Groß D: Fehlverhalten in Wissenschaft und Forschung im Wandel der Zeit. In: Groß D, Nebe J (Hrsg.): Forschung zwischen Freiheit und Verantwortung. Die wissenschaftshistorische Perspektive. Kassel 2018, 47–99
19. Grundsätze zur Sicherung guter wissenschaftlicher Praxis der Rheinisch-Westfälischen Technischen Hochschule Aachen vom 16.07.2019, https://www.fb1.rwth-aachen.de/global/show_document.asp?id=aaaaaaaaahmjinm [21.10.2022]
20. Hachmeister CD: Im Blickpunkt: Promotionen als Indikator für die Leistung von Hochschulen Auswertung von Daten des Statistischen Bundesamtes und des CHE Rankings 2019/20 (Centrum für Hochschulentwicklung). Juni 2019, https://www.che.de/wp-content/uploads/upload/Im_Blickpunkt_Promotionen_2019.pdf [21.10.2022]
21. Hannawa F: Die Kommunikation nach einem Zwischenfall – Die Bedeutung des nonverbalen Verhaltens. Ther Umsch 2012;69(6):363–366
22. Hochreutener MA: Wie sage ich's dem Patienten. In: Borgwart J, Kolpatzik K (Hrsg.): Aus Fehlern lernen. Fehlermanagement in Gesundheitsberufen. Berlin 2010, 78–81
23. Hochschulrektorenkonferenz: Zum Umgang mit wissenschaftlichem Fehlverhalten in den Hochschulen. Empfehlung des 185. Plenums am 06.07.1998, https://www.hrk.de/positionen/beschluss/detail/zum-umgang-mit-wissenschaftlichem-fehlverhalten-in-den-hochschulen/ [21.10.2022]

24. Höfert R: Vorbeugen ist besser als haften – Aus Fehlern lernen. In: Borgwart J, Kolpatzik K (Hrsg.): Aus Fehlern lernen. Fehlermanagement in Gesundheitsberufen. Berlin 2010, 136–145
25. Jacob M, Dick M: Ethisches Handeln in der Berufspraxis: Das Triadengespräch als Methode des Lernens aus Misserfolgen. Ethik Med 2017;29(1):53–69
26. Köbberling J. Behandlungsfehler und Arzthaftung. Praktische Hinweise für Ärzte und Patienten. Berlin 2016
27. Kolpatzik K: Kein Fehler vor dem Schnitt. In: Borgwart J, Kolpatzik K (Hrsg.): Aus Fehlern lernen. Fehlermanagement in Gesundheitsberufen. Berlin 2010, 66–75
28. Koppenberg J: Patientensicherheit – Definition und Epidemiologie von unerwünschten Ereignissen, Fehlern und Schäden. Ther Umsch 2012;69(6):335–340
29. Krankenhaus-CIRS-Netz Deutschland 2.0 (KH-CIRS-Netz-D 2.0). Fälle des Monats. 2022, https://www.kh-cirs.de/faelle/index.html [21.10.2022]
30. Kurs „Gute wissenschaftliche Praxis (GWP)". RWTH Aachen, https://www.medizin.rwth-aachen.de/go/id/qhda [21.10.2022]
31. Laue N von, Schwappach D, Hochreutener M: „Second victim" – Umgang mit der Krise nach dem Fehler. Ther Umsch 2012;69(6):367–370
32. Müller M: Auch Zahnärzte machen Fehler... Junge Zahnarzt 2015;6(1):44–46
33. Müller M, Rehberg BG: Rechtliche Konsequenzen und Vorgehen bei Behandlungsfehlern in der zahnärztlichen Chirurgie. MKG-Chir 2014;7(3):225–229
34. Oehler T: Zahnmedizinrecht. Von A wie Aufklärungsfehler bis Z wie Zahnarzthaftung. Stuttgart, New York 2013
35. Renouard F, Charrier JG: Das schwächste Glied? Erfolgreiches Fehlermanagement: Was Ärzte von Piloten lernen können. Berlin u. a. 2016
36. Rieble V: Erscheinungsformen des Plagiats. In: Dreier T, Ohly A (Hrsg.): Plagiate. Wissenschaftsethik und Recht. Tübingen 2013, 31–50
37. Rosentreter M: Patientensicherheit lehren. Bedarfsanalyse und Konzeption eines integrierten Lehrprojekts für die medizinische Ausbildung (= Organisation und Individuum, 8). Berlin, Münster 2017
38. Schmidt KW: Der Umgang mit belastenden Ereignissen als organisationsethische Herausforderung am Beispiel „Behandlungsfehler". Ethik Med 2021;33:233–242
39. Schmidt KW: Zum Umgang mit Behandlungsfehlern, schweren Komplikationen und belastenden Verläufen. In: Marckmann G (Hrsg.): Praxisbuch Ethik in der Medizin. 2. Aufl. Berlin 2022, 263–276
40. Schmitt S: Zahnärzte kommen in der Statistik schlecht weg. Der Freie Zahnarzt 2015;58(6):30–31
41. Schrappe M: APS-Weißbuch Patientensicherheit. Sicherheit in der Gesundheitsversorgung: neu denken, gezielt verbessern. Berlin 2018, https://www.aps-ev.de/wp-content/uploads/2018/08/APS-Weissbuch_2018.pdf [21.10.2022]
42. Schwappach D, Frank O: Patienten als wachsame Partner – Patientenbeteiligung in der Patientensicherheit. Ther Umsch 2012;69(6):359–362
43. Sira N, Decker M, Kordtomeikel F, Winkens A, Leicht-Scholten C, Groß D: Chore or Desire? Students' Response to Online Lessons in Scientific Integrity, Aachen 2022 [unveröffentlicht]
44. Sonnet M: Wenn Zahnärzte Fehler machen. Der junge Zahnarzt 2020;11(2):26–33
45. St. Pierre M, Hofinger G: Human Factors und Patientensicherheit in der Akutmedizin. 4. Aufl. Heidelberg 2020
46. Statista, Bundesärztekammer: Gesundheitsschäden in Folge festgestellter ärztlicher Behandlungsfehler. Oktober 2021, https://de.statista.com/statistik/daten/studie/692068/umfrage/gesundheitsschaeden-in-folge-festgestellter-aerztlicher-behandlungsfehler/#professional [21.10.2022]
47. Urban SE: Forschungsbetrug in der Medizin. Fakten, Analysen, Präventionsstrategien (= Kultur der Medizin, 40). Frankfurt a. M., New York 2015
48. Wehkamp KH: Fehlverhalten – Zwischen Fürsorge und Machtausübung. In: Borgwart J, Kolpatzik K (Hrsg.): Aus Fehlern lernen. Fehlermanagement in Gesundheitsberufen. Berlin 2010,89–98
49. Weikert JNC: Behandlungsfehlervorwürfe aus dem Fachgebiet der Zahnmedizin. Eine Studie mit Daten des Medizinischen Dienstes der Krankenversicherung in Bayern an 538 Patienten aus den Jahren 2010 und 2011. Diss. med. dent. München 2015, http://edoc.ub.uni-muenchen.de/18071/ [21.10.2022]
50. Wissenschaftsrat: Empfehlungen zu wissenschaftlicher Integrität. Positionspapier 2015, http://www.wissenschaftsrat.de/download/archiv/4609-15.pdf [21.10.2022]
51. Wottrich S: Ethik und Recht im Studium der Zahnmedizin und im beruflichen Alltag. Diss. med. dent. Hannover 2010
52. Ziegler A, Gaidzik P: Behandlungsfehler. In: Hick C: Klinische Ethik. Berlin 2007, 185–195

14 Klinisch-ethische Fallanalysen in der Zahnheilkunde

Jeder praktizierende Zahnarzt wird in seinem Berufsalltag regelmäßig mit Fällen konfrontiert, die ein *ethisches* Konfliktpotenzial aufweisen. Grundsätzlich gibt es fünf Wege, um in derartigen Fällen zu einer Entscheidung zu gelangen[1]:

- Man trifft eine zufällige Entscheidung oder man schiebt diese so lange auf, bis sich durch die Faktizität der Ereignisse eine „natürliche Lösung" ergeben hat. In diesen Fällen wird mithin *kein* wirkliches Entscheidungsverfahren zugrunde gelegt – eine Vorgehensweise, die aus ethischer Sicht nicht zufrieden stellen kann (**Akzidentelle Entscheidungsfindung**).
- Man entscheidet in Dilemmafällen per „Bauchgefühl", vertraut also auf die eigene Intuition (**Intuitive Entscheidungsfindung**).
- Man orientiert sich an Traditionen oder Konventionen, d. h. man stellt die Frage, wie man das Problem früher gelöst hat oder wie ähnliche Fälle „gemeinhin" gehandhabt werden (**Konventionelle Entscheidungsfindung**).
- Man delegiert die Entscheidung an einen älteren und/oder erfahreneren Kollegen oder (vermeintlichen) Experten; dieser erteilt einen Rat, der dann die Entscheidungsgrundlage liefert (**Konsultative Entscheidungsfindung**).
- Man entscheidet selbstverantwortlich auf der Grundlage ethischer Prinzipien bzw. Werte (**Wertebasierte Entscheidungsfindung**).

Tabelle 16 Wege zu einer Entscheidung in einem ethischen Konflikt

Wege zur Entscheidung
1. Akzidentelle Entscheidungsfindung
2. Intuitive Entscheidungsfindung
3. Konventionelle Entscheidungsfindung
4. Konsultative Entscheidungsfindung
5. Wertebasierte Entscheidungsfindung

Modernen, professionellen Ansprüchen genügt nur der fünfte Weg: Die Entscheidung auf der Grundlage einer eigenverantwortlichen klinisch-ethischen Analyse.

Um derartige Entscheidungsfindungen einzuüben, empfehlen sich Kasuistiken, d. h. kommentierte klinische Fallvignetten.

Das Studium derartiger Fälle und ihrer Kommentierungen trainiert nicht nur das ethische Urteilsvermögen, sondern liefert zugleich Orientierungswissen für die Lösung anderer klinisch-ethischer Fälle. Dabei hat sich gerade die prinzipienorientierte[3] Fallanalyse bewährt (→ Kapitel 9.3)[1,2]. Vor diesem Hintergrund schließt auch das vorliegende Buch mit fünf Fällen; alle Kasuistiken bestehen jeweils aus einem Fallbericht und einem Kommentar*. 20 weitere ethische Fallanalysen aus der klinischen Zahnheilkunde finden sich in dem Lehrbuch „Ethik in der Zahnmedizin" (2012)[1].

* Hierbei handelt es sich z. T. um redigierte, genderspezifisch angepasste Fassungen von Fallberichten, die der Verfasser in jüngerer Zeit mit wechselnden Kollegen – namentlich Karin Groß, Dirk Leisenberg, Bernd Oppermann, Hans Jörg Staehle, Taskin Tuna, Ralf Vollmuth und Stefan Wolfart – in Fachzeitschriften veröffentlicht hat und die hier mit Zustimmung der Verlage und Co-Autoren abgedruckt werden konnten. Für die Ursprungsexte vgl. Zahnärztliche Mitteilungen 2017;107(15–16):18–21 (Fall 2); Endodontie 2013;22(4):375–380 (Fall 3); Zahnärztliche Mitteilungen 2021;111(15–16):1438–1444 (Fall 4); Zahnärztliche Mitteilungen 2018;108(9):936–940 (Fall 5). Fall 1 ist bisher unveröffentlicht.

Fall 1: Ungewöhnlicher Wunsch einer jungen Patientin

Fallbericht (Dominik Groß)

KS ist eine 18-jährige aufgeweckte Abiturientin. Sie bewegt sich in einer Clique, in der die meisten Mitglieder Piercings tragen. Auch KS denkt seit Längerem über einen solchen Eingriff nach. An einem Montagnachmittag stellt sie sich bei der Oralchirurgin Dr. AT vor und äußert ihr gegenüber den Wunsch nach einem Zungenpiercing.

Dr. AT klärt freundlich über die Risiken und möglichen Neben- und Nachwirkungen dieses Eingriffs auf und rät schlussendlich klar von der Maßnahme ab. KS bedankt sich höflich für die Informationen, erklärt dann jedoch, an ihrem Wunsch festhalten zu wollen. Sie betont, ein besonderes Vertrauen zu AT zu haben: Sie sei ja bereits seit Jahren bei ihr in Behandlung und stets zufrieden gewesen. AT sei als „Fachfrau" für ein solches Piercing bei ihr „ganz klar die erste Wahl". Gleichzeitig macht KS jedoch deutlich, im Fall einer Ablehnung des Eingriffs „zum Piercingstudio um die Ecke" gehen zu wollen.

Dr. AT gerät ins Grübeln: Sie traut sich das fachmännische Setzen des Piercings ohne Weiteres zu – als Fachchirurgin und Implantologin verfügt sie über Erfahrung mit deutlich komplexeren Eingriffen. Im Übrigen musste sie in ihrer Praxis bereits mehrere Piercings, die im Studio „um die Ecke" gesetzt worden sind, nachbehandeln. Daher ist sie überzeugt, dass sie das Risiko am besten dadurch begrenzen könnte, den Auftrag selbst auszuführen. Andererseits ist sie unsicher, ob sie der Patientin in dieser Sache nachgeben sollte.

Wie sollte sie sich verhalten?

Fallkommentar (Bernd Oppermann)

Dr. AT ist sich unsicher, wie sie entscheiden soll. Ihre erste Intention ist es, die Patientin vor den Komplikationen eines „laienhaft" durchgeführten Zungenpiercings zu schützen.

Um zu einer validen Entscheidung zu kommen, reicht es nicht aus, sich auf sein Bauchgefühl zu verlassen. Auch wenn eine solche Herangehensweise oft zu schnelleren Entscheidungen führt, ist es sicherer, den Fall systematisch zu analysieren. Dabei ist es hilfreich, rechtliche, professionsethische und medizinethische Aspekte zu berücksichtigen.

Der rechtliche Rahmen, in dem approbierte Zahnärzte tätig sind, wird vor allem durch das „Gesetz zur Ausübung der Zahnheilkunde" (ZHG) beschrieben. Im ZHG wird „jede von der Norm abweichende Erscheinung im Bereich der Zähne, des Mundes und der Kiefer [...], einschließlich der Anomalien der Zahnstellung und des Fehlens von Zähnen" als Krankheit beschrieben. Aufgabe des Zahnarztes ist es also, in diesen beschriebenen Krankheitsfeldern tätig zu sein. Von zentraler Bedeutung ist hierbei die Stellung einer Indikation. Erst durch die Indikation wird gewährleistet, dass durch eine Behandlungsmaßnahme ein definiertes Behandlungsziel erreicht wird. Voraussetzung hierfür ist, dass ein empirisch erhobener Befund (Diagnose) vorliegt, der zu einer qualifizierten Maßnahme (Therapie) führt.

Dem Wunsch nach einem Piercing liegt kein krankhafter Befund zu Grunde und entsprechend kann hier auch keine Indikation gestellt werden. Der bloße Wunsch nach einer Maßnahme kann kein Grund für eine zahnärztliche Tätigkeit sein.

Gibt Dr. AT der Bitte von KS nach, muss ihr bewusst sein, dass sie sich mit ihrem Handeln außerhalb der zahnärztlichen Profession bewegt. So gelten für nicht indizierte medizinische Maßnahmen die zivilrechtlichen Vorgaben eines Vertragsabschlusses und nicht die medizinethischen (z. B. der Informed Consent) oder professionsethischen Standards (z. B. Standesrecht). Daneben würden auch andere steuerliche Regelungen (z. B. Umsatzsteuer oder Gewerbesteuer) zum Tragen kommen. Dr. AT würde, wenn sie dem Wunsch von KS nachkommt, die Grenzen der zahnmedizinischen Profession verlassen und zu einer Dienstleisterin werden, die ihre Leistungen verkauft.

Für KS ist dieser Rollenwechsel kaum nachvollziehbar. Welche steuerlichen oder rechtlichen Konsequenzen dies für Dr. AT bedeutet, ist für sie nicht relevant. Sie möchte, dass ihr Wunsch erfüllt wird. Allerdings wird ihre Erwartungshaltung an Dr. AT die gleiche sein wie bei einer Schmerzbehandlung aufgrund einer akuten Pulpitis. Diese „Schieflage" kann das Arzt-Patienten-Verhältnis nachhaltig belasten. Allein vor dem Hintergrund dieser Konsequenzen sollte Dr. AT dem Wunsch von KS *nicht* nachkommen.

Durch den dargestellten Rollenwechsel verändern sich zudem die moralischen Rahmenbedingungen. Es gelten weniger die Prinzipien der Medizinethik, sondern Regeln, die eher dem Bereich der Unternehmensethik zuzuordnen sind. Auch wenn die Prinzipienethik[3] nach Beauchamp und Childress speziell für den Bereich der Medizinethik entwickelt wurde, kann es hilfreich sein, den Fall anhand der Prinzipien zu analysieren: Das Prinzip „Respekt vor der Patientenautonomie" lässt sich nicht sinnhaft auf den Fall anwenden, da KS durch ihren Wunsch und der nicht vorhandenen medizinischen Indikation keine Patientin ist, sondern zur Kundin würde. Auch wenn Dr. AT das Piercing „fachgerecht" setzt, verstößt sie gegen das „Gebot des Nichtschadens", da sie ohne Indikation eine Modifikation an einem gesunden, intakten Organ vornimmt. Auch mit dem „Gebot der Benefizienz" lässt sich ein Piercing nicht rechtfertigen. Dem Wunsch von AT liegt ein subjektives Verlangen zu Grunde, dessen Ziel es ist, dem Schönheitsideal ihrer „Community" zu entsprechen. Ebenso ist mit dem „Gebot der Gerechtigkeit" das Piercing nicht zu rechtfertigen. Sollte Dr. AT dem Wunsch von KS nachkommen, wie soll sie dann künftig anderen Patienten/Kunden derartige Körpermodifikationen verwehren? Es wäre prinzipiell ungerecht, nur bei KS diesen „Eingriff" durchzuführen.

Fall 2: First come, first serve? Vorwürfe eines Schmerzpatienten

Fallbericht (Ralf Vollmuth)

In einer Großstadt betreibt Zahnärztin Dr. KV eine Praxis in der Nähe einer S-Bahn, die auch als Flughafenzubringer dient. So wird die Praxis regelmäßig von Reisenden mit kurzfristigem Behandlungsbedarf frequentiert. An einem Nachmittag kommt Herr HP in die Praxis; er ist seit etwa acht Jahren Patient von Dr. KV, allerdings sucht er die Zahnärztin nur unregelmäßig und meist mit akuten Beschwerden auf. Er gibt – leicht fordernd – an, unter starken Schmerzen im Bereich der linken unteren Backenzähne zu leiden, und zwar schon seit zwei Tagen und Nächten, weshalb er unbedingt dringend behandelt werden müsse. Wenige Minuten nach HP betritt Herr AM, ein jüngerer Geschäftsmann, die Praxis und bittet ebenfalls um eine kurzfristige Behandlung, da er beim Mittagessen eine Füllung verloren habe und in etwa zwei Stunden für eine mehrtägige Geschäftsreise am Flughafen sein müsse.

Die Verwaltungshelferin hält Rücksprache mit Dr. KV, die sie anweist, AM nach der Patientenaufnahme gleich aufzusetzen, um den Defekt zumindest soweit provisorisch zu versorgen, dass er zeitgerecht seine Reise antreten kann, ohne mit weiteren Komplikationen rechnen zu müssen. Um HP werde sie sich gleich im Anschluss kümmern. Sie geht dabei von einer anstehenden zeitintensiveren endodontischen Intervention aus.

Nachdem die Mitarbeiterin AM ins Behandlungszimmer gebeten hat und in die Anmeldung zurückgekehrt ist, konfrontiert HP sie erbost mit dem Vorwurf, er würde gegenüber dem „vornehmen Geschäftsmann" als Patient zweiter Klasse behandelt werden. Obwohl dieser nach ihm in die Praxis gekommen ist, werde er bevorzugt behandelt, und das obwohl er – HP – selbst schon seit Tagen unter massiven Zahnschmerzen leide. HP formuliert dezidiert den Vorwurf, dass dies ja wohl der ärztlichen Ethik absolut widerspricht.

Wie wäre hier zu verfahren?

Fallkommentar (Dominik Groß)

Der Fall wirft die ethisch relevante Frage auf, welche Motivation der Entscheidung der Zahnärztin zugrunde liegt. Erstens könnten wirtschaftliche Aspekte leitend gewesen sein. Dies unterstellt Patient HP implizit mit dem Hinweis auf die vermeintliche Zwei-Klassen-Medizin. Zum Zweiten könnte der hohe Zeitdruck von AM den Ausschlag gegeben haben: Nur bei umgehender Behandlung hat dieser noch eine Chance, sein Flugzeug zu erreichen. Drittens könnte Dr. KV nach der mutmaßlichen Behandlungsdauer entschieden haben: Vermutlich schätzt sie den Zeitbedarf für den provisorischen Füllungsersatz geringer ein als für die Behandlung von HP. Viertens könnte die Zahnärztin mit ihrer Entscheidung auf die geringe Therapietreue von HP reagieren, der keine Termine vereinbart, sondern nur bei aufflammenden Beschwerden die Praxis aufsucht, dann aber zu besonderer Eile drängt.

Die hier skizzierten Beweggründe sind aus ethischer Sicht unterschiedlich zu bewerten. Unterschiede zeigen sich auch, wenn man die beiden Patientenfälle anhand der Prinzipienethik beleuchtet:

Betrachtet man die Patientenautonomie, so lautet die Leitfrage: Mit welcher Handlungsweise wird die Zahnärztin am ehesten dem Willen der Patienten gerecht? Die Antwort fällt hier leicht: Beide Patienten hoffen auf eine umgehende Behandlung, wofür HP anhaltende Schmerzen und AM einen hohen Termindruck geltend macht. Die Zahnärztin kommt also um das Festlegen einer Reihenfolge nicht herum und kann dabei letztlich nur *einem* Patienten den Vorrang geben.

Was das Nichtschadensgebot betrifft, so erscheint der Schaden von AM umschriebener und – zumindest provisorisch – mit relativ wenig Aufwand behebbar. Der Schaden von HP scheint weitreichender und der Zeitbedarf ist höher, da erst eine grundsätzliche Diagnostik vorangestellt werden muss.

Die Leitfrage des Benefizienz-Prinzips richtet sich auf das Wohlergehen des Patienten. Auch hier fallen die Antworten unterschiedlich aus: Dem Geschäftsmann sollte eine provisorische Füllung ad hoc reichen; seine Zahngesundheit wäre durch ein bloßes Provisorium nicht gefährdet und beruflich könnte er so seinen Arbeitsplan einhalten. HP würde dagegen mit einer kurzen, punktuellen Maßnahme wohl nicht adäquat versorgt werden können. Dies spricht dafür, den kleinen, aber drängenden Bedarf des Geschäftsmanns „abzuarbeiten", um sich dann auf den komplexeren Fall konzentrieren zu können.

Bleibt das Gebot der Gerechtigkeit: Ist es fair, den zweiten Patienten vor dem ersten zu behandeln? Wichtig ist hier der kategoriale Unterschied zwischen regelhaft einbestellten Patienten und „Notfallpatienten": Terminpatienten sollten in der Reihenfolge ihrer Einbestellung behandelt werden – dies ist das Wesen einer Terminvergabe. Bei „Notfallpatienten" sieht dies anders aus: Hier ist es üblich, nach der Art und der Schwere des Falls und nach dem Zeit- und Behandlungsbedarf zu „triagieren", also eine Priorisierung vorzunehmen. Es liegt demnach im fachlichen Ermessen der medizinischen Expertin, zu entscheiden, welcher Fall in welcher Reihenfolge behandelt wird. Dementsprechend hat HP keinen Anspruch auf eine prioritäre Versorgung.

In der Summe ist es fachlich wie ethisch vertretbar, HP erst nach AM zu behandeln. Natürlich ist nicht auszuschließen, dass sich Dr. KV auch über die geringe Therapietreue und das gleichzeitig fordernde Verhalten von HP geärgert hat; dieses Motiv sollte jedoch aus ethischer Sicht nicht handlungsleitend sein. Nicht glaubhaft ist das von HP unterstellte Motiv, die Zahnärztin habe der Behandlung von AM aus Gründen der Gewinnerwartung Priorität eingeräumt – eine provisorische Füllung ist wenig lukrativ.

Schlussendlich sollte Dr. KV freundlich, aber bestimmt darauf verweisen, dass es bei Patienten ohne regulären Termin im fachlichen Ermessen des Behandlers liegt, wer mit welcher Priorität versorgt wird.

Fall 3: Angebot einer Studie mit lukrativen Begleitkonditionen

Fallbericht (Dominik Groß, Dirk Leisenberg)

Dr. GW ist Oberärztin an einer universitären Klinik für Zahnerhaltung und leitet seit vier Jahren einen klinischen Studierendenkurs. Im Laufe der Jahre hat sie einige Beiträge zur Endodontie veröffentlicht und steht nun kurz vor der Habilitation. Wie in vielen universitären Einrichtungen zeigen sich auch in der Klinik von GW finanzielle Engpässe. Die daraus resultierende Übertragung von Kostenpositionen auf die Studierendenschaft (Anschaffung von Einweg-Instrumentarien und Verbrauchsmaterialien im Bereich der Endodontie) führt zu Unmut unter den Studierenden und kollidiert zudem mit der Überzeugung von Dr. GW, dass die Ausbildung nicht nur solventen Studierenden zugänglich sein sollte. Vor dem Hintergrund der beschriebenen Finanzlage ermuntert die Direktorin der Zahnklinik ihre Oberärzte wiederholt zur Akquise und Durchführung lukrativer klinischer Studien, da diese den finanziellen Druck auf die Einrichtung und die Studierenden reduzieren helfen.

Die Einrichtung von Dr. GW arbeitet seit Jahren mit einem Dentalhersteller zusammen, der ein großes Spektrum der benötigten Materialien offeriert und der Abteilung wie auch den Studierenden günstige Konditionen einräumt. Zwischen

Dr. GW und JE, der zuständigen Außendienstmitarbeiterin der Firma, besteht ein gutes Verhältnis. Eines Tages tritt JE an Dr. GW mit einem konkreten Angebot heran. Sie fragt an, ob GW Interesse an der Durchführung einer „Studie" zu einem neuen Sealer-Material für die Endodontie habe. Die Studie – gemeint ist die klinische Testung des besagten Materials – ist sehr lukrativ und zudem verbunden mit dem Angebot, der Klinik und den Studierendenkursen den Sealer und weitere Materialien des Herstellers ein Semester lang kostenfrei zur Verfügung zu stellen. Der Hersteller selbst spekuliert darauf, dass viele Studierende die ihnen vertrauten Materialien späterhin in der eigenen Praxis weiterverwenden und dass auch die Klinik in der Folge das neue Material beibehält. Ein seitens des Herstellers durchgeführter Zellversuch des Materials erbrachte in den ersten vier Stunden nach dem Anmischen eine geringe zytotoxische Wirkung, die in etwa der eines etablierten Standardprodukts entsprach.

Dr. GW bekundet grundsätzlich Interesse an der Offerte und informiert sich über das vom Hersteller vorgeschlagene Studiendesign: Nach vorheriger Aufklärung und Zustimmung der Patienten würden an nicht erhaltungsfähigen ein- und zweiwurzeligen Zähnen endodontische Behandlungen durchgeführt. Nach einer Verweildauer von drei bis fünf Monaten würden diese extrahiert und mittels spezieller Färbung möglicherweise reinfizierte Bereiche der Kanallumina dargestellt. Dabei soll eine der beiden Patientengruppen Wurzelfüllungen erhalten, die zwar durch laterale Kondensation verdichtet, jedoch nicht mit einem Sealer behandelt werden, während die zweite Gruppe zusätzlich mit dem besagten Sealer versorgt wird. Weitere Patientengruppen sind in der geplanten Studie nicht vorgesehen.

Dr. GW ist unschlüssig: Sie ist vom vorgegebenen Studiendesign nicht überzeugt, zumal kein direkter Vergleich mit Sealern anderer Hersteller angedacht ist. Sie fürchtet zudem um ihre Reputation, da sie mitbekommen hat, dass die besagte Dentalfirma dazu neigt, die Namen von Studienleitern zu Werbezwecken einzusetzen. Andererseits ist sie sich bewusst, dass sie mit einer Zusage sowohl die Klinik als auch die Studierenden (wirtschaftlich) unterstützen könnte. Die Klinikdirektorin, selbst Mitglied der tendenziell als liberal bekannten Ethikkommission des Klinikums, ermutigt sie, die Durchführung der Studie zu beantragen, doch GW ist unschlüssig.

Welches Verhalten bzw. Vorgehen wäre angemessen?

Fallkommentar (Hans Jörg Staehle)

Wissenschaft läuft seit jeher Gefahr, für kommerzielle, ideologische und/oder sonstige Zwecke instrumentalisiert zu werden. Das trifft in hohem Umfang auch für die Medizin und Zahnmedizin zu. In letzter Zeit häufen sich Firmenanzeigen mit Konterfeis von Professoren, die unter Bezugnahme auf Studien ihrer Einrichtung zu bestimmten Produkten Empfehlungen abgeben. Der Übergang zur Werbung ist fließend. Offenbar ist die Hemmschwelle von „wissenschaftlichen Meinungsführern", ihre Haut so zu Markte zu tragen, gesunken. Um die Standards einigermaßen hochzuhalten, gibt es diverse Empfehlungen für eine „gute wissenschaftliche Praxis", Ethikkommissionen, Autorenrichtlinien, Gutachtersysteme von Journalen und vieles mehr. Vor diesem Hintergrund ist die Stellungnahme zu der skizzierten Problematik zu sehen.

Zum Sachverhalt: Eine Nachwuchswissenschaftlerin muss entscheiden, ob sie ein methodisch fragwürdiges Projekt im Rahmen der sogenannten industriellen

Auftragsforschung übernimmt. Sie kennt die Nöte ihrer Chefin, Drittmittel einzuwerben. Das Angebot ist offenbar so attraktiv, dass die Vorgesetzte unseriöse Praktiken der Firma, etwa das Studiendesign tendenziös zu formulieren und sie für Werbezwecke zu instrumentalisieren, zu akzeptieren scheint. Daneben sieht die Nachwuchswissenschaftlerin, dass der industrielle Auftraggeber der Klinik beim Verkauf seiner Produkte günstige Konditionen einräumt, was möglicherweise auch den Studierenden zugutekommt. Auch möchte sie die langjährigen guten Geschäftsbeziehungen nicht gefährden.

Für die Übernahme des Projektes spricht, dass wissenschaftliche Aktivitäten aufgezeigt sowie Drittmittel akquiriert werden, was sowohl der universitären Einrichtung als auch dem Fortkommen der Nachwuchswissenschaftlerin nutzen dürfte. Die Einrichtung erhält zudem durch die Pflege eines eigenen Netzwerks günstige Konditionen beim Kauf von Firmenprodukten, was evtl. auch die Lehre erleichtert. Und die Vorgesetzte könnte – vordergründig betrachtet – auf die „Willfährigkeit" ihrer Mitarbeiterin aufmerksam gemacht werden und ihr aus diesem Grund Privilegien (Beförderung, Freistellungen, Vertragsverlängerung usw.) gewähren.

Für die Ablehnung des Projektes spricht der Umstand, dass die Studie wissenschaftlich weitgehend wertlos ist. Die mangelnde Seriosität des Auftraggebers liegt auf der Hand. Selbst wenn formale Kriterien einer Ethikkommission eingehalten werden, bleiben Zweifel an einer ethisch vertretbaren Vorgehensweise. Dies zu thematisieren wäre Ausdruck von Emanzipation und Selbstständigkeit sowie ein entsprechendes Signal an das eigene Umfeld.

Der Oberärztin ist anzuraten, von dem beschriebenen Projekt Abstand zu nehmen – und zwar aus mehreren Gründen: Eine Studie mit offenkundigen methodischen Schwächen wird kaum Aussicht haben, in einem guten Journal publiziert zu werden. Selbst wenn eine Publikation gelingt, wirft dies unter Umständen ein ungünstiges Licht auf die wissenschaftliche Reputation der Mitarbeiterin sowie der ganzen Abteilung. Hinzu kommt: Die Instrumentalisierung für Werbezwecke mag die Eitelkeit etablierter Professoren befriedigen, für Nachwuchswissenschaftler hingegen belastet sie eher die Karriere. Im Übrigen erfordern auch „mangelhafte" Studien Zeit und Energie, die dann für andere, möglicherweise bessere Projekte fehlen. Wenn erhebliche Zweifel an der Sinnhaftigkeit von Projekten bestehen und deren Durchführung gegen starke innere Widerstände erfolgt, schwächt dies womöglich nicht nur die Motivation und das Engagement, sondern auch die wissenschaftliche Kreativität. Dies kann für das weitere berufliche und – damit häufig verbunden – private Leben der Betroffenen erhebliche Folgen haben.

Fall 4: Kollegenstreit im Rahmen einer Patientenaufklärung

Fallbericht (Dominik Groß)

Zahnärztin Dr. TS ist 30 Jahre alt. Nach fünfjähriger Tätigkeit an einer Universitätszahnklinik hat sie den Entschluss gefasst, sich niederzulassen. Seit Kurzem absolviert sie die hierzu noch erforderliche mehrmonatige Vorbereitungszeit in der Praxis des 62-jährigen Dr. HH.

An einem Montagmorgen ruft Dr. HH in der Praxis an, um Bescheid zu geben, dass er sich um eine halbe Stunde verspäten werde. Er bittet Dr. TS, die stets eine

Stunde vor ihm mit dem Dienst beginnt, seine ersten Patienten – soweit zeitlich möglich – mitzubetreuen. Tatsächlich kann TS einen eigentlich HH zugeordneten Patienten „einschieben": Der 78-jährige EW stellt sich erstmals in der Praxis vor. Er streckt Dr. TS sogleich seine UK-Totalprothese entgegen und beklagt sich über deren mangelnden Halt. Er erzählt, dass sein bisheriger Zahnarzt in den vergangenen Jahren schon zwei Neuanfertigungen und mehrere Unterfütterungen durchgeführt habe – doch die Prothese sei weiterhin kaum kautauglich, was seine Lebensqualität sehr stark einschränke. Er verfüge nur über eine kleine Rente und könne sich keine teure Versorgung leisten. Nun möchte er es mal mit einem anderen Zahnarzt versuchen.

Dr. TS erkennt sofort die ausgeprägte Alveolarkammatrophie des Unterkiefers und hält den Leidensdruck des Patienten für nachvollziehbar. Sie erinnert sich an einen Fortbildungskurs, den sie unlängst besucht hat: Dort wurden Ergebnisse klinischer Studien referiert, die zeigten, dass ein mittiges Einzelimplantat (mit Kugelkopfanker) im zahnlosen Unterkiefer bei älteren Patienten gute Ergebnisse liefert. In jener Fortbildung wurden neben der Funktionalität der Versorgung die recht geringen Kosten herausgestellt, sodass sie sich gerade bei wenig zahlungskräftigen Personen anbiete.

Dr. TS klärt EW über diese Therapieoption und die Kosten auf und weckt bei dem Patienten großes Interesse. Sie hat gerade das Beratungsgespräch beendet, als Dr. HH das Sprechzimmer betritt. Dieser entschuldigt sich für seine Verspätung und bittet beide darum, den Gesprächsverlauf zu rekapitulieren. Der Patient berichtet von den großen Problemen mit seiner Prothese und von seinen begrenzten Mitteln und Dr. TS ergänzt, dass sie vor diesem Hintergrund ein mittiges Einzelzahnimplantat empfohlen habe. Dr. HH reagiert unerwartet erregt und barsch: Besagte Empfehlung sei „Unsinn" und seine Praxis kein „Experimentierfeld". Das Minimum bei einer Implantatversorgung des Unterkiefers liege bei zwei Implantaten, besser seien vier. Eine gute Versorgung habe eben ihren Preis.

Der Patient verlässt betreten die Praxis, und beide Zahnärzte verschwinden in ihren Behandlungszimmern, ohne das Thema nachzubesprechen.

Dr. TS ist zwar durch das Auftreten ihres älteren Kollegen eingeschüchtert, aber von der eigenen Einschätzung überzeugt. Am nächsten Morgen stellt ihr die Verwaltungsangestellte noch vor der Behandlung des ersten Patienten einen Anruf durch. Am anderen Ende der Leitung meldet sich EW: Dieser gibt mit unsicherer Stimme an, Nachfragen zum gestrigen Gespräch und der angesprochenen Therapieoption zu haben und macht deutlich, dass er an dem mittigen Einzelimplantat weiterhin interessiert ist.

Wie sollte Dr. TS antworten? Was schuldet sie dem Patienten, was ihrem Vorgesetzten?

Fallkommentar (Stefan Wolfart)

Bei der Analyse dieser Fallvignette werden drei Diskussionspunkte evident: (1) Wie sicher ist eigentlich eine Versorgung mit einem mittigen Einzelzahnimplantat im zahnlosen Kiefer bezogen auf die Langzeitbewährung des Implantats und der prothetischen Versorgung? Welcher der beiden Zahnärzte hat hier recht? (2) Welche Verpflichtung hat Dr. TS dem Patienten gegenüber, der ihr mit dem erneuten Anruf sein Vertrauen ausspricht? (3) Wie kann Dr. TS ihrer ärztlichen Überzeugung gerecht werden, ohne zugleich ihren Vorgesetzten vor den Kopf zu stoßen?

Für die Analyse bietet sich die Prinzipienethik an. Zum Prinzip der *Patientenautonomie*: EW ist in der Lage, klar und nachvollziehbar zu vermitteln, dass er mit der vorhandenen Prothese keine ausreichende Kaufähigkeit erzielt und seine mundbezogene Lebensqualität hierdurch maßgeblich eingeschränkt ist. Auch hat er gemeinsam mit dem Vorbehandler bereits viel Mühe investiert, um die Funktion der Totalprothese zu verbessern. Der jetzige Behandlerwechsel lässt den hohen Leidensdruck des Patienten sowie die Entschlossenheit erkennen, das Problem lösen zu wollen. Dies zeigt auch der erneute Anruf von EW bei Dr. TS.

Was das *Nichtschadensgebot* anbelangt, so sind zunächst die Wissensstände von Dr. TS und Dr. HH zu betrachten: Dr. TS hat sich über den aktuellen Stand dieser Therapieform informiert. So liegen inzwischen auch prospektive randomisierte Studien zu diesem Thema vor, die eine Verbesserung der Lebensqualität, eine gute Langzeitbewährung für das Implantat und der Prothese sowie einen relativ geringen Nachsorgeaufwand aufzeigen. Da Dr. HH dieses Konzept als „Unsinn" bezeichnet, scheint er über die aktuelle Studienlage nicht ausreichend informiert zu sein, bzw. er bewertet diese als nicht ausreichend für einen klinischen Routineeinsatz der Methode. Dabei ist der Einwand von Dr. HH sicher nicht ganz unberechtigt. Denn zwei Implantate im zahnlosen Kiefer gelten heute als Standardversorgung. Weiter liegt belastbare Evidenz vor, dass die „Überlebensraten" der Implantate bei vier Implantaten nochmals minimal besser sind als bei nur zwei Implantaten.

Was das Gebot des *Wohltuns* betrifft, so kann davon ausgegangen werden, dass man durch Implantation eines mittigen Implantats und einer Verankerung der Prothese über ein Druckknopfattachment die Kaufunktion, die Lebensqualität und damit auch das Wohlbefinden des Patienten stark verbessern wird. Unsicherheit bringt allerdings die von Dr. TS beschriebene ausgeprägte Alveolarkammatrophie mit sich. Denn in der aktuellen multizentrischen Studie zu diesem Thema wurden nur Patienten eingeschlossen, die noch einen ausreichenden Alveolarkamm aufwiesen. Ob dieser bei EW noch gegeben ist, müsste eine weiterführende Befundung zeigen. Im Übrigen ist mit einem mittigen Implantat auch keine „Einbahnstraße" beschritten. Falls der Patient damit nicht zurechtkommen sollte, bestünde immer noch die Option zwei weiterer Implantate in der Eckzahnregion. Drei Unterstützungsimplantate würden dann in jedem Fall eine ausreichende Stabilität der Prothese sicherstellen.

Das Prinzip der *Gerechtigkeit* spielt hier eine untergeordnete Rolle, da es sich bei dieser Versorgung um eine Privatleistung handelt und damit das Solidarsystem der Krankenkassen nicht belastet wird.

Da Dr. TS als Angestellte in der Zahnarztpraxis von ihrem Vorgesetzten Dr. HH persönlich aufgefordert wurde, sich um seine Patienten mit zu kümmern und dieser Auftrag bzgl. EW auch nicht zurückgenommen wurde, sollte sie das vom Patienten gewünschte Telefongespräch auch in jedem Fall führen – auch deshalb, weil der Patient mit seiner Wahl des Gesprächspartners letztendlich seine persönliche Arztwahl zum Ausdruck bringt, die ihm als Patient zusteht. Dieses Dr. TS entgegengebrachte Vertrauen sollte in keinem Fall enttäuscht werden. In dem Telefonat sollten die unterschiedlichen Versorgungsformen – von keinem bis hin zu vier Implantaten – erneut gegeneinander abgewogen werden, ohne dabei die beiden unterschiedlichen Standpunkte der Zahnärzte bzw. die emotionale Komponente des Dr. HH im letzten Patientengespräch zu thematisieren. Die letzten Punkte sind für einen kollegialen Umgang zwischen den beiden Behandlern eine Selbstverständlichkeit und dienen auch einer guten Außenwirkung der Praxis. Egal für welche Option sich EW entscheidet, sollte Dr. TS die weiteren Maßnahmen offenlassen. Sie sollte dem Patienten allerdings anbieten, die neue Faktenlage mit ihrem Vorgesetzten zu besprechen. Sofern EW in diesen Vorschlag einwilligt, würde Dr. TS im nächsten Schritt ein kollegiales Gespräch mit Dr. HH suchen. Ein wichtiger Bestandteil des Gesprächs sollte die Darlegung der aktuellen Studienlage zum mittigen Einzelzahnimplantat im zahnlosen Unterkiefer sein. Auf dieser Grundlage gibt es zwei zielführende Optionen. Sofern die vorliegende Evidenz Dr. HH überzeugt, sprächen alle Prinzipien dafür, in diesem Fall das mittige Einzelimplantat in der Praxis von Dr. HH durchzuführen. Die Übergabe des Patienten an Dr. TS könnte sich als sinnvoll erweisen, da der Patient offenbar zu ihr das größere Vertrauen hat. Sofern Dr. HH dieses Versorgungskonzept weiterhin ablehnen sollte, wären zwei Wege denkbar. Da Dr. TS sich in einigen Monaten in eigener Praxis selbstständig machen möchte, könnte sie den Patienten im Einvernehmen mit Dr. HH „mitnehmen" und die Therapie dann dort selbstständig durchführen. Alternativ könnte man den Patienten an einen Kollegen überweisen, der vom mittigen Einzelzahnimplantat überzeugt ist und die Behandlung durchführt.

Fall 5: Reihenextraktion oder Zahnerhalt? Patientenautonomie vs. Paternalismus

Fallbericht (Taskin Tuna)

Die 63-jährige, privat versicherte Patientin AM stellt sich in einer deutschen Universitätszahnklinik vor. Behandlungsziel ist die Neuversorgung des Oberkiefers. Vorhanden sind zu diesem Zeitpunkt die Zähne 16, 13 bis 23 und 26. Die Mundhygiene der Patientin ist gut. Im Vorfeld hat AM in ebendieser Frage bereits zwei andere Zahnärzte konsultiert: Ihr Hauszahnarzt Dr. AA hat ihr hierbei mitgeteilt, dass die Zähne in ihrem Oberkiefer nicht zu halten seien. Aus seiner Sicht kämen allein die Extraktion aller acht Zähne und die anschließende Anfertigung einer Totalprothese in Betracht. Obgleich die Patientin wiederholt betont hat, wie sehr ihr am (partiellen) Erhalt eigener Zähne gelegen sei und dass sie eigentlich keine Totalprothese wünsche, sieht AA seinen Therapievorschlag als alternativlos an. Daraufhin hat die verunsicherte Patientin die Implantologin Dr. BB aufgesucht. Diese hat ihr nach klinischer Inspektion das „All-on-4"-Konzept empfohlen, d. h. die Entfernung aller acht Zähne des Oberkiefers, das Einbringen von vier Implantaten und die Sofortversorgung eines ganzen Kiefers mit einer festsitzenden, rein implantatgetragenen Brücke. Auch sie hat – auf Nachfrage der Patientin – betont, keine Alternative zu seiner Behandlungsempfehlung und der damit verbundenen Reihenextraktion zu sehen.

Da die Patientin mit beiden Therapievorschlägen unglücklich ist, bittet sie nun die Oberärztin Dr. CC an der besagten Zahnklinik um eine Drittmeinung. Diese befundet die dentale und die parodontale Situation sowohl klinisch als auch radiologisch und legt dann die Wertigkeit der Zähne fest. Ihrer Einschätzung zufolge weisen die beiden Molaren eine infauste, die Zähne 13, 12 und 23 eine fragliche und die Zähne 11, 21 und 22 eine gute Prognose auf. Sie sieht durchaus die Möglichkeit, dem Patientenwunsch nach Erhalt der prognostisch günstigen Frontzähne Rechnung zu tragen – sei es über eine teleskopierende Prothese oder über implantatverankerte Brücken mit beidseitigem Sinuslift. Daher irritieren sie die Entschlossenheit der Zahnärzte AA und BB, alle Zähne zu ziehen. Ebenso überrascht sie, dass beide ihre Therapievorschläge gegenüber der Patientin als alternativlos kommuniziert haben, zumal diese einen gegenläufigen Wunsch geäußert hat. Im „All-on-4"-Konzept sieht sie – bemessen am Patientenwunsch und am vorliegenden oralen Befund – insgeheim eine Überbehandlung (**Overtreatment**). Als die Patientin Dr. CC fragt, wie sie die Therapie-Vorschläge der Kollegen – Totalextraktion und Vollprothese bzw. Totalextraktion und „All-on-4"-Versorgung – bewertet, reagiert diese verunsichert. Sie möchte dem in ihren Augen verständlichen Patientenwunsch Rechnung tragen, andererseits das Verhalten der beiden Kollegen nicht diskreditieren.

Wie also sollte sie reagieren und was sollte sie vorschlagen?

Fallkommentar (Dominik Groß, Karin Groß)

Zunächst fällt auf, dass die *Patientenautonomie* von den ersten beiden konsultierten Zahnärzten nicht respektiert worden ist: Die Patientin hat deutlich gemacht, dass ihr der Erhalt ihrer Zähne – soweit medizinisch vertretbar – wichtig ist. Hierauf sind beide Kollegen nicht eingegangen, obwohl es durchaus Versorgungsoptionen gibt, welche die erhaltungswürdigen Zähne miteinbeziehen. Stattdessen haben beide Zahnärzte eine **Direktive Aufklärung** vorgenommen, d. h. sie haben in einer bestimmerischen, meinungsmachenden Form informiert und die von ihnen favorisierte Therapie überdies als alternativlos dargestellt. Diese Art der Aufklärung ist nicht nur ethisch, sondern auch rechtlich problematisch: Ziel muss es sein, die Patientin auf einen Informationsstand zu bringen, welche ihr eine Entscheidung auf Augenhöhe ermöglicht. Folglich muss jedes Aufklärungsgespräch vollständig und umfassend sein – und dazu gehört es eben auch, über Therapiealternativen aufzuklären.

Der zweite Blick gilt dem *Nichtschadensgebot*: Das Extrahieren von Zähnen mit schlechter Prognose steht zweifellos mit diesem Prinzip im Einklang. Dies trifft jedoch nicht auf erhaltungswürdige Zähne zu: Hier müssten konkrete Gründe für die Extraktionen (z. B. bestehende krankheitsbedingte Risiken) vorliegen, und zudem müssten die Extraktionen durch den Patientenwunsch gedeckt sein. Ebendies spricht sowohl gegen eine Versorgung mit einer Totalprothese als auch gegen das „All-on-4"-Konzept. Dagegen erlaubt eine teleskopierende Prothese den Erhalt der besagten Frontzähne und deren Versorgung mit Teleskopkronen; Ähnliches gilt für eine Geschiebearbeit. Auch der zweite von Zahnärztin Dr. CC genannte Versorgungsvorschlag nimmt auf den Erhalt prognostisch günstiger Zähne Rücksicht: Hier würden die Zähne 13 bis 23 mit Kronen versorgt; im Seitenzahnbereich wären – nach beidseitigem Sinuslift – implantatverankerte Brücken von jeweils 16–14 und 24–26 geplant. Besagte Versorgung ist allerdings aufwendiger und invasiver – d. h. der hierbei erforderliche Aufwand wäre gegen den möglichen Nutzen abzuwägen.

Dies führt uns zum dritten Prinzip, dem *Wohltun (Benefizienz)*. Womit ist der Patientin (langfristig) am meisten gedient? Hierbei fallen Fragen der oralen Versorgungsqualität, der Nachsorgefähigkeit und der Verhältnismäßigkeit der Versorgung (Kosten-Nutzen-Verhältnis) ins Gewicht: Eine Vollprothese dürfte in den Augen vieler Patienten als Substandard gelten; zudem ist sie hier insofern unverhältnismäßig, als sie eine Reihenextraktion zur Voraussetzung hat. Letzteres gilt auch für die „All-on-4"-Lösung. Diese bietet allerdings auch Vorteile: Eine geringe

Behandlungsdauer, das Entfallen der Sinuslifts sowie eine (ggf. provisorische) prothetische Sofortversorgung der Implantate. Zu bedenken sind aber auch mögliche Einbußen in der Ästhetik und eine fragliche Nachsorgefähigkeit; auch ist umstritten, ob eine festsitzende Versorgung auf der Basis von lediglich vier Implantaten langfristig der Kaubelastung standhält; zudem besteht das Risiko einer Periimplantitis. Da hier eine Extraktion erhaltungswürdiger Zähne mit letztlich aufwendigen implantologischen Folgemaßnahmen kombiniert wird und diese Gesamtversorgung über den eigentlichen Patientenwunsch hinausweist, erscheint es tatsächlich gerechtfertigt, von Übertherapie zu sprechen. Eine Teleskopkonstruktion bietet nicht dieselbe orale Versorgungsqualität und zeigt zudem schlechtere Langzeitergebnisse als eine festsitzende Restauration; sie ist jedoch gut nachsorgbar bzw. erweiterbar. Das Konzept der implantatgetragenen Brücken kommt ebenfalls ohne Reihenextraktionen aus und lässt eine hohe Versorgungsqualität erwarten, ist jedoch operativ und finanziell (Sinuslifts, zwei implantatgetragene Brücken) deutlich aufwendiger.

Das vierte Element der „Prinzipienethik" – die *Gerechtigkeit* – spielt im vorliegenden Fall nur eine nachgeordnete Rolle: Die Patientin ist Selbstzahlerin. In beiden Fällen belasten die anfallenden Kosten nicht die Solidargemeinschaft der GKV-Versicherten. Auch bedeutet die Behandlung keine Schlechterstellung anderer Patienten.

Unter dem Strich ist festzuhalten, dass sowohl der Respekt vor der Patientenautonomie als auch das Nichtschadensgebot gegen die apodiktischen Empfehlungen der Zahnärzte AA und BB sprechen. Wie also sollte sich CC verhalten? Es ist sinnvoll, dass sie alle bestehenden therapeutischen Optionen offen anspricht und deren jeweilige Vor- und Nachteile – non-direktiv – mit der Patientin bespricht. Dabei sollte sie darauf hinweisen, dass Zahnärzte durchaus zu unterschiedlichen fachlichen Einschätzungen kommen können; so vermeidet sie den Anschein mangelnder Kollegialität. Wenn die Patientin an ihrem initialen Wunsch festhält, Zähne mit einer günstigen Prognose zu erhalten, bleibt ihr so die Wahl zwischen zwei unterschiedlich aufwendigen und komfortablen Versorgungskonzepten. Ebenso ist es an ihr, den Behandler oder die Behandlerin ihres Vertrauens zu wählen.

Literatur

1. Groß D: Ethik in der Zahnmedizin. Ein praxisorientiertes Lehrbuch mit 20 kommentierten klinischen Fällen. Berlin 2012
2. Marckmann G (Hrsg.): Im Einzelfall ethisch gut begründet entscheiden: Das Modell der prinzipienorientierten Falldiskussion. In: Marckmann G (Hrsg.): Praxisbuch Ethik in der Medizin. 2. Aufl. Berlin 2022, 15–22
3. Beauchamp TL, Childress JF: Principles of Biomedical Ethics, 8th ed. New York 2019

Anhang I Codex der DGZMK

Codex – der Deutschen Gesellschaft für Zahn-, Mund- und Kieferheilkunde

*Die Deutsche Gesellschaft für Zahn-, Mund- und Kieferheilkunde (DGZMK) als eine der europaweit größten zahnmedizinischen Fachgesellschaften mit mehr als 25.000 Mitgliedern und 45 Fachgruppierungen kommt mit diesem Codex ihrer fachlichen, sozialen und ethischen Verpflichtung nach, den Weg zu einer patientenzentrierten zahnärztlichen Versorgung aufzuzeigen. Dabei gilt es einerseits das Vertrauen der Patient*innen zu wahren und andererseits Orientierung und Sicherheit in normativen Fragen zu vermitteln.*

*Der vorliegende Codex soll Zahnärzt*innen dabei helfen, die Auswirkungen der Ökonomisierung kritisch zu reflektieren und ihre fachlichen Entscheidungen am Interesse der Patient*innen auszurichten.*

*Zahnärzt*innen stehen aktuell angesichts stark steigender Energiekosten bei stagnierenden und überdies budgetierten Honoraren unter wachsendem Druck, ihr Handeln an ökonomischen Gegebenheiten zu orientieren. In Anbetracht dieser und weiterer rezenter Entwicklungen – wie etwa Auswirkungen versorgungsfremder Kapitalgeber auf die freiberufliche Zahnmedizin – fällt es zunehmend schwer, wirtschaftlichen Nutzen mit ethischen Prinzipien in Einklang zu bringen.*

Als Zahnärzteschaft bekennen wir uns dazu, die verfügbaren Mittel effizient und wirtschaftlich zu nutzen; dabei stellen wir stets das Patientenwohl in den Mittelpunkt unseres Handelns. Es ist ein zahnärztliches Gebot, Patient*innen ungeachtet ihres Alters, des Vorliegens einer Behinderung, ihrer Konfession, ihrer nationalen oder ethnischen Herkunft, ihres Geschlechts, ihrer politischen Zugehörigkeit, ihrer sexuellen Orientierung oder sozialen Stellung bestmöglich zu versorgen.

Uns ist bewusst, dass zahnärztliche Handlungen de facto auch durch außerfachliche Faktoren, insbesondere durch ökonomische Rahmenbedingungen und kommerzielle Anreize, beeinflusst werden können. Insofern haben unsere Entscheidungen stets sowohl gesundheitliche als auch (betriebs)wirtschaftliche Implikationen. Als verantwortlich handelnde Zahnärztinnen und -ärzte wollen wir ebendiese Rahmenbedingungen kritisch reflektieren und unsere ärztlichen Entscheidungen bestmöglich am Wohl der Patient*innen orientieren.

Es ist unser Ziel, den fachlichen und ethischen Erwartungen von Patient*innen, Angehörigen und Gesellschaft gerecht zu werden. Dabei verpflichten wir uns, im Interesse unserer Patient*innen medizinische Aspekte stets über ökonomische Überlegungen zu stellen. Zudem orientieren wir uns an den vier ethischen Prinzipien nach Beauchamp/Childress:

- Wir respektieren die Selbstbestimmung unserer Patient*innen.
- Wir führen keine Maßnahmen durch, die das Wohl der Patient*innen gefährden oder diesen Schaden zufügen könnten; ebenso wenig unterlassen wir Maßnahmen, die dem Patientenwohl dienen.
- Wir begegnen allen Patient*innen mit der gebotenen Fürsorge. Wir streben eine vertrauensvolle Beziehung an und erbringen keine Leistungen, die fachlich nicht indiziert, sondern wirtschaftlich motiviert sind.
- Wir bringen allen Patient*innen die gleiche Aufmerksamkeit entgegen und verhalten uns fair und gerecht – gegenüber den Patient*innen wie auch gegenüber involvierten dritten Personen.

Wir werden unsere zahnärztliche Heilkunst gemäß den Geboten der Menschlichkeit ausüben. Dabei werden wir wirtschaftliche Aspekte ethischen Belangen stets nachordnen. Gleichzeitig lehnen wir alle Leistungs-, Finanz-, Ressourcen- und Verhaltensvorgaben ab, die unser ärztliches Handeln und unser ärztlich-ethisches Selbstverständnis einschränken.

Beschluss des DGZMK-Vorstandes vom 9.11.2022

Anhang II Geschichte und Ethik der Zahnmedizin: Eine Selbstlernkontrolle in 50 Fragen

Hinweis: Es ist jeweils nur eine Antwort zutreffend.

I. Geschichte

1. (→ *Kap. 1)* Welche der folgenden Aussagen zu historischen Krankheitskonzepten trifft **nicht** zu?
   a. Das Dämonologische Konzept gilt als das älteste Erklärungsmodell für Ursachen und Symptome von Krankheiten.
   b. Dem Theurgischen Krankheitskonzept lag die Annahme zugrunde, dass Gesundheit und Krankheit göttlichem Einfluss unterliegen.
   c. Aus der antiken Humoralpathologie wurde in späterer Zeit eine Temperamentenlehre abgeleitet.
   d. Die Solidarpathologie erklärte Krankheit mit einem gestörten Verhältnis der vier Körpersäfte.
   e. Die Zellularpathologie besagt, dass alle krankhaften Erscheinungen auf entsprechende Veränderungen auf Zellebene zurückzuführen sind.

2. (→ *Kap. 1)* Welche der folgenden Behandlungsmaßnahmen lässt sich **nicht** aus der humoralpathologischen Krankheitslehre ableiten?
   a. Aderlass
   b. Gabe von Brechmitteln
   c. Inkubation
   d. Schröpfkur
   e. Gabe von Abführmitteln

3. (→ *Kap. 2)* Welche der folgenden Personengruppen beschäftigte sich in der Vormoderne üblicherweise mit Zahnextraktionen?
   a. Akademische Ärzte
   b. Zahnreißer
   c. Akademische Zahnärzte
   d. Dentisten
   e. Höhere Wundärzte

4. (→ *Kap. 2)* In welcher Epoche bildete sich der noch heute bekannte „Apollonia-Kult" heraus?
   a. In der Antike
   b. Im Mittelalter
   c. Im Zeitalter der Aufklärung
   d. Im 19. Jahrhundert
   e. Im Kontext des Ersten Weltkriegs

5. *(→ Kap. 3 und 4)* Welche Aussage zur Berufsgruppe der Dentisten trifft **nicht** zu?
   a. Ihre Etablierung wurde durch die Einführung der „Kurierfreiheit" begünstigt.
   b. Sie nannten sich zunächst „Zahnkünstler" und änderten erst später ihre Berufsbezeichnung.
   c. Sie waren um 1900 zahlenmäßig weitaus stärker als die Berufsgruppe der Zahnärzte.
   d. Sie boten ihre Dienste durchschnittlich zu niedrigeren Preisen an als die Zahnärzte.
   e. Frauen waren zum Dentistenberuf nicht zugelassen.

6. *(→ Kap. 3)* Wann wurde das Abitur als Voraussetzung zur Aufnahme des Studiums der Zahnheilkunde eingeführt?
   a. 1815
   b. 1869
   c. 1872
   d. 1909
   e. 1919

7. *(→ Kap. 3)* Wann wurde den Zahnärzten an den deutschen Universitäten das Promotionsrecht im eigenen Fach (Dr. med. dent.) zugestanden?
   a. 1869
   b. 1872
   c. 1909
   d. 1919
   e. 1933

8. *(→ Kap. 3)* Der Zahnarztberuf wird heutzutage den Professionen zugerechnet. Welches der folgenden Kennzeichen ist **kein** Merkmal von Angehörigen einer Profession?
   a. Ein wissenschaftlich begründetes Sonderwissen, das sich z. B. in einer speziellen Fachsprache zeigt
   b. Ein mehrjähriger, theoretisch fundierter Ausbildungsgang auf akademischem Niveau, der bei erfolgreichem Abschluss zu einer staatlichen Lizenzierung führt
   c. Der Status eines Gewerbetreibenden, dokumentiert durch den Nachweis eines Gewerbescheins
   d. Eine weitgehende Autonomie bei der Berufsausübung
   e. Berufsständische Normen im Sinne einer Berufsordnung und Berufsgerichtsbarkeit

9. *(→ Kap. 4)* Die Zulassung von Frauen zum universitären Studium der Zahnheilkunde wurde seinerzeit von vielen männlichen Kollegen kritisch kommentiert. Für welchen Tätigkeitsbereich wurde die Eignung von Zahnärztinnen besonders häufig angezweifelt?
   a. Für die Behandlung von Kleinkindern
   b. Für chirurgische Maßnahmen
   c. Für die Behandlung von Frauen
   d. Für die Tätigkeit in der Schulzahnpflege
   e. Für dentalästhetische Maßnahmen

10. *(→ Kap. 4)* Welche Aussage zur Entwicklung des Anteils weiblicher Zahnärzte an der deutschen Zahnärzteschaft trifft **nicht** zu?
  a. 1901 betrug ihr Anteil im Deutschen Reich unter 1 %.
  b. 1927 betrug ihr Anteil in der Weimarer Republik rund 4 %.
  c. 1956 betrug ihr Anteil in der Bundesrepublik rund 25 %.
  d. 1992 betrug ihr Anteil im vereinigten Deutschland rund 33 %.
  e. 2019 betrug ihr Anteil in Deutschland rund 45 %.

11. *(→ Kap. 5)* Welche der folgenden Zuordnungen ist **nicht** zutreffend?
  a. Der deutsch-US-amerikanische Zahnarzt und Hochschullehrer Willowby D. Miller erkannte, dass die Zahnkaries ein chemisch-parasitärer Vorgang ist, und wurde so zu einem Wegbereiter der modernen Kariologie.
  b. Der zahnärztliche Hochschullehrer Otto Walkhoff führte die Röntgentechnik nur wenige Wochen nach ihrer Entdeckung durch Wilhelm Conrad Röntgen in die Zahnheilkunde ein.
  c. Der US-amerikanische Zahnarzt Greene Vardiman Black beschrieb – in Abhängigkeit von der Lokalisation dentaler Kariesdefekte – verschiedene „Kavitätenklassen" und revolutionierte so die Füllungspräparation.
  d. Dem Zahnarzt und Erfinder Samuel Stockton White (S. S. White) gilt als Initiator der fabrikmäßigen Herstellung von Porzellanzähnen.
  e. Die Vulkanisation – das Verfahren, mit dem Kautschuk widerstandsfähig gemacht und nachfolgend als zahnärztliche Prothesenbasis genutzt wurde – geht auf den Gummifabrikanten Giovanni Batista Pirelli zurück.

12. *(→ Kap. 5)* Welche der folgenden Zuordnungen ist **nicht** zutreffend?
  a. Edward H. Angle begründete mit seinen Arbeiten zur Osseointegration den Siegeszug der zahnärztlichen Implantologie.
  b. Der deutsche (Oral-)Chirurg Carl Partsch entwickelte nach ihm benannte Operationsmethoden der Wurzelspitzenresektion.
  c. Der Schweizer Alfred Gysi gilt als der bekannteste europäische Artikulationsforscher.
  d. Der US-amerikanische Zahnarzt Newell Sill Jenkins entwickelte ein Porzellan-Email, das für Porzellaninlays und Zahnkronen eingesetzt wurde.
  e. Die Entwicklung moderner, anatomisch geformter Zahnzangen geht auf den Londoner Zahnarzt John Tomes zurück.

13. *(→ Kap. 5)* Nach der Teilung Deutschlands wurden in der Bundesrepublik und der DDR eine Reihe von fachzahnärztlichen Weiterbildungen etabliert. Welcher Fachzahnarzt gehört **nicht** dazu?
  a. Fachzahnarzt für Oralchirurgie
  b. Fachzahnarzt für Öffentliches Gesundheitswesen
  c. Fachzahnarzt für Parodontologie
  d. Fachzahnarzt für Kinderstomatologie
  e. Fachzahnarzt für zahnärztliche Radiologie

14. *(→ Kap. 5 und 7)* Welche der folgenden Aussagen zu den Einzeldisziplinen der Zahnheilkunde bzw. zur MKG-Chirurgie trifft **nicht** zu?

a. Die Aufwärtsentwicklung der MKG-Chirurgie steht in einem engen zeitlichen und inhaltlichen Zusammenhang mit dem Ersten und dem Zweiten Weltkrieg.
b. Die Kinderzahnheilkunde erfuhr in der früheren DDR, wo sie unter dem Begriff „Kinderstomatologie" firmierte, deutliche fachliche Impulse.
c. Oskar Weski gilt als Nestor des Spezialfachs Parodontologie im deutschen Sprachraum und popularisierte den Terminus „Parodontose".
d. Die zahnärztliche Implantologie etablierte sich im 19. Jahrhundert und gehört damit zu den älteren Teildisziplinen innerhalb der Zahnheilkunde.
e. Der „Fachzahnarzt für Kieferorthopädie" und der „Fachzahnarzt für Kieferchirurgie" wurden im „Dritten Reich" eingeführt – jeweils auf Initiative des „Reichzahnärzteführers" Ernst Stuck.

15. *(→ Kap. 6)* Auch vor der Etablierung der modernen Anästhesiologie bemühte man sich vor chirurgischen Eingriffen um eine – freilich mäßig effektive – Schmerzausschaltung. Welches der folgenden Mittel kam dabei üblicherweise **nicht** zum Einsatz?

a. Alkohol
b. Rosmarin
c. Bilsenkraut
d. Schlafmohn
e. Nieswurz

16. *(→ Kap. 6)* Der Zeitraum von 1845 bis 1920 gilt als erste Phase der modernen Anästhesiologie. Welches der folgenden Mittel wurde damals noch **nicht** als Narkotikum oder Lokalanästhetikum eingesetzt?

a. Kokain
b. Lachgas
c. Halothan
d. Chloroform
e. Äther

17. *(→ Kap. 6)* In der Geschichte der Anästhesiologie spielten Zahnärzte eine wichtige Rolle. Welcher der nachfolgend genannten Wegbereiter der (zahnärztlichen) Anästhesie war **kein** Zahnarzt?

a. Hans Moral
b. Carl Ludwig Schleich
c. Guido Fischer
d. William Morton
e. Horace Wells

18. *(→ Kap. 6)* Welche der folgenden Aussagen zur Asepsis und Antisepsis und ihren Wegbereitern trifft **nicht** zu?
   a. Ignaz Philipp Semmelweis vertrat die Theorie, dass das vielfach todbringende Kindbettfieber von keimbesiedelten Händen der Ärzte ausging.
   b. Der „Semmelweis-Effekt" beschreibt den drastischen Rückgang der Operationsmortalität und der (Wund-)Infektionen durch desinfizierende Maßnahmen.
   c. Joseph Lister propagierte seit 1867 das Besprühen („Vernebelung") des Operationsfeldes mit desinfizierendem Karbol.
   d. Semmelweis forderte vor jeder ärztlichen Untersuchung von Patientinnen u. a. ein gründliches Händewaschen mit einer Chlorkalklösung.
   e. Für die Instrumentenaufbereitung setzte sich das nach dem deutschen Arzt Curt Schimmelbusch (1860–1895) benannte Verfahren durch.

19. *(→ Kap. 6)* Welche der folgenden Aussagen zur Ära der Bakteriologie und der antibakteriellen Therapie trifft **nicht** zu?
   a. In den 1930er Jahren entdeckte Gerhard Domagk die antibakterielle Wirkung von Sulfonamid.
   b. Alexander Fleming ging als Entdecker des Penicillin in die Medizingeschichte ein.
   c. Robert Koch gilt als Nestor der deutschen Bakteriologie.
   d. Paul Ehrlich führte 1910 mit Arsphenamin (Salvarsan) das erste Antibiotikum ein.
   e. William Stuart Halsted entwickelte die Cephalosporine.

20. *(→ Kap. 6)* Welche der folgenden Aussagen zur Ära der Bildgebung trifft zu?
   a. Wilhelm Conrad Röntgen entdeckte um 1850 die später nach ihm benannten X-Strahlen.
   b. Von der Entdeckung der X-Strahlen bis zur Verleihung des Physik-Nobelpreis an Röntgen vergingen ca. 50 Jahre.
   c. Die Röntgen-Computertomografie wurde in den 1970er Jahren etabliert.
   d. Die Magnetresonanztomografie wurde erstmals im Ersten Weltkrieg erprobt.
   e. Die Sonografie wurde bereits im 19. Jahrhundert medizinisch genutzt.

21. *(→ Kap. 7)* Welche der folgenden Aussagen zur Rolle der Zahnbehandler in den NS-Prozessen der Nachkriegszeit trifft **nicht** zu?
   a. Unter den Angeklagten der Nürnberger (Folge-)Prozesse befand sich nur ein einziger Zahnarzt.
   b. Insgesamt wurden nach dem Ende des Zweiten Weltkrieges mindestens 48 Zahnbehandler vor Gericht gestellt.
   c. Das Gros der vor Gericht gestellten Zahnbehandler waren approbierte Zahnärzte.
   d. Die strengsten Urteile ergingen durch deutsche Gerichte.
   e. Von den vor Gericht gestellten Zahnbehandlern wurden insgesamt 15 zum Tode verurteilt.

22. (→ *Kap. 7)* Welche der folgenden Aussagen zur Aufarbeitung der Rolle der Zahnärzteschaft im „Dritten Reich" trifft zu?

a. Die ersten Arbeiten zur Aufarbeitung der Rolle der Zahnärzteschaft im „Dritten Reich" wurden von medizinhistorisch interessierten Hochschullehrern der Zahnheilkunde verfasst.
b. Die ersten Arbeiten zur Aufarbeitung der Rolle der Zahnärzteschaft im „Dritten Reich" wurden von Hochschullehrern des Fachs Medizingeschichte verfasst.
c. Die ersten Arbeiten zur Aufarbeitung der Rolle der Zahnärzteschaft im „Dritten Reich" stammten von Zahnärzten, die nicht an Universitäten wirkten.
d. Die ersten Arbeiten zur Aufarbeitung der Rolle der Zahnärzteschaft im „Dritten Reich" wurden aufgrund ihres Pioniercharakters seitens der zahnärztlichen Standesorganisationen sehr begrüßt und mit Auszeichnungen bedacht.
e. Die Hermann-Euler-Medaille wurde aufgrund belastender Untersuchungsergebnisse noch zu dessen Lebzeiten umbenannt.

23. (→ *Kap. 7)* Welcher der im folgenden angegebenen Zahlenwerte trifft **nicht** zu?

a. 37 Professoren bekannten sich im Mai 1933 als „Einheitsfront" der zahnärztlichen Dozenten zum nationalsozialistischen „Autoritätsprinzip" und zu einer „einheitlichen Führung".
b. Vor Hitlers Machtübernahme im Januar 1933 gehörten bereits 12 % der Zahnärzte der NSDAP an.
c. Mehr als 60 % der Dozenten und Professoren der Zahnheilkunde, die das „Dritte Reich" als Erwachsene erlebten, waren bis 1945 Mitglied der NSDAP geworden.
d. Um 1939 waren bereits mehr als 8 % der deutschen Zahnärzte Mitglied in der SS.
e. Vier der neun DGZMK-Präsidenten, die das „Dritte Reich" als Erwachsene erlebten, schlossen sich in jener Zeit der NSDAP an.

24. (→ *Kap. 7)* Welche der folgenden Aussagen zu den KZ-Zahnärzten trifft **nicht** zu?

a. Nach derzeitigem Forschungsstand ist von mindestens 100 in den Konzentrationslagern tätigen Zahnärzten auszugehen.
b. Die betreffenden Zahnärzte waren im Alltag vor allem mit der zahnärztlichen Behandlung von KZ-Häftlingen befasst.
c. „Leitender Zahnarzt" der KZs war zunächst Paul Reutter und danach Hermann Pook.
d. Ein Teil der KZ-Zahnärzte war auch für die „Selektion" von Menschen für die Gaskammern zuständig.
e. Die KZ-Zahnärzte überwachten u.a. die Entnahme des Zahngoldes bei den ermordeten KZ-Häftlingen.

25. (→ *Kap. 7)* Welche der folgenden Aussagen über im „Dritten Reich" verfolgte, entrechtete oder politisch oppositionelle Zahnärzte trifft **nicht** zu?
  a. Der Anteil der Kollegen jüdischer Herkunft an der Zahnärzteschaft lag vor dem Machtwechsel im Januar 1933 bei ca. 1.100 (ca. 10 %).
  b. Anfang 1939 besaßen nur noch ca. 250 Zahnärzte jüdischer Herkunft eine (auf die Behandlung jüdischer Mitbürger begrenzte) Kassenzulassung.
  c. Unter den organisierten „Widerstandskämpfern" befanden sich nach derzeitigem Forschungsstand keine Zahnärzte.
  d. Nahezu zwei Drittel der verfolgten Zahnärzte flüchteten ins Ausland („Zwangsemigration").
  e. Unter den Zielen der Emigranten dominierten die USA, Palästina und Großbritannien.

II. Ethik

26. *(→ Kap. 8)* Welche der folgenden Aussagen zu Ethik, Moral, Ethos und Etikette trifft zu?
  a. Die Ethik ist eine Disziplin, die sich mit Moral und moralischen Fragen beschäftigt.
  b. Das Standesethos beschreibt in erster Linie kollegiale Verhaltensregeln.
  c. Die Ethik wird im Unterschied zum Ethos nicht vom gesellschaftlichen Zeitgeist beeinflusst.
  d. Moral ist die wissenschaftliche Reflexion von Ethik.
  e. Das Nichtschadensgebot ist der beruflichen Etikette zuzuordnen.

27. *(→ Kap. 8)* Welche Aussage zum Hippokratischen Eid trifft zu?
  a. Er wurde von Hippokrates von Kos verfasst.
  b. Er handelt von den ärztlichen Pflichten gegenüber Kranken.
  c. Er enthält konkrete Hinweise zur chirurgischen Behandlung von „Steinleidenden".
  d. Er betont den Respekt des Behandlers vor der Autonomie des Patienten.
  e. Er enthält die erste bekannte ärztliche „Gebührenordnung".

28. *(→ Kap. 9)* Welche der folgenden Eigenschaften ist den vier klassischen Grundtugenden zuzurechnen?
  a. Glaube
  b. Hoffnung
  c. Nächstenliebe
  d. Weisheit
  e. Selbstbestimmung

29. *(→ Kap. 9)* Welche Aussage zu den nachfolgend aufgeführten Ethik-Konzeptionen trifft **nicht** zu?

a. Die „Verantwortungsethik" („Prinzip Verantwortung") zieht die Spät- und Fernwirkungen einer Entscheidung als Beurteilungsmaßstab heran.
b. Die Care-Ethik ist ausgerichtet an den „Prinzipien mittlerer Reichweite".
c. Die Prozedurale Ethik ist ausgerichtet am Verfahren der Entscheidungsfindung.
d. Die Deontologische Ethik ist ausgerichtet an Pflichten und Regeln.
e. Die Tugendethik setzt bei den handelnden Personen an und fokussiert auf deren Eigenschaften und Haltungen.

30. *(→ Kap. 9)* Welcher der folgenden Kriterien gehört **nicht** explizit zu den vier Prinzipien nach Beauchamp und Childress?

a. Benefizienz
b. Professionalität
c. Patientenautonomie
d. Non-Malefizienz
e. Selbstbestimmung des Patienten

31. *(→ Kap. 9)* Welche der folgenden Aussagen zur Prinzipienethik trifft **nicht** zu?

a. Die Prinzipien gelten als undogmatisch bzw. nicht-fundamentalistisch.
b. Die Prinzipienethik gilt als stark theoriegeleitet.
c. Die grundsätzliche Relevanz der vier Prinzipien ist weithin anerkannt.
d. Die Prinzipien gelten als plausibel und intuitiv.
e. Die Prinzipien lassen sich in der Regel gut auf konkrete Fallsituationen anwenden.

32. *(→ Kap. 10)* Welches der nachfolgend genannten Merkmale zu den verschiedenen, die Beziehung von (Zahn-)Arzt und Patient beschreibenden Modellen trifft zu?

a. Das „Vertragsmodell" zeichnet sich durch einen kommerziellen Charakter aus.
b. Beim „partnerschaftlichen Beziehungsmodell" tritt an die Stelle des Patienten ein Kunde, der von seinem (Zahn-)Arzt keine Therapie, sondern eine Dienstleistung wünscht.
c. Das „hippokratische Modell" ist ein historisches Beziehungsmodell, das vornehmlich im antiken Griechenland aufzufinden war.
d. Das „Vertragsmodell" ist gekennzeichnet durch ein „Shared Decision Making" von (Zahn-)Arzt und Patient.
e. Das „kommerzielle Modell" ist durch eine asymmetrische Beziehung charakterisiert.

33. (→ *Kap. 10)* Welcher der folgenden Sachverhalte beschreibt die „Definitionsmacht“ einer Zahnärztin?

a. Die Tatsache, dass die Zahnärztin den konkreten Umgang mit dem Patienten „navigieren“ kann, z. B. indem sie festlegt, welche Behandlungsoptionen sie zur Wahl stellt (oder eben nicht).
b. Die Tatsache, dass die Zahnärztin die Entscheidung über die Arbeitsfähigkeit eines Patienten trifft.
c. Die Tatsache, dass die Zahnärztin festlegt, was (noch) als gesund und was als pathologisch bzw. behandlungsbedürftig anzusehen ist.
d. Die Tatsache, dass die Zahnärztin entscheidet, über welche Inhalte sie in welcher Ausführlichkeit aufklärt.
e. Die Tatsache, dass die Zahnärztin auf ihrem Gebiet eine Expertin und der Patient im Regelfall ein (zahnmedizinischer) Laie ist.

34. (→ *Kap. 10)* Welche Aussage ist **nicht** zutreffend? Voraussetzung für einen wirksamen „Informed consent“ ist

a. die Einhaltung einer angemessenen Bedenkzeit vor der möglichen Zustimmung.
b. die Orientierung an der Präferenz des Behandlers.
c. das Verständnis des Patienten für die Inhalte des Aufklärungsgesprächs.
d. das Fehlen von steuernder Einflussnahme durch Dritte.
e. die Entscheidungskompetenz des Patienten.

35. (→ *Kap. 10)* Welcher der folgenden Aufklärungsformen ist ein Element der „Sicherungsaufklärung“?

a. Die Aufklärung über die Diagnose
b. Die Verlaufsaufklärung
c. Die Risikoaufklärung
d. Die Aufklärung über Behandlungsalternativen
e. Die Aufklärung nach erfolgter Therapie

36. (→ *Kap. 10)* Welche Aussage ist richtig? Die Zustimmung zu einer (nicht zuzahlungspflichtigen) Füllungstherapie bei einem gesunden 17-jährigen Gymnasiasten erfolgt im Regelfall

a. durch den/die Sorgeberechtigten.
b. durch die Begleitperson des Patienten, sofern diese volljährig ist.
c. nach Einrichtung einer Eilbetreuung.
d. sowohl durch den/die Sorgeberechtigten als auch durch den minderjährigen Patienten.
e. durch den minderjährigen Patienten.

37. (→ *Kap. 10)* Die folgenden Szenarien beschreiben Verhaltensweisen eines (Zahn-)Arztes im Aufklärungsgespräch. Welches dieser Szenarien ist **kein** Beispiel für einen Kommunikationsfehler?

a. Das Paraphrasieren von Aussagen des Patienten
b. Das Ausweichen bei heiklen Fragen des Patienten
c. Das Kleinreden von Ängsten des Patienten
d. Das durchgängige Stellen geschlossener Fragen
e. Die gezielte Verwendung von Fachbegriffen

38. *(→ Kap. 10)* Welche der folgenden Aussagen über (zahn-)ärztliche Kommunikationsstrategien in Gesprächen mit Patienten trifft zu?

a. Wiederholte Nachfragen des (Zahn-)Arztes in Aufklärungsgesprächen mit seinen Patienten sind ein untrügliches Zeichen für dessen Unsicherheit.
b. Das Umschreiben von Aussagen eines Patienten wirkt belehrend, weil es Letzterem suggeriert, dass er die gemachten Wortäußerungen hätte treffender formulieren können.
c. Mit der Anwendung der „Tech-Back-Methode" lässt sich überprüfen, ob Patienten die Informationen des Zahnarztes verstanden und in Erinnerung behalten haben.
d. „Reframing" des Patienten heißt, den Patienten auf ein neues, an dessen Bedarf angepasstes Gesundheitsverhalten „einzuschwören".
e. Das Prinzip des „Spiegelns" besagt, dass der Patient die Aussagen des (Zahn-)Arztes in seinen eigenen Worten wiederholt.

39. *(→ Kap. 11)* Welches der folgenden Patientenkollektive wird üblicherweise nicht den sogenannten vulnerablen Gruppen zugerechnet?

a. Hochbetagte Patienten
b. Patienten mit akuter Psychose
c. Menschen mit geistiger Behinderung
d. Frauen im gebärfähigen Alter
e. Demenzkranke Patienten

40. *(→ Kap. 11)* Welche der folgenden Aussagen zu Personen mit Migrationshintergrund und ihrem Krankheitsstatus in Deutschland trifft **nicht** zu?

a. In Deutschland besitzt etwa jeder vierte Patient einen Migrationshintergrund.
b. Der Begriff „Akkulturation" bezeichnet die Übernahme von Elementen einer zunächst fremden Kultur.
c. Die Kinder von Migranten weisen im Durchschnitt mehr kariöse Läsionen auf als die Kinder deutschstämmiger Mitbürger.
d. Bei Begriffen wie „Morbus Balkan" oder „Morbus Mediterraneus" handelt es sich um Stereotype.
e. Rund zwei Drittel der Menschen mit Migrationshintergrund sind in Deutschland geboren.

41. *(→ Kap. 12)* Welche der folgenden Aussagen zu Rationierungsmaßnahmen in der Zahnheilkunde trifft zu?

a. Die Beschränkung der Kostenübernahme von Verblendkronen auf den sogenannten sichtbaren Bereich ist ein Beispiel für eine *harte* Rationierung.
b. Die Einführung von Rezeptgebühren ist ein Beispiel für eine *implizite* Rationierung.
c. Die Tatsache, dass die Zahnsteinentfernung bei GKV-Versicherten seit 2004 nur noch einmal im Jahr übernommen wird, ist ein Beispiel für eine *verborgene* Rationierung.
d. Zuzahlungspflichtiger Zahnersatz ist ein Beispiel für eine *weiche* Rationierung.
e. In der Zahnheilkunde überwiegen in Deutschland *harte* Rationierungsmaßnahmen.

42. *(→ Kap. 12)* Welche der folgenden Aussagen zu den verschiedenen Formen der Rationierung im Gesundheitswesen trifft **nicht** zu?

a. Eine *harte* Rationierung ist gekennzeichnet durch die fehlende Möglichkeit, gewünschte Gesundheitsleistungen „zuzukaufen".
b. Ein Beispiel für eine *indirekte* Rationierung wäre die Einrichtung einer Warteliste für transplantationspflichtige Patienten.
c. Ein Beispiel für eine *direkte* Rationierung wäre der Ausschluss einer bestimmten Personengruppe von einer Leistung.
d. Von *weicher* Rationierung spricht man, wenn ein Umfang der Gesundheitsleistungen festgelegt ist, dieser aber durch „Zukauf" erweitert werden kann.
e. Indirekte Rationalisierungsmaßnahmen werden auch als *implizite* Rationierung bezeichnet.

43. *(→ Kap. 12)* Welche der folgenden Maßnahmen sind **nicht** dem Enhancement zuzuordnen?

a. Anti-Aging-Maßnahmen
b. Plastische Wiederherstellungschirurgie
c. Botulinumtoxin-Injektionen zur Faltenreduktion
d. „Hirn-Doping"
e. Schönheitschirurgie

44. *(→ Kap. 12)* Welche der folgenden Maßnahmen zählt nicht zur „wunscherfüllenden (Zahn-)Medizin"?

a. Maßnahmen aus dem Bereich des „Dental SPA"
b. Das Setzen eines Piercings am Lippenbändchen
c. Das Befestigen eines Schmucksteins auf einem Eckzahn
d. Die Behandlung eines verfärbten avitalen Einzelzahns
e. Das kosmetische Aufspritzen der Lippen mittels Hyaluronsäure

45. *(→ Kap. 13)* Welche der folgenden Aussagen zu Schlüsselbegriffen im Bereich Patientensicherheit ist **nicht** korrekt?

a. Der Terminus „Fehler" beschreibt eine Handlung oder ein Unterlassen, die/das zu einem Schaden geführt hat.
b. Ein „kritisches Ereignis" ist definiert als ein Ereignis, das dann zu einer Schädigung führen wird, wenn keine rechtzeitige Gegensteuerung erfolgt.
c. Der Begriff „Beinahe-Schaden" bezeichnet ein Vorkommnis, bei dem ein Schaden hätte eintreten können, tatsächlich aber ausgeblieben ist.
d. Ein unerwünschtes Ereignis ist ein Vorkommnis, das möglicherweise, aber nicht zwangsläufig zu einem konsekutiven Schaden für den Patienten führt.
e. Ein „unerwünschtes Ereignis" kann vermeidbar oder unvermeidbar sein.

46. *(→ Kap. 13)* Welche der folgenden Aussagen zu (zahn-)ärztlichen Fehlern und deren Kommunikation gegenüber dem Patienten trifft zu?

a. Ein zahnärztlicher Fehler sollte dem Betroffenen durch denjenigen Behandler mitgeteilt werden, der den Fehler verursacht hat.
b. Fehler sind bei entsprechender Professionalität vermeidbar und insofern ein Ausdruck persönlichen Unvermögens.
c. Fehler sind immer dann zu kommunizieren, wenn sie folgenlos geblieben sind.
d. Fehler sollten erst kommuniziert werden, wenn man den durch den Fehler entstandenen Schaden unter Kontrolle hat bzw. die entstandenen Folgen zuverlässig übersehen kann.
e. Eine vollständige Aufklärung schließt eine Aufklärung über denkbare Behandlungsfehler ohnehin mit ein; insofern erübrigt sich die Kommunikation eines eingetretenen Behandlungsfehlers.

47. *(→ Kap. 13)* Welche der folgenden Fallkonstellationen ist **kein** Beispiel für eine Eingriffs- oder Patientenverwechslung?

a. Der Eingriff wurde vom falschen Behandler vorgenommen.
b. Der Eingriff wurde am falschen Eingriffsort vorgenommen, z. B. an Zahn 35 statt an Zahn 34.
c. Der Eingriff wurde an der falschen Körperhälfte bzw. im falschen Quadranten vorgenommen, z. B. im III. statt im IV. Quadranten.
d. Es wurde der falsche Eingriff vorgenommen, z. B. eine Extraktion statt einer Teilresektion des Zahns.
e. Der Eingriff wurde am falschen Patienten vorgenommen.

48. *(→ Kap. 13)* Welche der folgenden Aussagen trifft **nicht** zu? Ein Verstoß gegen die „Gute Wissenschaftliche Praxis" liegt vor, wenn ein Forscher

a. über eine andere Person im privaten Rahmen in herabsetzender Weise spricht.
b. Ideen und Konzepte einer dritten Person übernimmt, ohne die Quelle zu nennen.
c. aus einer anderen Arbeit abschreibt, ohne die Quelle anzugeben.
d. Forschungsergebnisse von Kollegen in seine Arbeit integriert und als seine eigenen ausgibt.
e. Versuchsreihen fälscht, um die erhofften Forschungsergebnisse zu erhalten.

49. *(→ Kap. 13)* Welche der folgenden Aussagen trifft **nicht** zu? Wissenschaftliches Fehlverhalten liegt vor, wenn ein wissenschaftlich tätiger Zahnarzt

a. bei einer Veröffentlichung einen befreundeten Kollegen, der keinen nennenswerten wissenschaftlichen Beitrag zur publizierten Arbeit geleistet hat, als Co-Autor aufführt.
b. bei einer Veröffentlichung einen Kollegen, der zur Publikation substantiell beigetragen hat, nicht als Co-Autor berücksichtigt.

c. noch nicht veröffentlichte Manuskripte mit Erlaubnis der Autoren zitiert.
d. bestehende Interessenkonflikte unerwähnt lässt.
e. Vorfälle von wissenschaftlichem Fehlverhalten von dritten Personen in seinem beruflichen Umfeld wissentlich verschweigt.

50. *(→ Kap. 14)* Jeder praktizierende Zahnarzt wird in seinem Berufsalltag regelmäßig mit Fällen konfrontiert, die ein ethisches Konfliktpotenzial aufweisen. Welcher der folgenden Wege zur Entscheidungsfindung ist aus ethischer Sicht vorzugswürdig:
   a. Man entscheidet auf der Grundlage von Tradition oder Konvention.
   b. Man wartet ab, bis sich durch die Faktizität der Ereignisse eine „natürliche Lösung" ergeben hat.
   c. Man vertraut auf die eigene Intuition.
   d. Man entscheidet auf der Grundlage normativer Prinzipien.
   e. Man konsultiert einen älteren und/oder erfahreneren Kollegen und vertraut dessen Empfehlung.

Auflösung:

1d, 2b, 3a, 4b, 5e, 6d, 7d, 8c, 9b, 10c, 11e, 12a, 13e, 14d, 15b, 16c, 17b, 18b, 19e, 20c, 21d, 22c, 23e, 24b, 25c, 26a, 27b, 28d, 29b, 30b, 31b, 32a, 33c, 34b, 35e, 36e, 37a, 38c, 39d, 40e, 41d, 42e, 43b, 44d, 45a, 46a, 47a, 48a, 49c, 50d

Abkürzungsverzeichnis

Abb. Abbildung
ADPA Australian Dental Prosthetists Association
AGKi Arbeitsgemeinschaft für Kieferchirurgie
AGOKi Arbeitsgemeinschaft für Oral- und Kieferchirurgie
AIDS Acquired Immune Deficiency Syndrome
AKG Allgemeines Kriegsfolgengesetz, Arbeitskreis für Gerostomatologie
All-on-4 „Alle auf 4" (Implantatpfeiler)
ALLEA All European Academies
AMNOG Arzneimittelmarktneuordnungsgesetz
APS Aktionsbündnis Patientensicherheit
APW Akademie Praxis und Wissenschaft
ARPA Arbeitsgemeinschaft für Paradentosen-Forschung
BDZ Bundesverband der Deutschen Zahnärzte
BEMA/ BEMA-Z Bewertungsmaßstab für zahnärztliche Leistungen
BMG Berliner Medizinische Gesellschaft
BZÄK Bundeszahnärztekammer
CED Council of European Dentists
ChKM Chlorphenol-Kampfer-Menthol
Chr. Christus
CIRS Critical Incident Reporting System
CVdZ Central-Verein deutscher Zahnärzte
DAC Denturist Association of Canada
DAF Deutsche Arbeitsfront
DDR Deutsche Demokratische Republik
DDS Doctor of Dental Surgery
DFG Deutsche Forschungsgemeinschaft
DGAZ Deutsche Gesellschaft für Alterszahnmedizin
DGET Deutsche Gesellschaft für Endodontologie und zahnärztliche Traumatologie
DGFDT Deutsche Gesellschaft für Funktionsdiagnostik und -therapie
DGfS Deutsche Gesellschaft für Stomatologie
DGI Deutsche Gesellschaft für Implantologie
DGKFO Deutsche Gesellschaft für Kieferorthopädie
DGKG Deutsche Gesellschaft für Kiefer- und Gesichtschirurgie
DGKiZ Deutsche Gesellschaft für Kinderzahnheilkunde
DGMKG Deutsche Gesellschaft für Mund-, Kiefer- und Gesichtschirurgie
DGO Deutsche Gesellschaft für zahnärztliche Orthodontie
DGParo Deutsche Gesellschaft für Parodontologie
DGPro Deutsche Gesellschaft für Zahnärztliche Prothetik und Werkstoffkunde
DGPZM Deutsche Gesellschaft für Präventivzahnmedizin
DGR²Z Deutsche Gesellschaft für Restaurative und Regenerative Zahnerhaltung
DGZ Deutsche Gesellschaft für Zahnerhaltung
DGZI Deutsche Gesellschaft für Zahnärztliche Implantologie
DGZMK Deutsche Gesellschaft für Zahn-, Mund- und Kieferheilkunde
Dipl.-Stom. Diplom-Stomatologe
DMF(T)-Index Karies-Index – Decayed, Missing, Filled, (Tooth)
DZ Deutsche Zahnärzteschaft
DZZ Deutsche Zahnärztliche Zeitschrift
EbM Evidenzbasierte Medizin
EbZ Evidenzbasierte Zahnheilkunde
EGG Erbgesundheitsgericht
EOG Erbgesundheitsobergericht
EU Europäische Union
FDI Fédération Dentaire Internationale
fl Gulden
Forrog Forschungsgemeinschaft für Roggenbroternährung
FPA Frankfurter Prothetischer Arbeitskreis
FVDZ Freier Verband Deutscher Zahnärzte
G-BA Gemeinsamer Bundesausschuss
GKV Gesetzliche Krankenversicherung
GMG Gesundheitsmodernisierungsgesetz
GO Gewerbeordnung
GSP Good Scientific Practice
GTR Guided Tissue Regeneration
GWP Gute Wissenschaftliche Praxis
GzVeN Gesetz zur Verhütung erbkranken Nachwuchses
h.c. honoris causae
HIV Human Immunodeficiency Virus
H_2O_2 Wasserstoffperoxid
ICD International Statistical Classification of Diseases and Related Health Problems
IDZ Institut der Deutschen Zahnärzte
IFO International Federation of Denturists
IQWiG Institut für Qualität und Wirtschaftlichkeit im Gesundheitswesen
ITI International Team for Implantology
ITN Intubationsnarkose
KEK Klinischen Ethik-Komitee
KFO Kieferorthopädie
Kr Kreuzer
KVG Krankenversicherungsgesetz

KZ Konzentrationslager
KZBV Kassenzahnärztliche Bundesvereinigung
KZVD Kassenzahnärztliche Vereinigung Deutschland
LKG Lippen-Kiefer-Gaumenspalte
MBO-Z Musterberufsordnung der Bundeszahnärztekammer
MDK Medizinischen Dienst der Krankenversicherung
MKG(-Chirurgie) Mund-, Kiefer- und Gesichtschirurgie
M&M Morbiditäts- und Mortalitätskonferenz
NaOCl Natriumhypochlorit
NARA National Archives and Records Administration
NC Numerus Clausus
NDH Neue Deutsche Heilkunde
NDZH Neue Deutsche Zahnheilkunde
NHS National Health Service
NKLZ Nationaler Kompetenzbasierter Lernzielkatalog Zahnmedizin
NS Nationalsozialismus
NSDÄB Nationalsozialistischer Deutscher Ärztebund
NSDAP Nationalsozialistische Deutsche Arbeiterpartei
NSV Nationalsozialistischen Volkswohlfahrt
N_2O Distickstoffoxid („Lachgas“)
OLG Oberlandesgericht
PA-Status Parodontalstatus
PKV Private Krankenversicherung
PMMA Polymethylmethacrylat
QALYs Quality Adjusted Life Years
RM Reichsmark
RVDD Reichsverband Deutscher Dentisten
RVO Reichsversicherungsordnung
RV(ZD) Reichsverband (der Zahnärzte Deutschlands)
RWTH Rheinisch-Westfälische Technische Hochschule
SAM Schul-Artikulator-München
SBZ Sowjetische Besatzungszone
SD Sicherheitsdienst
SGB Sozialgesetzbuch
Sipo Sicherheitspolizei
SPA Sanus Per Aquam (Gesundheit durch Wasser)
SS Schutzstaffel
StGB Strafgesetzbuch
StPO Strafprozeßordnung
USA United States of America
VDD Verband Deutscher Dentisten
VDDR Verein der Dentisten im Deutschen Reich
VdZ Verein deutscher Zahnkünstler
VDZB Verband der Deutschen Zahnärztlichen Berufsvertretungen
WVdZ Wirtschaftlicher Verband deutscher Zahnärzte
ZM Zahnärztliche Mitteilungen
ZMK Zahn-, Mund- und Kieferheilkunde
ZPO Zivilprozessordnung
ZZQ Zentrum Zahnärztliche Qualität

Abbildungsverzeichnis

18d: Eugen Wannenmacher (vor/um 1958), Reprint Dt. Zahn-Mund-Kieferheilk. 28 (1958), 89

Abbildung 19a bis d: NS-Täter aus den Reihen der Zahnärzte: Hugo Blaschke, Hermann Pook, Helmut Johannsen und Werner Rohde

19a: Hugo Johannes Blaschke (ohne Jahr), National Archives, College Park (Maryland), gemeinfrei – NARA

19b: Hermann Pook (1947), NARA, National Archives, College Park, Still Pictures, gemeinfrei – NARA

19c: Helmut Johannsen (1935), BArch Berlin, R 9361-III/533694

19d: Werner Rohde (um 1935), BArch Berlin, R 9361-III/165249

Abbildung 20a bis d: Widerstandskämpfer aus den Reihen der Zahnärzte: Ewald Fabian, Helmut Himpel, Paul Rentsch und Ulrich Boelsen

20a: Ewald Fabian (1920er Jahre), Quelle unbekannt, gemeinfrei – Wikipedia

20b: Helmut Himpel (vor/um 1943), Gedenkstätte Deutscher Widerstand

20c: Paul Rentsch (vor/um 1944), Yad Vashem, The World Holocaust Remembrance Center 14487909

20d: Ulrich Boelsen, Stadtarchiv Neu-Isenburg

Abbildung 21: Der Hippokratische Eid (deutsche Übersetzung)

Personenregister

Sachregister[1]

1 Im Fließtext näher bestimmte Fachbegriffe sind durch Fettdruck hervorgehoben.

E

F

G

H

I

J

K

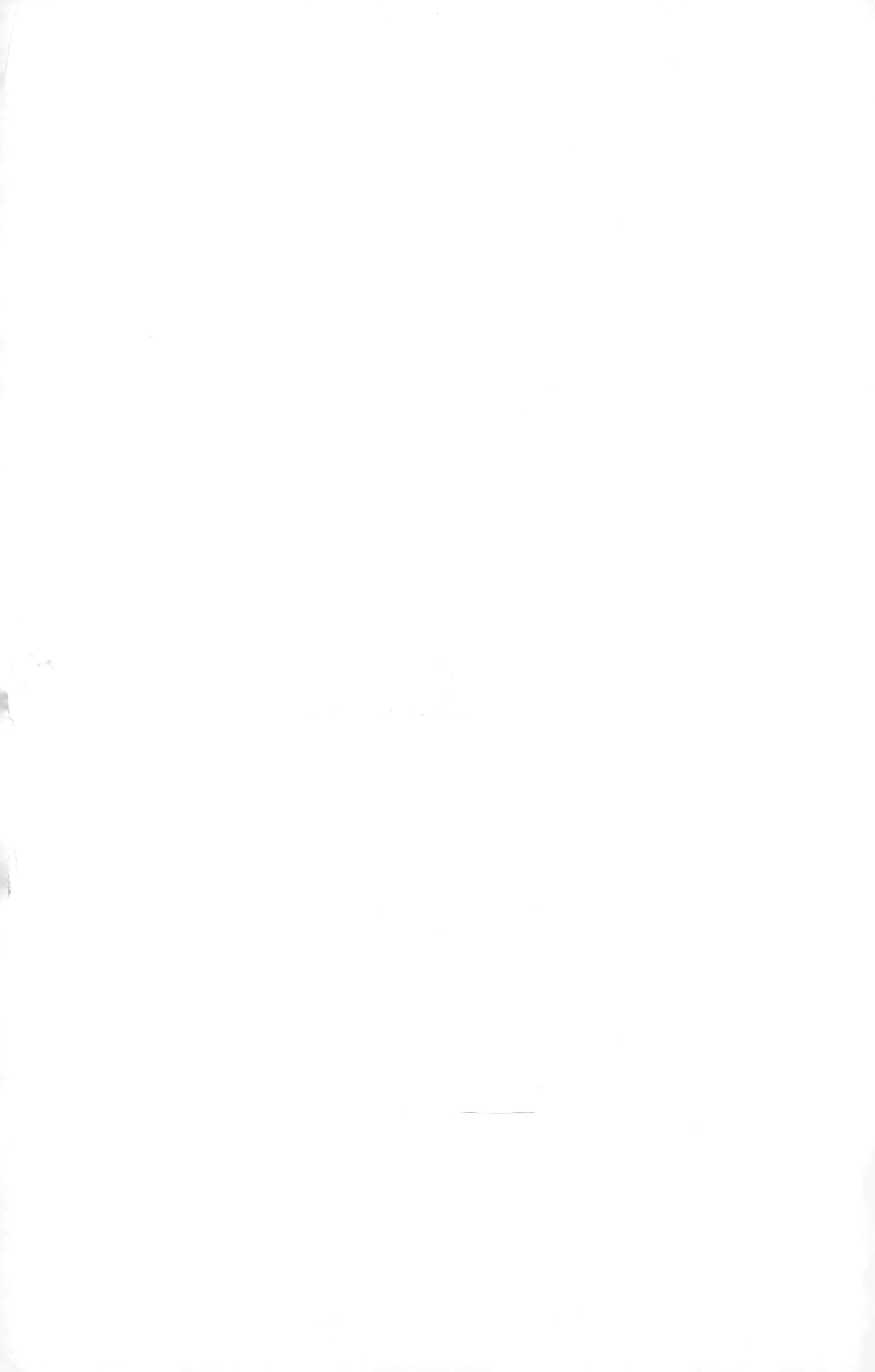